集団精神療法の進歩
引きこもりからトップリーダーまで

小谷英文

PROGRESS IN GROUP PSYCHOTHERAPY

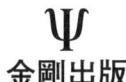
金剛出版

献辞

To
My Dearest Teacher, Mentor and Friend,
Dr. Edward L. Pinney Jr.
Dr. Saul Tuttman
Dr. Saul Scheidlinger

今なお厳しい目を注いで下さっている
土居健郎　先生

緒　言

　本書の緒言として筆者は以下のことをまず書き記したい。本書は小谷英文先生がこれまで勤めてこられた国際基督教大学を定年退職するに際しての記念出版書であり，この機会に，今日までの集団精神療法に関する数多くの業績をまとめて集大成した書物だといってよい。

　しかし，私がこの緒言を記すのにこれだけでは物足りないし，そもそも先生からこの依頼を受けた時，筆者がこれを引き受ける気になったのには大きな理由がある。そのことを記す。

　ここからは筆者や小谷先生の呼称ではピンとこないので，以下，私や小谷さんと書くことをご寛恕願いたい。まず私と小谷さんとの出会い，それも集団精神療法をめぐる事情について説明するが，我が国の集団精神療法に関心を持っている方にはきっと参考にしていただけるだろうと思っている。これが一人我点でないことを願う。私は小谷さんより年齢的に十年近く年上なのだが，小谷さんに対して年長者という意識で付き合ったことはない。

　最初に，私の集団精神療法との出会いから始める。大学の医局における精神科医としての初期研修をひとまず終えて，外部の病院に出向を命じられた先が関東労災病院であった。今からおよそ50年近く前のことである。ここの神経科部長が畑下一男先生であった。「離婚の精神医学的研究」で有名な方で，以前から指導を受けたいと願っていたのだが，精神療法にも長けておられ，また先生ご自身，集団精神療法を実践されていた。これが私にとって集団精神療法という治療方法に触れた最初の機会である。その後，私は東京大学医学部精神医学教室の助手に任命されて，大学病院に戻った。程なく，秋元波留夫教授が定年退官され，臺弘先生が群馬大学から転任してこられた。着任された臺教授は治療にこれまでより一層の重きを置こうとされ，アメリカ留学帰りの中久喜雅文先生を病棟医長の講師として大学に呼び戻された。こうして精神科病棟では中久喜先生がリーダーをされて，毎朝開かれるいわゆる「治療共同体」という名の集団精神療法が開始された。私は新人研修医と病棟医長の間のいわば中間管理職のような立場であった。アメリカ人のようには中々口を開かない日本人の患者に，中久喜先生は大分困られ，またややいらいらされて，そのとばっ

ちりが助手である私に向けられることが多くなった。時によるが，患者がこの治療に乗ってこないのはスタッフの態度，特に吉松の熱意に問題があるのではないかと疑念をむけて，怒られることもあった。ともかくも，日本で最初におこなわれた大学病院での治療共同体という治療には大層難渋したのである。この時の新人研修医の中に鈴木純一さんがおられ，鈴木さんは何よりも本場のイギリスで実地体験をと，長期にわたる英国留学をされ，後年そして今や我が国における治療共同体の権威となられている。これはよい意味での副産物であり，何事でもパイオニアは色々苦労するものだが，このように，やがて花が咲き，豊かな実を結ぶ好例もある。私もくじけず集団精神療法に関心が強まり，この時の臨床経験を「重複精神療法の問題点」という表題をつけて学会で発表した。

　そうこうしているうちに，昭和53年（1978年）加藤正明先生が中心になられ，先に触れた畑下先生なども加わって，「日本集団精神療法研究会」が発足した。この研究会は，昭和58年（1983年）2月，現在に至る「日本集団精神療法学会」の設立へとつながっていった。加藤先生は数年にわたった大切な事業をやり終えると，執行部を我々次の世代に託されたが，この中には近藤喬一先生，増野肇先生や私，鈴木純一さんなどがおり，いわば集団指導体制をとったのである。しかしその後非常に残念なことに不祥事が起こり，我々執行部は大きな責任を感じ，学会のあり方の根本的な検討と倫理基準を明確にする必要性を痛感した。この頃確か，小谷さんがこの学会の常任理事になられたと思う。ここで始めて，私は小谷さんという人物を知るようになったのである。それはこの学会の常任理事会での出来事である。小谷さんの第一印象はスマートなイギリス紳士風の貴公子であり，難しい議題で紛糾している時発言することがあったが，内容が明確であるだけでなく，理路整然としており，実に頭のよい人だという強い感想を抱いたことを今でも覚えている。やがて学会の倫理綱領を作成する段階になって，私が倫理担当理事に任命されたが，とても一人では無理なので，小谷さんに加わってもらい正式にこの二人で草案を準備することとなった。この時以来，私と小谷さんとの長い親密な関係が始まって，今日に及んでいる。

　視点を変えて，更に書き進めたい。臨床家は勿論だが，学者，研究者の場合も，その仕事に当人の人柄が反映されるものである。その人柄と仕事がかけ離れていれば，その人物の仕事内容もいささか怪しくなるのではなかろうか。特に，臨床心理学や精神医学など，人の心を対象にする臨床やこの臨床経験に基づいた学問の場合，両者の整合性は大切である。但し，その人物像とは直ちに

表面から見える姿とは大分違っているかもしれない。何よりの例として，フロイトが創始した精神分析学を研究するためにはフロイト自身の人物研究が欠かせないだろう。このような例からもわかる通り，小谷さんの仕事の集大成ともいえる本書の「緒言」として小谷さんの人物を語り，私の理解するところをここに披露することは，読者にとって本書を読み進める上できっと参考になるに違いないとの想いがある。

　今でもそうだろうが，日本集団精神療法学会の常任理事になる程の人は何しろ集団精神療法の専門家であるし，頭もよく，弁がたつ。当時は大学紛争の余韻が残っている時代だったから，その議論は一層活発であり，中々鋭かった。常任理事会は定期的な会議以外にもインターネットを使った会議形式を取り入れ，意見の交換を行っていた。私と小谷さんは共同して倫理綱領案を作成しては，常任理事各位に提示すると，様々な意見が返ってくる。反論の色彩を含む厳しい見解もあったが，いずれももっともな点があり，これらの意見をまとめては，また新たな提案を繰り返すということを数年にわたり続けた。最終的には，当時の田原明夫理事長の大きなご尽力もあって，平成18年（2006年），学会の名で「倫理綱領」が正式に承認され，今日も日本集団精神療法学会の倫理綱領として存在している。

　この間小谷さんと行った協同作業は頻回に連絡を取り合い，大変ではあったが，息の合ったよい連携プレーになった。小谷さんは理解が早いし，アメリカ集団精神療法学会の事情に詳しいので，資料も含め，迅速にこのような問題に対する先例を持つアメリカにおける学会側の考え方を教えてくれた。こうして精神科医と臨床心理士が同じ位置に立ち，年齢差を意識することなく積極的に意見を出し合った。このような難しい共同作業が成功した意義は大きいと考えるが，同時に小谷さんとどうしてこのように息があったのか，このことが私にとっての「小谷英文研究」の出発点になった。これについて語ることがこの「緒言」の意義でもある。なお，平成25年3月24日午後に開かれた退任記念講演会で，小谷さんご自身がそのお仕事と共に，正直にご自分を語られているので，私にとっての謎も大分解けてきた。

　「甘え」研究で世界的に有名な土居健郎先生は，私にとり先生の聖路加国際病院勤務時代から東大教授時代も含めた長い人生を通して，専門的な精神療法の指導のみならず人生の師でもあった。特に初期は非常に厳しい指導だった。ところが，実は小谷さんにとっての国際基督教大学における教職ポストは土居

先生の後任人事なのである。それのみか精神療法（心理療法）の指導を土居先生から受けてこられたという。しかも随分厳しい指導だったと語った。このあたりから私と小谷さんの共通点が浮かび上ってくるが，それだけではない。記念講演では，「量子論」を取り入れた小谷理論を展開されていくのが印象的であったが，私も大学受験の時，もしこの最初の受験に失敗していなければ，天文学者になるつもりだったのである。そういうわけで今でも天文学への関心は薄れていないが，最初期の宇宙生成論になると，もはや「量子論」を使った説明に至っている。臨床では同じ人間の心理を相手にする仕事だが，それ以外のところにも意外な共通点があるのをいくつも発見した。若い頃強迫傾向が強かったといわれたが，この点も私と似ている。しかしこの後に続く部分は相当に違ってくるようである。それも含めて，このような事実を知ることは小谷理論，あるいは本書の内容をよく理解するのにきっと大きな助けになるのではなかろうか。小谷さんの講演をそのまま以下ここに記すことにしよう。少年，青年時代は法律に抵触はしなかっただろうが，不良少年的で常軌を逸する目だった派手な行動が多かったという。また青年時代にはアメリカ西部劇の孤独な，さすらうガンマンに憧れたとも語った。随分正直に語るなと感心して聞いていた。そして現在は宮本武蔵の悟りの境地を目指しているのだと言われる。こうして五輪書を始め武蔵の悟りの境地についての語りには熱がこもっていた。

さて以上を前提にしつつ，本書の内容につき私の所感を記していきたい。読み進むうちに先ず感じたのは，小谷さんが平成23年3月11日，東日本を襲った大災害と原発事故被災者の心のケア活動に携わってきて抱いた，悲しみ，憤り，やるせなさが，本書をまとめる筆の運びにあふれていることだった。実際今回の出版を促したのはこの出来事だったと記されている。小谷さんを強く動かすものは心のケアにまつわって起こる内心の熱情である。

少し詳細に当たろう。序章では，現在の人類が陥っている病理的問題を「キレる子どもたち」に代表される人と人の絆を育む装置を失くした現代社会のあり方とし，これを詳しく解析する。これに対処すべき集団精神療法への誤解を解くとして，現代にふさわしい「元気が出る集団精神療法」を目指すと明言しつつ，先の現代の抱える病理の根本は「愛の喪失」であり，これにまつわる問題解決に立ち向かう集団精神療法の本質をこの鍵概念で強調する。

第Ⅰ部 基礎理論では，集団精神療法の過去から，現在の到達点までが詳細に跡づけられるが，「エヴィデンス・ベイスト」の治療が現在重視されている

のをみて，ここで「科学性」の意味を探求しながら，その問題点を鋭く指摘する。同時に21世紀の今日，人類が抱えている課題の難しさにも言及していく。こうして人類の遠い過去に遡る。古く「裸の猿」が人間独自の進化の過程に入ったのには，協働による集団化があったとみ，第Ⅲ部でだが，ネアンデルタール人の例を挙げる。「死者を悼み埋葬した所から人類として躍進が始まった」というダイアモンドの説を紹介する。なお余談だが，現在の我々につながるホモ・サピエンス種とネアンデルタール人は異なり，彼らは歴史の途中で消えてしまう。ただ，人類の進化の長い系統樹の一枝ではあり，現世人類との関係もまだ議論の最中のようである。第Ⅰ部 基礎理論は3章からなっており，夫々面白いが，第2章では，土居の「甘え」理論を巡って論を展開し，集団，そして集団精神療法へと議論を深めていく。やがて，欧米人と日本人の人格構造の比較について詳述する。ここでは，「場」や「グループ・メイトリックス」，また「境界：バウンダリー」など，専門用語が頻繁に使われるが，これにたじろぐ必要はない。心理臨床，また集団精神療法を日常的に続けていると，目の前にあらわれる患者をめぐる様々な現象を何とか理解したくなるものである。一見複雑な現象も，これを概念化すると，よく理解できたように感ずる。概念化とは言葉であらわす。このために，つい難しい表現になりがちなのである。但し小谷さんは英語がよく出来るので，英語のまま使う傾向がある。これは私からの注文なのだが，なるべくわかりやすい日本語で論文を書いていただけるとありがたい。概念化は便利のようだが，落とし穴もあり，わかったつもりになる危険性もある。だが読者は誤解しないでもらいたい。私は小谷論文に一生懸命ついていっているつもりであり，内容に関しては同感する所が多い。なお小谷さんの「システム」理論については重要な鍵概念だと敬服しつつ高く評価している。第3章は「個人心理療法と集団精神療法」という題名であり，臨床的に非常に重要な内容となっている。ここでは事例が挙げられているので臨場感がある。丁寧にその展開が記されていく。ここで出てくる数式はまさに小谷流であるが，冒頭で述べた天文学や量子論も実は数式で証明していくのである。脱線するが，天文学にも物理学にも，「理論屋」と「実験屋」という専門性の違いがある。そして理論屋は数式を使って理論をつくり，実験屋はその数式化された理論を現実の現象を実測し数値的に実証していく。もっとも有名なのが，アインシュタインの数式，$E=mc^2$であって，この世界では，大体正しい理論は美しい数式であらわされるという。もう一つの小谷理論は，集団精神療法上に起こる諸現象

を，このような数値化で表現しよう，あるいは説明しようとするので，それこそ「量子論」的にならざるを得ないのであろう。本論に戻るが，この章の中で引用されている土居先生の言葉は面白いだけではなく，非常に重要なポイントをついている。「集団精神療法と言っても，突き詰めれば個人療法だね」。問題はこの言葉で終わるのではない。最初の部分で，進化論的に人類は（小）集団から始まったという説が紹介されていた。実は「集団」と「個」の関係は非常に難しく，恐らくどちらが先とは言いがたいのだろう。ただこの両者の関係がパラドックスを含んでいることは確かである。余り難問へと広げる前に，割合はっきりと言えることがある。臨床の仕事についてだが，個性といってもよいし，得意な分野といってもよいのだが，人によってどちらか一方に重きをおいて注目するのだろう。集団精神療法について語っている小谷さんはここでは両者を視野に入れつつも，「集団」に起こる現象の方に一層注目する。こうして，「大きい自己」と「小さい自己」，「自己」と「自我」という概念が出てくるが，文脈としても，また事例紹介に沿ってもわかりやすく，よく頭に入ってくる。こうして，この章の結論は「現代に生きる我々が，人として自己を主張しかつ人の中に生きる自分を育て守るために，個人心理療法的空間と集団精神療法的空間の交差は欠かすことができないものとなっている」。ここで出てきた「空間」も大切な概念で，特に集団精神療法においてはなおのことである。ところで精神科医は臨床心理家と異なり「個人精神療法」という言葉を使う。

　第Ⅱ部　アイデンティティ・グループは，5つの章からなっているが，特に，第6章のハイパフォーマー・アイデンティティ・グループの章が面白い。いわばスーパー・エリート，スポーツで言えば，プロ野球のイチローのような人物を対象にしたグループである。「分水嶺の身体－人格機能」の項では，「空（くう）」が引用される。また「『上がる』体験の重要性」では，身体レベルの異常反応が紹介される。私は精神科医になった当時から統合失調症に強い関心を持ち続けてきたが，余り人が専攻しない領域として「セネストパチー：体感症，あるいは異常体感症」と，神経症水準では「心気症」に，そしてもっと広く人一般に通ずる「身」に関する現象に注目してきた。日本語では，「身」は「心」に対比される。しかし恐らく悟りの境地では「心身一如」であろう。どうも宮本武蔵に近づいてきたようだ。小谷さんといつの日にか，学問的な討論をして，新しい分野を開拓出来ることも期待したい。第Ⅲ部　集団精神療法技法では，4章が設けられている。この中に，第8章，コンバインド・セラピィの章がある。

冒頭で私が述べた「重複精神療法」は正確には「コンジョイント・セラピィ」に当たる。本書を読んでいるうちに，私は精神科医になった初期の段階から，随分難しい集団精神療法上の臨床課題に直面していたことがわかってきた。第9章，プレセラピィグループでは，冒頭，「サンテ・グジュペリの『星の王子さま』の言葉」が引用されている。「この世の中で最も美しいものは，見たり，触ったりはできないんだ。こころで感じられるんだよ」。その前には，「目では見えないんだ，心でみなければだめだよ」という語りかけも引用されている。現代のいわゆる治療困難患者に対する集団精神療法の章である。ここまで読み進んでくると，小谷さんは勿論，集団精神療法家なのだが，精神分析を専門にする臨床家であるだけではなく，素粒子論をあつかう理論科学者でもあり，神の領域ではひざまずく信仰者でもあって，更には詩人でもあるようにみえてくる。次の，第Ⅳ部「人格機能水準と集団精神療法」について述べると，この中で事例提示されている内容は素晴らしい記述となっている。特に第11章の「統合失調症の集団精神療法」と第12章の「パーソナリティ障害の集団精神療法」とを比較，対比することにより，病態水準の違いで，実際の集団精神療法がどのように展開していくのかがよくわかるだろう。ここだけでも教材にしてゼミナールが持てそうであり，実に内容が豊かである。最後の第14章，「大災害トラウマ／PTSD対応集団精神療法」には今回の東北大災害のことが取り上げられている。内容としては，事例がいくつか含まれている上に，至って学問的な記述もあって，この方面の仕事をする時には是非参考にしたい。しかし何よりも深く感ずるのは，冒頭で述べた如く，小谷さんのあつい想いが込められている点である。今に至るも，多くの怖れ，不信，哀しみを抱えた被災者に寄り沿おうとして，これでよいのだろうかと，日夜，自問自答を繰り返している小谷さんの姿が写し出されてくる。特に，最後の3行をここに書き写しておきたい。「多くの怒りが押さえ込まれている。数々の壁に囲まれた戦いにあって，正当な怒りは突破口をもたらす。怒りを怖れず，それを確かな生産エネルギーとメッセージに変えていく仲介を果たすのが，進歩を果たした今の集団精神療法である。」
　ここまで書き進んできたが，読者の皆さんは私が小谷英文研究の糸口をつけようとした見当について，何かお気付きになっただろうか。私は自分の師である土居健郎（先生）研究を後進のために少しでもしておきたいと思っている。ここで述べるのは，私が今感じている小谷英文像だが，小谷さんは土居先生に

目をかけられただけの才覚の持ち主であり，強迫傾向があったという面で私自身もそうなので思うのだが，（心的）エネルギーあるいはスタミナではそう簡単に誰にも負けないという自負がある（だろう）。先述で最後に触れた点についても記しておきたい。過去に不良少年的であったと語られた。そしてさすらいのガンマンへの憧れがあったといわれたが，これらはアウトローを目指していたことを意味するのだろう。最後の章を読み進むにつれ，東北地方の被災者の窮状をみるにつけてはわいてくる小谷さんのうめきが行間から聞こえてくるような想いを私は持った。堅苦しい法律で，庶民を苦しめ，異才の持ち主を忌み嫌う，いわゆるお役人根性に反抗したかったのだろう。私も信州大学教授時代，その同窓会の先輩の方々から，「土佐のいごっそう」と言われていたが（私の両親は高知県出身である），「もっこす」という信州人気質と通い合うものがあったらしい。これは一徹者という意味だが，この点も小谷さんと私はお互いどこか似ているのかもしれない。小谷さんの現在とは，晩年の宮本武蔵の悟りの境地に達することを目指している心境に違いない。

平成 25 年 12 月

元式場病院院長
吉松　和哉

目　次

　緒　言……3

第Ⅰ部　基礎理論

序　章　集団精神療法に関する大きな誤解……17
　　　　はじめに……17
　　　　1．大きな誤解……18
　　　　2．元気が出る集団精神療法……21

第1章　集団精神療法の現在……23
　　　　1．集団精神療法の到達点……23
　　　　2．エヴィデンス・ベイストの課題……24
　　　　むすび……36

第2章　日本人の社会システム論的人格構造理論……39
　　　　1．問　題……39
　　　　2．目　的……40
　　　　3．手続き……41
　　　　4．四つのグループ例……41
　　　　5．考　察……46
　　　　6．心理社会システム仮説……47
　　　　7．結　論……51

第3章　個人心理療法と集団精神療法……56
　　　　1．集団精神療法事態の初動反応……57
　　　　2．第一次操作反応の可視化に向けて……63
　　　　3．体験過程の多元並行異方向的展開力動……65
　　　　4．集団精神療法の中の個人精神療法……68
　　　　5．個人精神療法の中の集団精神療法……72
　　　　6．結　論……77

第Ⅱ部　アイデンティティ・グループ

第4章　アイデンティティ・グループ基礎……83
1．個人の自己実現再覚醒化の課題……83
2．再覚醒化グループの構成……86
3．アイデンティティ・グループの基本技法……90
4．プロセス・ダイナミックスの基本……94
5．結論に代えて：可能性と課題……96

第5章　集中青年期アイデンティティ・グループ……100
1．現代青年期人格発達危機に関する基本仮説……101
2．技法仮説と技法構成……106
3．グループプロセスとグループ発達……112
4．展望と課題……114

第6章　ハイパフォーマー・アイデンティティ・グループ……117
1．ハイパフォーマーの課題……117
2．目的と中核機能の力動……120
3．グループプロセスの特異性……124
4．技法の特異性……126

おわりに……130

第Ⅲ部　集団精神療法技法

第7章　精神分析的集団精神療法……133
1．理　論……133
2．技法基礎……137
3．準備技法……140
4．展開技法……145
5．成果と課題……152

第8章　コンバインド・セラピィ……158
1．沿革と可能性……158
2．原理と技法構造……161
3．事　例……169
4．展望と課題：現代困難患者の治療展開仮説……175

第9章 プレセラピィ集団精神療法……180
　1．問　題……181
　2．プレセラピィグループ……184
　3．プレセラピィグループの実際……186
　むすび……191
第10章 多元統合集団精神療法……192
　1．伝統と原型……192
　2．定義と技法……194
　3．効　用……200
　むすび……205

第Ⅳ部　人格機能水準と集団精神療法

第11章 統合失調症者の集団精神療法……209
　1．統合失調症者のための精神力動的集団精神療法の成り立ち
　　……209
　2．治療機序の可視化……210
　3．集団精神療法の始め方……211
　4．集団精神療法の展開の仕方……223
　おわりに……227
第12章 パーソナリティ障害の集団精神療法……232
　1．始め方……233
　2．展開の仕方……240
　3．治療的力動……264
　4．括り方……267
　むすび……269
第13章 神経症性障害の集団精神療法……272
　1．集団精神療法の基本展開パターン……273
　2．治療機序とグループ抵抗……279
　3．神経症水準集団精神療法の治療機序……281

第14章　大災害トラウマ／PTSD対応集団精神療法……283
　　1．大災害における心の衝撃の行方……283
　　2．衝撃が隠される理由……286
　　3．災害後復興過程における集団心理支援の基本……289
　　4．サポートグループ東北モデル……292
　　5．大災害トラウマ／PTSDへの対処と集団精神療法……302
終　章　集団精神療法のあした……311
　　1．進歩と較差……311
　　2．技法伝達の問題……312
　　3．集団精神療法の技法伝達の課題……313

推薦基本図書……317

索　引……319

著者略歴……329

第 I 部

基礎理論

序章

集団精神療法に関する大きな誤解[注1]

はじめに

　向精神薬の向上により，精神障害の軽症化は精神医療を大きく変えた。短期治療が基本となり，時間とマンパワーをかける精神療法は後退した。語りによる心の治療機会が大幅に縮小された。他方，語りの場を持てない，パーソナリティ障害，発達障害，「キレる子どもたち」が街や学校で行き場を失っている。さらに自他の破壊行動が後を絶たない日常は，人と人との絆を育む装置を失くした現代社会の危うさを露にしている。裸の個人（小谷, 2009）の孤独は，家庭，学校，職場，そして社会の病理を生む。

　人の絆を最大の治療要因とする集団精神療法は，医療，教育にとどまらず，組織力，ハイパフォーマーの実力向上に至るまで，その効用を活用する領域が多様にある創造的処方である（小谷, 1997a, 2009）。戦争，災害，学級・企業崩壊等々による，被害者のトラウマ治療，地域，組織再生プログラムとしても，集団精神療法の体系的処方効果は国際的にも注目の的である。

　しかるにわが国で集団精神療法の展開を図るとなると，これまでのところ実際の臨床を踏まえた理論書も技法書も非常に少なく，かろうじて日本集団精神療法学会の学会誌が研究と実践報告レヴェルの情報を提供しているにすぎない。学びのニーズの高さに反し，集団精神療法の効果についてもその効果を生み出す治療システムについても情報は少なく，ましてや理論運用の技術に関する情報となると異常に少ない。それ故のことと思われるが，全国的な研修会でも，また医療系の学会，心理学系の学会でも，集団精神療法に関する誤解には甚だしいものがある。これほどに専門知識が誤って流布し誤用されている例は，他にないであろう。わが国未曾有の大震災にあたって，プライマリー・ケアを含む初期支援（first aid）に何より効を奏する集団精神療法適用が支援の本流から外れてしまったことが，その顕著な例である。集団精神療法支援の体系的取り組みは，PTSD予防や治療に豊かな流れを作るものであるが（Klein &

Schermer, 2000; Buchele & Spitz, 2004），東日本大震災復興事業における実施は極めて限られたものになってしまった。

　知識なく展開される無責任な集団精神療法批判を聞いていると，1950年代のはるか昔の議論が繰り返されているか，ほとんどが批判者自身の集団における傷つき体験による逆転移的な批判であることが多い。いじめの問題が後を絶たないのも，集団力学の病理に関わる逃避の問題が大きい。1950年代の集団悪の論議が未だに尾を引くところには，大げさにではなく日本特有の戦争体験と戦後処理に関わる社会自体のPTSDを問い直す歴史心理学の課題も残っている。

　集団精神療法を展開し，研究し，論ずる出発点となる集団精神療法の定義（井上他，1994）は，日本集団精神療法学会によって明確になされたもののそれへの関心も理解も十分ではない。集団精神療法の効果は，そもそも集団精神療法が成立しているという基本条件を独立変数として，その成果としての個人の変化を問うものである（小谷，1997b）。訓練を積んだセラピストによる集団精神療法システムが，十分に機能することがないところには，効果を見いだす術もない。誤った集団精神療法のイメージのもとに，誤った成果の論議に翻弄されないよう，集団に対する個人的な不信感や幻想を一度脇に置いて，体験して面白い，活力ある集団精神療法に直接触れてほしいものである。このおもしろく活力があり，何より「誰もが元気になる集団精神療法」の良きイメージを阻害している誤解を解き，集団精神療法を日本の世に広く放つことが本書の願いである。

1．大きな誤解

誤解その1：「精神的な負担が大きいので，力がついてからでないと集団には入れられない。集団精神療法の適用は不可？」

　常識であるかのように聞かされる典型的な誤解の一つが，これである。知識がない故の誤解である。このような言い方がなされる時の『集団』と，集団精神療法の『集団』は同じではない。前述の学会呈示の定義が十分に理解されているなら，このような誤解は生じないはずである。ここで精神的負担が大きいとして言及される『集団』は，治療的な保護や心理療法作業のために統制され発達させられる『集団』ではなく，個人が適応しなければならない日常の「社

会集団」を指している。

　集団精神療法は，その社会集団への適応を助ける効果を持つものではあるが，それ自体が社会集団ではない。本来の集団精神療法は，個々の患者を集団に入れるところから発するものではない。患者を適応すべき集団に入れるのではなく，当該患者が治療的活動をしやすい集団を組むのである。先に「集団」があるのではなく，「始めに固有の患者ありき」から「治療機能を有する集団」を作っていくのが，集団精神療法の集団構成原理である。それぞれの患者個人の安全空間（小谷，2005a, 2005b）を確保したまま，メンバー全体でも安全を確保でき治療的体験の展開を果たすことができる「機能集団」を注意深く，根気よく作っていく過程が集団精神療法である。

　要約すると，この誤解には，二つのポイントがある。繰り返し述べた「集団に患者を入れるのではない」という点と，「集団は個々の患者の安全空間保持を起点に作り上げて行くもの」の二点である。集団精神療法の適用は，患者に圧力をかけるものではなく，孤独から解放し，所属感や居場所を供し実存的な存在感を取り戻す機会を提供するものである。日常生活の集団圧力に最も弱い統合失調症の患者さえも，周到に準備されデザインされた集団精神療法グループには非常に適応性が高い（小谷, 1995）。

誤解その２：「集団精神療法に沈黙はつきもので，主体的な参加を尊重するものであるから，沈黙は長く続くものである？」

　これも常識のごとくに主張されるが，大きな誤解である。この誤解は，先の「集団は力がついてからでないと入れられない」とする誤解とたびたび重なる。誤った沈黙の取り扱いのために，容易に集団圧力による傷つきを重ねる事態を生みだすからである。このような誤解をしているセラピストの集団体験を精査すると，リーダーレスのトレーニング・グループ体験のプロセスがそのモデルになっていることが多い。セラピスト装置のないトレーニングのためのハードなグループ体験をそのまま集団精神療法展開の集団力動として普遍化して実践しているとするなら，それは訓練の未消化であり単に当事者の自己経験による逆転移反応である。周到にデザインされた集団精神療法が，訓練されたセラピストのもとで展開されるなら，沈黙は必然の定番プロセスになるはずはなく，生じるにしてもステレオタイプの扱いに任されるものではなく，常に治療的な作業に転換されるものであるから，無用に長く続くものではない。

誤解その3:「しゃべらない患者は、集団精神療法には不適?」

　精神療法は、Freudの自由連想を源流とした「お話し療法」であるから、しゃべらない患者は確かに精神療法における困難患者（difficult patient）となる。しかし集団精神療法は、しゃべらない患者を個人精神療法ほどに苦にはしない。集団精神療法が困難患者に対する適応処方と位置づけられる所以である。なぜなら、しゃべらないでも集団の中で安全にいられる居場所が保証されるなら、それらの患者は集団の他のしゃべる患者やセラピストに隠れて、他の患者の発言や振る舞いを観察することができ、そこに投影や同一視あるいは共鳴反応を持ってセラピィに参加するからである。1年間まったくしゃべらないままに毎回セッションに参加することで、パラノイド不安を現実的に低減した患者がいた（本書第12章）。しゃべらないということだけで集団精神療法適用が不適ということは決してない。むしろそのような患者にこそ、集団精神療法による治療転回起動の可能性がある。

誤解その4:「集団精神療法の中だけで患者が変わっても、効果とは言えない?」

　病棟臨床において、精神療法に精通していない病棟医や看護師から一度は聞かされる誤った常識である。擬似発達障害者の集団精神療法過程においても、保護者から典型的に聞かされる不満でもある。これについて多くの説明は不要であろう。精神療法における患者やクライアントの変化は、まずは精神療法装置内でのみ生じる。当然のことながら、そこに安全空間が統制され、必要十分な機能補助があればその空間内での変化が起こる。だがそれが異なった条件の外部環境に、すぐに般化するものではない。精神療法装置内で学習あるいは再学習され精錬された思考、態度、感情、行動の新しい機能ソフトが人格内に定着し内在化することにより、精神療法事態以外の場での行動変容が実現する。この変化の過程は、十分な徹底操作、練習、自立過程の現実的吟味を要するため時間がかかる。

誤解その5:「セラピストは中立性保持のため、受け身でなければならない」

　集団精神療法に限らず、精神療法の基本原理における大きな誤解である。セラピストの中立性は、受け身でいることで達成できるものではない。患者やクライアントの心的安全空間が確保され保証されることによって、彼らが精神療

法装置内で自由になることによって、セラピスト自身も自由になり、関係性の中での中立性が実現される。そのためにセラピストが能動的に実行しなければならないことが多くある。それが技法である。技法のないままに中立性を受け身に置き換えることもセラピストの反治療的防衛であり、逆転移である。

2. 元気が出る集団精神療法

　大きな誤解がまだ残っている。集団に限らず日本の心理臨床全体で抱えていると思われるのが、「攻撃性」を反治療的とみなす誤解である。そのためこれを回避もしくは抑制するのが常識のようになっている節がある。集団が攻撃性の抑制のために使われたのが、戦前の集団教育の過ちでもあった。攻撃性を反治療的として回避もしくは抑制するところに元気は出ない。むしろそこにはうつが生ずる。うつの蔓延化といじめの陰惨さの問題も、攻撃性を教育でも心理臨床でも取り扱わないことと無関係ではなかろう。集団精神療法は、攻撃性を怒りの感情に変える独特の装置となる。すなわち攻撃性の無意識の表出や抑圧、さらには行動化による病理的反応を低減し、表現によって破壊的負のエネルギーを勢いや元気が出る正のエネルギーに変える。

　この問題は、精神療法にとってだけでなく組織、社会および文化のダイナミズムにも関わる大きな問題でもある。第3章で改めて課題を明確にするとともに、本書を通じて「愛の喪失」の問題と合わせてわれわれが向き合うべき問題として追究していこう。元気が出る現代集団精神療法の本質がそこにある。

❑ 文　献

Buchele, B. J. & Spitz, H. I. (Eds.) (2004) Group Interventions for Treatment of Psychological Trauma. American Group Psychotherapy Association, Inc., New York.
井上直子・小谷英文・杉山恵理子・西村馨・西川昌弘 (1994) 集団精神療法の定義. 集団精神療法, 10(2), 156-161.
Klein, R. H. & Schermer, V. L. (Eds.) (2000) Group Psychotherapy for Psychological Trauma. Guilford Press, New York.
小谷英文 (1995) 精神分裂病を中心とした慢性的精神障害者の集団精神療法：基本枠組みと技法基礎. 集団精神療法, 11(2), 127-137.
小谷英文 (1997a) 集団精神療法の進歩：単独処方から多元統合療法へ. 最新新精神医学, 2(6), 527-533.
小谷英文 (1997b) 集団精神療法の効果と評価にかかわる諸問題. 精神療法, 23(2), 35-38.

小谷英文（2005a）力動的世界の争乱と心的安全空間の力学．国際基督教大学社会科学研究所・上智大学社会正義研究所共編「新たなグランドセオリーを求めて　平和・安全・共生」．有信堂，東京，243-268．
小谷英文編（2005b）心の安全空間　家庭・地域・学校・社会．現代のエスプリ別冊，至文堂，東京．
小谷英文編（2009）グループセラピィの現在．現代のエスプリ第504号，至文堂／ぎょうせい，東京．

❏ 注　釈
注1）初出　小谷英文（1998）集団精神療法に関する大きな誤解．精神療法24(5)；52-54．を加筆修正した。

第1章

集団精神療法の現在[注1]

1. 集団精神療法の到達点

　集団精神療法は，Freud がヨーロッパにおいて個人精神療法の源流となっている精神分析を始めたのとほぼ時を同じくして，アメリカはボストンにおいて，内科医 Pratt（1907）によって始められた学級集団精神療法にその端を発している。精神分析が治療可能な神経症を主対象として出発した流れに並行し，集団精神療法は新大陸において，当時の不治の病「結核治療」から始まった。それが同じく不治とみなされていた統合失調症の治療に展開し，1970年代には個人心理療法が太刀打ちできなかったヴェトナム帰還兵，また個人精神療法家が匙を投げかけた境界例を代表とする境界性人格構造群に対して，豊かな展開を果たしてきた。その成果が，個人の精神分析や精神療法に精神病理や心理力動に関する新たな分析的理解をもたらし，1980年代から20世紀末にかけてアメリカを中心に集団精神療法発達のピークをもたらした（MacKenzie, 1992; Kaplan & Sadock, 1993; Scheidlinger, 1997）。
　わが国の集団精神療法は，日本の精神医療現代史に大きく関与している。精神病院が治療施設というより隔離収容施設とみなされがちであった風潮を受け，先進国としての精神医療の遅れを危惧した WHO を代表とする世界の目に対し，人権重視の可視性が高い集団精神療法の発展を世界にアピールするべく日本集団精神療法学会が設立された。そして第1回環太平洋集団精神療法地域会議を，国際集団精神療法学会の強い支援のもとに主催したのが1986年であった。これを機に展開したわが国おける集団精神療法の発達は，吉松が丁寧にレビューしている（吉松, 1987）。集団精神療法が飛躍的に発達した80年代のピークに向けての世界の動向は，筆者らがレビューしている（小谷他, 1982）。そしてその到達点のレビューを，再び筆者（小谷, 1994a, 1994b）が行った。そこで到達点としたのが，複次統合療法（pluralistic-integrated therapy）であった。それは理論統合だけでなく，実践技法としても精神分析と集団精神療法,

個人療法と集団療法，さらにはチームアプローチの実質的展開を可能にする集団精神療法諸手法の統合的展開であった。

この到達点の意味する所は大きいが，ミレニアムの峰を超えて13年を経た今，残念ながら実践の展開が果たされているとは言い難い。そこには，テロ，局地戦争，温暖化問題，そしてグローバルな金融，経済危機に至る世界変動とも無縁ではない問題があるように思える。集団精神療法のグローバルな展開を主導する国際集団精神療法集団過程学会（IAGP）のたっての要請のもとに，われわれは2008年秋，第8回IAGP環太平洋地域学会を主宰した。集団精神療法の現在を問うには，西洋と東洋の交叉する所を見ないわけにはいかない前意識レベルの期待が，世界のリーダー達にあったようである。

学会を終えてその認識は明快になった。本書の出発はそこにあり，世界のリーダー達との取り組みも公刊された（Kotani & Bonds-White, 2013）。本章では，2008年の国際学会におけるプレ・コングレスや本大会発表において交叉の渦を生んだプログラムと，そこから新たな学際的展開を見ている最新の研究や実践プログラムを配置して，現在からの展開を展望することにする。

2．エヴィデンス・ベイストの課題

20世紀は，精神分析療法を基軸に，これを批判し超えようとした実存，人間学派，さらにはそれら暗黙知の療法を実証的に超えんとした行動・認知学派の切磋琢磨が重ねられ，個人を対象とする心理療法が絶頂期に至った世紀と目されている。この時代，精神分析や心理療法は，雑誌や映画あるいはテレビドラマのひとこまひとこまに馴染みのよいシーンを構成し，心の問題への粋な関わりと人間性の本質に対する希望を伝えるものとなっていた。それがどうしたことか，ミレニアムの峰を超えて間もなく，個人心理療法は精神分析を筆頭にその輝きを急激に失うかに見える展開となった。20世紀の覇者は，今や効果が見えやすく原理も分かりやすい認知行動療法（CBT）に凌駕されている。CBTという呼び名は今や世界の流行語となり，わが国では国策的療法となっている。CBTの効果は疑いがないが，他方で「うつ」を始め病態水準を問わず障害の慢性化が認められる。臨床界の現実は，この慢性化の流れを止めることができない所にある。また特定の障害がない健康の範疇にある子ども，親，青年，成人，老人でさえ，「キレる」閾値が大幅に低減している。我慢する力，

自我発達の最も重要と言ってよい逞しき「弾力性（ego resilience）」が平均的に脆弱になったためであろう。そこからまた攻撃性が一方的に抑えられ，これに馴染み手なずける機会が養育の場に加え，教育，地域社会に薄くなり，その扱いには耐性が弱く「キレる」しかなくなる悪循環が慢性化しつつある。親子，夫婦，教師－生徒，上司－部下，至る所にこの悪循環故の「問題の投げ出し」が見られる。カウンセリングで弱さの理解を得，慰めを得ても，CBT で認知と行動のシステムを改め，攻撃でもなく引き下がるでもない正しい表現を学習しても，困難な中で踏ん張る力は身につかない。心の奥に潜む地金の力を引き出そうと精神分析や精神療法を勧められても，自分の心の内を見据えることを怖れ，悩むことを拒否し，これを利用することも難しい現実は厳しい（小谷, 2009）。

　20 世紀の後半，人と関わることの偏向性の強いパーソナリティ障害の治療展開から「関係性」の治療要因に注目が集まり，精神分析は技法の舵を大きく切った。しかし今やその革命的技法展開さえおぼつかない状況にある。人格のさらに基底的なシゾイド性の域を出ない，あるいはその域へと容易に回帰する孤立の問題が日常化している。人と関わらない。問題を自分と人との間に置けず，関係の外に投げ出してしまい，悩まないで受け身的に状態の好転のみを求める。それが，クライエントや患者さん達のマジョリティになりつつある。

　近代史における心の問題への対応は，精神病の社会隔離から社会内への受け入れ，神経症の個人治療，そのいずれの対応にも困難を来した境界例の治療教育，さらには多様なパーソナリティ障害への治療・心理教育と，社会の変遷と相俟って展開し発展してきている。集団精神療法は，歴史的にこれらの心の問題のより重篤な障害領域に関わって発達してきた。それには必然性があった。

　旧石器時代，人間が動物の一種から人間独自の進化の道を歩み始めた最初の契機として協働による集団化があったことが明らかにされている。集団は「裸の猿」が人間となるための必要条件であったと言ってもよい。人間が個人として最も弱い状態にある時，集団こそが個人を支え教育し生活を安定させ，また治療することをも可能にしたのである。人間と類人猿の最大の違いは，教え学ぶ相互作用行為があるかないかにある。類人猿は，決して互いに教え合い学び合う集団相互作用をしない。集団生活をしながらも，Freud の名言，「集団から個人が生まれる」マトリックスは展開しないのである。

　集団は，個人を人間にする。すなわち文化を創り文明を発達させる。人と関

わらない個人は，「裸の個人」のまま，傷つきやすく自分自身を守る力の薄いまま生活することになる。個人の傷つきやすさを守ってくれるのが本来，家族，仲間集団，職場集団，地域集団であり，その文化や風土が裸の個人に服を着せ作法を共有し協働を可能にする。しかし人と関わらないことを普通のこととし，それを楽なこととして定常化してしまった現代人の中には，家族も仲間も形骸化させ，ましてや職場や地域の集団組織は何の意味もなさない世界としている人々が少なくない。全くの「裸の個人」で生きるなら，行き当たる壁は容易に「うつ」を生み，現実からの撤退と出口なき世界への迷妄を避け難いものにしてしまう。

このようなピットフォールに至ることを予測したためか，あるいはできなかった故か，20世紀末にかけて医療界に急激なエヴィデンス・ベイストによる今さらの主張旋風が起きた。さらにおかしなことに，科学にこだわる心理学をベースにして来たはずの心理臨床界さえもこれに追随した。今さらと言うのは，医療がサイエンスに基づいていることは揺るがせない前提であり，かつ心理臨床学はそれ以上にサイエンスたらんとして奮戦して来た歴史を有しているからである。それを今になって新しいことのように主張すると，これまでの歴史的筋が崩れる。科学性の真偽に関わる馬脚を現したことになりかねない。実際には，経済原理に科学性が巻き込まれてしまったに過ぎないのであるが，結果的に現代人のための心の処方が陥ったピットフォールを「小さな科学」に押し込めたに過ぎない。華々しいエヴィデンス・ベイストが現代の厳しい臨床現実の隠蔽行為になってしまうなら，本末転倒である。課題は，文字通りに厳しい臨床現実を打開する実証的臨床を再編しなければならない点にある。

(1) 科学性と実践

多くの辛辣な批判を浴びながらも，Freudは精神分析の科学性の主張を一歩たりとも譲らなかった。前世紀にその発達展開において頂点にまで達したはずの精神分析に由来する精神療法および集団精神療法の現在が，何故にピットフォールに沈むのだろうか。

科学には言うまでもなく，理論とそれを実証する手だてとしての技術がある。さらにその技術による装置を運転するアートがあって，実証可能な成果が上がる。科学性は，単に生じた処方結果の統計処理にあるのではない。その種の成果研究（outcome study）が問い直され効果研究（effectiveness study）の必要

性が叫ばれた束の間に，エコノミー原理が科学の元になるヒューリスティック（heuristic）な探求や思考実験による臨床を遠ざける結果を生んでいる。集団精神療法の実証研究に関して最も権威ある集団精神療法国際誌『International Journal of Group Psychotherapy』さえもがその兆候を見せている。

20世紀の集団精神療法の到達点の大きさ，意味の深さは，すでに述べた統合失調症の治療展開を大きく前進させ，さらに新人類の統制不能なパーソナリティ障害とされた境界例の発達的病理を解明し，その修正発達支援の可能性を高めた（Spotnitz, 1976; Tuttman, 1991; Roth, Stone & Kibel, 1990; Stone, 1996; Alonso & Swiller, 1993; Kotani, 2010）。わが国で騒がれたいわゆる「キレる」破壊性に対する治療教育的技法が精錬された。それらの臨床知は，同時に集団および社会反応として現れる原始的，破壊衝動的特徴を強く現す反社会的行動の抑制，統制，矯正，治療の原理を明らかにしてきた。これらの成果を総合，統合した具体的技法構成の到達点が，個人療法，集団療法，コミュニティ－社会－文化療法を組み合わせた複次統合療法であった。それは，個人の人格発達と社会適応の力動基盤となる自我同一性理論，その発達を支え人生展開そのものの主要な空間を形成する対象関係理論，それら諸々の個人心理力動を生み出すメイトリックス理論（小谷, 2008），集団力動と文化，そしてそれら個々の力学を揺動的に再編再構成する技法装置としての個人セラピィ諸手法，グループセラピィ諸手法を総合し統合する高度な臨床実践である（小谷, 2009）。

ところがこの到達処方の実践展開が，十分に社会化される前に，社会力学の軸となっている経済原理によって非現実的なものになってしまっている。20世紀の高次の発達からは退行してしまった「集団精神療法の現在」に，われわれは直面していると言わねばならない。ピットフォールがどこに生じたのか，「科学技術としての心理療法の製品脆弱性の問題が見過ごされている」と言うと，認識は新たになるであろうか。かつて半世紀前，C. R. Rogersが心理療法の科学性を問い，心理療法は「科学かアートか」の激しい論争があった。二分法的な論議で終わってしまっていた問題のほころびが，改めて現実化したとも言えよう。

科学は理論を構成し，実験し，製品を生み，その効力によってエヴィデンスト・パフォーマンスのサイクルを巡る。その1つ1つの過程の実証にエヴィデンスは伴う。エヴィデンス・ベイストは，あえて唱えられる種類のものではなく，それがない所に本来科学は成り立ち得ないのである。一方，心理療法のエ

ヴィデンス・ベイストが危うくなる不可避的な問題があることも事実である。

　通常成果研究は，求められている成果を生み出す理論から科学技術を駆使した用具が整えられ，その生産精度が一定限度に定められ，達成すべき作業課題の成果が安定して得られるかどうかを問うものである。そうして精度の安定が認められた用具は，一定の品質管理のもとに製品化され，科学的産物は流布して行く。

　これに対して，心理療法は人格変化や修正を行う用具としてのハード製品となりうるものではない。技法システムとして一定度の安定性を保つことはできるもののそれはソフト装置である。その機能を現実化するのは運用者自身であり，運用者の技術にソフト装置は全面的に頼ることになる。この点において，心理療法はアート性を免れない，いやアートそのものでもある。ハード製品による生産性は，用具能力とその運用技術の関数であり，許容される誤差の範囲内で計算されることになる。ところがソフト技法としての心理療法は，用具能力と運用技術が，同じ「人（セラピスト）」という主体者の中に包含される。そのため理論的には，主体変数のノイズの統制を逆転移の理論と統制技術によって対応し，用具部分を「技法体系」として独立変数化し，その運用技術を分化させてセラピストが自らを訓練することで効果安定性を図り，質の管理システムとしてスーパーヴィジョンが厳密に執行されることになる。ソフトパワーの骨頂がここにある。

　CBTは，このような技法の複雑系の中から，変化を生む場を特定の認知・行動に絞り，これに作用する変数から主観変数を取り去り，限定技術による作用効果を追究する方法を取り出して，科学性品質を保とうとしている。ここでのエヴィデンス・ベイストの方略は明瞭である。対して心理療法，精神療法，精神分析，集団精神療法，集団療法は，このCBTが削ぎ落としている人間の主観を正に複雑系の原理で包含する主体性に，また別の主体性が関わる現象を対象とする処方であり，処方目的が厳密には異なっている。

　主体性を中核とする複雑系のソフトパワー・システムとして，20世紀に開発洗練された一連の心理療法モデルを位置づけるなら，その品質管理のあるべき姿としてのエヴィデンス・ベイストの条件は改めて明瞭になってこよう。

　何よりもまず，技法を独立変数として安定させることである。そして技法を運用する技術を体系化し，その品質管理（QC）のシステムを徹底することである。こうして見ると，20世紀から新世紀への移行で働いた経済原理が，心

理療法分野に有効に働かなかった原因は，必ずしも経済原理の横暴さではなく，経済原理の展開に応ずる製品管理および技術のQCシステムが機能していない所に認められる。技法の整備，技法の品質管理を維持する訓練法の研究実践，技術開発の展開と維持に関わるQCは，心理療法とりわけ集団精神療法においては実績が非常に薄い。2008年秋の国際集団精神療法集団過程学会環太平洋地域会議の実感である。

（2）前進への課題

技法と技法運用技術の安定性の問題は，効果の実証に欠かせないが，それだけでは科学技術としての高い成果を上げることはできない。そのことをアート性の主張で逃げる時代でもない。技術運用は言うまでもなくアートである。アートも科学技術も磨かなければならないのである。

虐待，引きこもり，うつによる就業不能，パワー／セクシュアル／アカデミック・ハラスメント，学級・組織崩壊等々に対して，スクール・カウンセリング，産業カウンセリング，矯正教育・訓練，エグゼクティヴ・セラピィ／コーチングがあり，さらには世界を驚愕させた東日本大震災のような危急性のある，被災者にとって複雑で深い問題の展開を生む状況に対応できる心理療法，集団療法，集団精神療法手法がありながら，これらの技法を駆使することのできる専門セラピストの養成は，制度上十分に体系化されてはいない。研究も十分な展開がない。

先の国際学会で実感した問題は，洋の東西を問わず，優れた治療者の仕事が経験によるアートで捉えられ過ぎていることにある。その観点に立つ初学者は，世界のリーダーの仕事を遠くに置き，自分からかけ離れたものにしてしまう。卓越したピアニストやプロ野球のイチロー選手や内川選手のパフォーマンスを見て圧倒されたり，憧れたりすることと同じ事象であろう。専門職を天才のアートと見過ぎてしまう弱さである。

問題は，科学，科学と叫びながら，十分な科学技術の整備と技術者養成を怠っている点にあるが，もっと本質的な問題がある。科学技術を構成する原理の不明瞭さを棚上げにしている問題である。2008年の世界を代表する論文集に掲載され原著論文を調査した所，その傾向は顕著であった（Ogimoto et al., 2009）これを棚上げにしたままに，心理テストや観察による個々の測定値の精度を上げるだけでは，エヴィデンス・ベイストには至らない。心理学が科学と

して疑われる課題に連なる問題である。実態の統計調査のみで言えることは限られている。処方のQCが成されても，その成果を生み出す変数間の関数関係が曖昧なままの結果では，とうてい科学的処方の結果を明らかにすることはできない。先にも述べたように，科学技術であれば，成果が生み出される科学技術としての理論が公式化され，その理論による期待値が確実に生み出されなければならない。訓練教育は，当然その公式の変数条件を満たし，それらを統制する体系に置かれなければならない。

集団力学のこの課題に，果敢に取り組んだのが K. Lewin であり（1979），心理療法の公式化とその実証研究に取り組んだのが，C. R. Rogers（1960）であった。しかし，いずれも理論を包括的に描くに留まり，変数の関数関係と係数を特定化する公式化の展開には至らないままである。Rogers の公式は包括的な傍証研究に大きな寄与を果たしたが，そこに留まったために結果的に，技法は態度枠組みに逆に固定され，必要十分条件が内実の安定しないままに教条化され，変数性は弱まってしまった現実もある。

エヴィデンス・ベイストを追究する理論公式のないままに包括的な傍証に走ることは，産物の内容を薄く弱いものにしてしまう当然の結果を生む。モデルの実効性の実証を，患者／クライエントの様態変化の程度から相関や統計的推計によって跡づける成果研究のみに頼るなら，非科学的と辛辣な批判に晒されたままの Freud 以来の「再構成的研究法」に頼る精神分析研究の実証脆弱性と本質的には何も変わらないことになる。

この問題は，精神分析が長年抱えている大きな問題にも通じ，エヴィデンス・ベイストの課題は，『国際精神分析誌（International Journal of Psychoanalysis）』でも，『アメリカ精神分析誌（Journal of American Psychoanalytic Association）』でも議論が尽きない。再構成研究は，あくまで実証研究ではなくヒューリスティックな原理探求の思考実験による観察の上に重ねられる実証的フィールド研究である。エヴィデンス・ベイストで要求される効果性の実証研究は，再構成的，帰納的論証ではなく，条件を定めた上で変数関係を演繹的に実証し，治療成果とその因果を確認するものである。

先に技法の独立変数化の必要性を第一の課題としてあげたが，その基礎に技法効果あるいは技法によって生ずる作用力（F）の生みだされる力学モデルの公式が必要である。われわれの理論が，科学性のある緻密な論理構成を持っているものであるなら，宇宙にロケットを飛ばし，極めて精密な作業を制御する

科学技術が計算によって可能となるように，モデルの精緻化は数式による公式化が可能となるはずである。

われわれの心理療法と集団精神療法の精緻な介入技法は，演繹的実証に耐えるモデル公式を可能にする。地上から宇宙に据えられたレンズを操作し，様々な宇宙現象の正確な観察を現実化している物理科学技術を持って心理療法および集団精神療法による内的宇宙の観察も進めるべきであろう。ベクトル方程式による人格やグループ機能の説明数式の提案（武山・小谷，2009）はその小さな一歩であるが，研究視野を変える大きな一歩にもなろう。

（3）処方の多様な展開

　20世紀は，2度にわたって世界を巻き込む戦争を体験し，集団の生産性と破壊性の問題への関心が頂点に達した。小集団力学は，軍隊の小隊による斥候，爆撃隊の命に関わるチームワークの実践実験，そして戦後復興の心理教育ワークショップ展開の中で飛躍的に発展した。集団力学は，精神分析そして集団精神分析との間で論争と理論統合の試みが繰り返され（Kissen, 1976; Scheidlinger, 1980），さらには実存・人間性心理学のグループアプローチがこれに加わり，正に百花繚乱の展開を見せた。それは特に戦勝国アメリカにおいて華々しく，プレイボーイ誌，ロックフェスティバル，ヒッピー運動，学生運動，人間性回復，潜在能力運動，と様々な様相を持って現れ，数々の新興宗教運動をも巻き起こした。小集団，大集団，さらにはロック大聴衆集会に至るまで，集団力学のパワーが余す所なく鼓舞され，謳歌されたのである。そこにはエネルギッシュな人間性の解放と，それが反転した拘束と破壊の惨事に至る悲劇もあった。

　それら社会実験的なグループアプローチの過激な展開が，一方で教授会やコミュニティの葛藤，分裂，また組織，地域紛争の解決にチャレンジしたC. R. Rogersによる歴史的な1975年PCAワークショップに結実し（都留・平木・小谷，1976；Rogers, 1977），他方で徹底して個人の治療目標のもとに統制された集団精神療法の大胆な技法展開を促進し，力動的集団精神療法を軸に多様かつ精巧な技法構成による臨床実践を可能にした（小谷，2009）。

　前者のより社会的文脈のアプローチとしては，天国を見せると評されたRogersらのエンカウンターグループがアメリカに，対して地獄を見せるタビストックアプローチによる大集団グループがヨーロッパに展開した。Rogers

のPCAコミュニティは，集団の中の個人（individual-within-a-group）を追究するアプローチとして，あくまで個人力動の集合的力学による大集団を対象としている。対してビオン理論に依拠するタビストック大集団は，集団そのもの（group-as-a-whole）を主体とするアプローチとしての特徴を有し（小谷，1985），グループを直接対象として大集団の力学を追うため，たびたび個人性の喪失不安に基づく原始的集団反応を引き起こす。したがって治療目的に使われる実用性は弱く，訓練・教育目的の適用が主流となっている。

　後者の個人治療を目的とした小集団精神療法は，主としてアメリカにおいて1970年代の後半，先にも述べたが，精神分析や精神療法が効果を見いだせないばかりか成立しない境界例や，ヴェトナム帰還兵らの市民社会復帰困難群の出現によって，急速に高次の展開を見た。自我同一性の混乱からさらにそれ以前の自己同一性のまとまりや凝集性を喪失した人々に，小集団は安定した母性機能（Scheidlinger, 1974）と三者力動による対象恒常性の保障を可能にする集団相互作用機能をもって安全空間を提供できる。タビストックアプローチが退行促進的であるのに対し，アメリカ集団精神療法は，退行抑制的に治療装置としての集団精神療法の構成を精緻化していった（Ormont, 1992; Rutan, Stone, & Shay, 2007）。大集団を「今ここで（here and now）」の力動に注目する技法基盤を持って現実志向的に適用し，小グループのエンカウンターグループをコンテインするPCAワークショップ構造も（都留他，1976），参加者の退行亢進を抑制する。個人精神療法を治療同盟作業中心の場として小集団精神療法と組み合わせるコンバインド・セラピィ方式（Billow, 2009）もまた，退行抑制の精緻な技法として働く。

　ここに至って，Trigant Burrow, Paul Schilder, Louis Wender, Henry Ezriel, Saul Scheidlingerらによって集団に持ち込まれた精神分析理論は集団力動の相互作用ネットワークすなわちグループ・メイトリックスにおいて，より有効な分析介入理論としてその真価を発揮できるようになった（Kaplan & Sadock, 1993）。

　このような経緯を経た20世紀の集団精神療法は，縦横無尽と表現できるほどにグループによる心理力動的アプローチの処方を多様に構成した。標準を力動的集団精神療法モデルに置き，これを基軸として目的に応じ，心理作業の水準を定めてそれらのアプローチは構成される。心理作業の水準とは，無意識の中核葛藤の分析に基づく人格構造の再編から集団にコンテインされる存在の保証までの体験を言う。具体的には，以下のようなアプローチがある。

1. 精神分析的集団精神療法：人格構造とその機能を分析的に深く掘り下げ，人格変化を追求する集団精神療法の標準となる処方
2. サポート・グループ：人格変化よりも，災害，テロ等による急激な人格の揺れによる外傷やPTSDに対する予防治療およびプレセラピィとして，あるいは重篤な精神障害の故に家庭や社会への適応困難な人々，社会，組織復帰支援の必要な人々に対する人格の揺れを治め，安定を図る安全空間供与を目的とする支持療法
3. 大集団：臨床グループとしてよりも，集団力学の実際や集団精神療法の実際を体験的に学ぶために大集団によって行われる訓練グループ
4. ミニ・グループ：兄弟，友人関係経験の希薄な一人っ子や病気の兄弟を持つ子ども達，あるいは大きな喪失体験をした人々を対象として，2名から3名のメンバーで行われる擬似兄弟あるいは家族の親密性の育成あるいは修復のための集団精神療法
5. 思春期グループ：思春期から青年期にかけて多く見られる自己同一性の拡散混乱を収拾し，自己凝集性と同一性を追求する，年齢・問題の同質グループ
6. ピア・グループ：自己拡散や自己内引きこもりを呈している青年期からヤング・アダルトを対象とし，仲間関係の密度の高い体験により自我同一性の再編と錬磨を追究する
7. 主張訓練グループ：自己の内的エネルギーを外的世界に運ぶ能動性と，外に向けるエネルギーを束ねる覇気を体験的に身につけることを追求するプレセラピィあるいは心理教育グループ。我が国では，自我起動鍛錬グループ，SET（Socio-Energetic Training）グループとして技法開発が進められている。
8. アイデンティティ・グループ：自我同一性の確立と自己の成熟を追求する。青年期を対象として発達した処方であるが，現代では世代を超えてアイデンティティの拡散や喪失によるうつ反応を呈する人々にも有効である。
9. 短期集中グループ：問題行動少年，摂食障害，引きこもり，さらには「うつ」の青年，大人に対する集中的ブリーフセラピィ。前項アイデンティティ・グループが，短期集中処方として行われることも多い。
10. 心理教育グループ：非行，犯罪，虐待，依存性障害等，反社会的行動化，

自己破壊的問題を有する精神障害患者に対して，あるいは子育て，組織，企業内適応のために行われる。2．のサポートグループと組み合わせて行われることが多い

11. フリー・グループ：リハビリ過程で社会同一性を揺るがされた患者に社会的存在の保証を提供し，あるいは大学や組織適応の困難な成員に自分を取り戻す人間関係の安全空間を提供する自由でオープンなグループ。
12. コミュニティ・グループ：コミュニティ・ビルディング体験の中でソーシャル・アイデンティティの再構築から自我同一性の再構築の機会を提供する
13. コア・リーダーシップ・グループ：組織の創造的運営のために，コアとなるリーダーの自我の弾力性（ego resilience）と自己の広がりの豊かなリーダーシップを追究する7名サイズを基準とする集団精神療法グループ
14. 多元統合集団精神療法：システムズ理論を基軸に，目的によって上記のグループ処方を組み合わせ，治療的コミュニティを作り上げていく過程で治療目標を追究する処方。施設処方に加えて，短期集中処方がある。

（4）将来への足がかり

　経済のグローバル化は，社会の拡散化を招来し，家族の拡散化も生み出している。個人は，家族，親族を含む集団所属や，特定社会，地域，国家への帰属からの解放が進む一方，今さらのようにセーフティネットが叫ばれ，社会構造では守られない裸の個人の特徴を強くしている。その傷つきやすさの蔓延化が，現代の高度経済社会における自己破壊的行動化や「うつ」に代表される精神的不健康，行動の障害あるいは異常の形をとる不適応反応に現れて久しい。

　裸の個人が服をまとい，安全な空間において自分の心の空間を確保し（小谷，2005），安心して心を育み鍛える機会を提供する集団精神療法は，グローバル化の混迷深い今日，正に求められている援助法である。高次に発展した多様な集団精神療法であるが，残念ながら我が国では十分に社会化されていないので，誰もが利用できる状況にはない。しかし教育，心理，医療が，人々の精神生活に真に密着するなら，これらの有用性が自ずと社会化の展開を生むであろう。

　経済原理に誘導される社会の必然としてグローバル社会化が進むなら，個人間の距離は遠くなり従来の地域，社会，国家への所属は，崩れるか再編されな

ければならなくなる．アメリカの現代史とグループセラピィの発達は密接に絡んでいる．世界はその過程から学ぶことが多い．

Erikson が第二次世界大戦後の民族，国家の拠点を失ってなお個人が生きていく基軸となるアイデンティティの概念を打ち立て，それがヴェトナム戦争敗戦後のとりわけ青年層の自己拡散や喪失の混乱を救う軸になったが，その後のウォーターゲイト事件から，イラク戦争を経て，すでにその軸は危うさを増している．アイデンティティよりも関係性，包括的抱え込み（containment）が強調され，9.11 事件後のアメリカは一気にナショナル・アイデンティティが威力を増し，さらに人気大統領による強い国家の再生に希望を繋ぐ危うさを露にしている．強烈に象徴を必要としているのである．日本が，代表者や象徴を希薄化させその逆の力動を辿っているのも集団力動論的に興味深い．

このような現代史における「裸の個人」現象の蔓延化に着目するなら，Erikson 以来の個人のありようの軸を再検討する課題に直面する．われわれは単なる教育やセラピィ手法の論議を超えた問題を見据え，これに取り組まなければならない．「裸の個人」の意味する所は，生存のグランド素地が異なるグローバル社会に生きるには，これまでにはない新たな帰属システムを見いだす必要があるという警鐘にある．それは，個人のアイデンティティ構造の素因枠となる帰属システムを問い直さなければならないことを意味する．現代日本社会に「しがらみ」が遺棄されていることと，うつの罹患率や自殺の著しい増加の問題は，無縁ではなかろう．文明基盤の国家や民族のアイデンティティ素因よりも，ともに住む家族，友人仲間，身体性のある時間と空間を共有する集団や地域の素因を見直す必要がある．「文明」よりも裸の個人の衣となり支えとなる「文化」のアイデンティティ編成素因に着目しなければならない．アメリカでは，ハワイ州のように社会適応や福祉さらには精神医療の展開に文化の力（cultural competence）を軸にした再編が進められている．他方で，民族やそれを囲い込もうとする国家の紛争は過激性を増している．個人のアイデンティティが，容易に身体性を離れた大きすぎるシステムに組み込まれた悲劇が，自爆テロから学校，病院爆撃と，命を矮小化する現実として晒されている．

村上（2006）は，科学史の立場から「帝国の文明は必ず滅びる／文化は死なない」と，この課題を確固とした思想として示唆した．

人間の安全保障という観点からは，セーフティネットと言うよりも，もっと本質的な課題を追わなければならない時期に来ている．人をこの現代社会の中

で太古の昔に戻るかのような裸の個人に置き去りにしないように，協働，共存社会の根のある存在として育つ土壌を作り直す作業が必要であり，そのアートとしてのノウハウは20世紀の集団精神療法が，確かに蓄積している。そのアートが持つマクロおよびマイクロスコープにより，社会存在としての個人のアイデンティティの新たなあり方が，明らかにされる必要がある。

　すなわち21世紀の集団精神療法は，治療や教育としての処方に留まらず，基盤社会の変動時代にあって新たな存在様式を探求し創造して行く場を提供する社会用具としての貢献に，さらなる重要な可能性と使命があると言うべきであろう。この点において，集団精神療法はすでに医療処方を超えていることを認めなければならない。医療の領域に特化される治療法としてよりも，社会療法もしくは心理教育手法として国際的にも国内的にも展開，普及している。換言するなら，医療処方としての集団精神療法の精度を上げ，これを特化し標準化していくことによって，それとは異なる心理社会教育手法としての集団手法をいっそう広く市民社会に解放し普及させていくことができる。社会貢献の大きな可能性のあるアプローチである。

むすび

　現代社会において，他にない社会装置としての意味を持つ集団精神療法は，その質とパワーを，客観性を持って社会化する必要がある。集団精神療法の現在とこれからの具体的な課題を呈示して本章を結ぶ。

（1）科学技術としての変数特定化とその数式による技法の公式化
（2）技術運用アートとしての訓練システムの確立と普及
（3）医療手法としての特化，標準化
（4）社会療法および社会教育手法としての社会システム化とそれを支える思想の普及と教育
（5）新時代の個人のあり方，生き方の基盤を探求する人格と創造性の開発研究手法としての体系化。

❏ 文 献

Billow, R. M. (Ed.) (2009) Special issue: Models of combined psychotherapy: current trends in theory and technique. International Journal of Group Psychotherapy, 59(1), 1-28.

Kaplan, H. I. & Sadock, B. J. (1993) Comprehensive Group Psychotherapy; 3rd Edition. Williams & Wilkins, Baltimore.

Kissen, M. (1976) From Group Dynamics to Group Psychotherapy. Hemisphere Publishing Co., Washington, D.C.. (佐治守夫・都留春夫・小谷英文訳 (1996) 集団精神療法の理論―集団力学と精神分析学の統合. 誠信書房, 東京.)

小谷英文・中西一夫・河崎恭二・友杉美智子・藤井道子 (1982) '80年代のグループアプローチ―世界の動向と我々の課題. グループ・アプローチ, 1, 41-72.

小谷英文 (1985) 集団精神療法：精神分析的システムズアプローチによる技法的体系化の試み. 総合保健科学, 広島大学, 1, 19-27.

小谷英文 (1994a) 集団精神療法の進歩―単独処方から多元統合療法へ. 最新精神医学, 2(6), 527-533.

小谷英文 (1994b) 集団精神療法の現在. こころの科学, 53, 2-8.

小谷英文 (2008) ダイナミックサイコセラピィ―心理空間技法―. 小谷英文編：ニューサイコセラピィ：グローバル社会における安全空間の創成. 風行社, 東京, 155-185.

小谷英文編著 (2005) 心の安全空間：家庭・地域・学校・社会. 現代のエスプリ別冊. 至文堂, 東京.

小谷英文編著 (2009) グループセラピィの現在. 現代のエスプリ第504号, 至文堂／ぎょうせい, 東京.

Kotani, H. (2010) East Meets West: Safe space for quantum transition. International Journal of Counseling and Psychotherapy, Vol.8, 21-33.

Kotani, H. & Bonds-White, F. (Eds.) (2013) Creating Safe Space through Individual and Group Psychotherapy. PAS Publication, Tokyo.

Lewin, K. (1951) Field Theory in Social Science: Selected Theoretical Papers. D. Cartwright (Ed.) Harper & Row, New York. (猪俣佐登留訳 (1979) 社会科学における場の理論―増補版. 誠信書房, 東京.)

MacKenzie, K. R. (Ed.) (1992) Classics in Group Psychotherapy. The Guilford Press, New York.

村上陽一郎 (2006) 文明の死／文化の再生. 岩波書店, 東京.

Ogimoto, K., Ono, N., Kotani, H., Nakamura, Y., & Kawamura, Y. (2009) Current trends and challenges for research and studies in clinical psychology. International Journal of Counseling and Psychotherapy, 7, 43-57.

Ormont, L. R. (1992) The Group Therapy Experience: From Theory to Practice. St. Martin's Press, New York.

Ormont, L. R. (2001) The Technique of Group Treatment. : The Collected Papers of Louis R. Ormont. Lena Blanco Furgeri (Ed.) Psychosocial Press, Madison.

Pratt, J. H. (1907) The class method of treating consumption in the homes of the poor. Journal of the American Medical Association, 49, 755-759.

Rogers, C. R. (1960) Development of a scale to measure process changes in psychotherapy. Journal of Clinical Psychology, 16, 79-85.(ロジャース全集(第4巻第9章). 岩崎学術出版社, 東京.)

Rogers, C. R. (1977) Personal Power: Inner Strength and Its Revolutionary Impact. Delacorte Press, New York.

Roth, B. E., Stone, W. N. & Kibel, H. D. (Eds.) The Difficult Patient in Group: Group Psychotherapy with Borderline and Narcissistic Disorders. International Universities Press, Madison.

Rutan, J. S., Stone, W. N. & Shay, J. J. (2007) Psychodynamic Group Psychotherapy, 4th Edition. Guilford Press, New York.

Scheidlinger, S. (1974) On the concept of "mother-group." International Journal of Group Psychotherapy, 24, 417-428.

Scheidlinger, S. (1980) Psychoanalytic Group Dynamics. International Universities, Inc, New York.

Scheidlinger, S. (1997) Group dynamics and group psychotherapy revisited: Four decades later. International Journal of Group Psychotherapy, 47, 141-159.

Spotnitz, H. (1976) Psychotherapy of Preoedipal Conditions. Jason Aronson, New York.

Stone, W. N. (1996) Group Psychotherapy for People with Chronic Mental Illness. Guilford Press, New York.

Tuttman, S. (Ed.) (1991) Psychoanalytic Group Theory and Therapy. International Universities Press, Madison.

武山芸英・小谷英文 (2009) メイトリックス理論の数式化. 小谷英文編：グループセラピィの現在. 現代のエスプリ第504号, 至文堂／ぎょうせい, 東京, 36-47.

都留春夫・平木典子・小谷英文 (1976) 最近のカールロジャース：その変容のプロセスを確かめる. 日本精神技術研究所, 東京.

吉松和哉 (1987) 日本における集団精神療法の現状―過去・現在・未来 集団精神療法. 3(2), 102-109.

❏ 注　釈

注1) 本論は、国際基督教大学21世紀COE「平和・安全・共生」の国際研究における『人間の安全保障』の追究を臨床心理学的に具体化する基盤を整理したものであり、第8回国際集団精神療法集団過程学会環太平洋地域会議を通じて論議した成果に基づいている。

第2章

日本人の社会システム論的人格構造理論[注1]

1. 問 題

　欧米のソーシャル・プランナーと精神保健従事者は何十年もの間，いわゆる「日本的な性格」というものに興味をそそられてきたようである。この関心は，日本人にとってはいささか衝撃的とも言える，戯画的に歪曲されたステレオタイプの日本人像をもとにした日本特有の集団主義的な社会構造イメージ（Hofstede, 1991）に端を発している。現代の日本はすでに大きな変化を経て，その戯画イメージは現実から遠くなっている。しかし海外から見れば，まだまだ驚くほどに低い離婚率と母－子関係の近さがあり，また子どもたちの学校での優れた成績がある（Caudill & Weinstein, 1969），といった古典的視点には根強いものがある。そのような側面が相対的に維持されていることも否定できない。

　日本の社会構造における個人の反応の特徴に関しては，Nakane（1970）がこれも広く海外に知れわたったものであるが，社会学的な分析を行った。精神分析家，土居（1963, 1973）による甘え理論も，この特有な現象の心理学的な土台に関する論説であり，よく知られているように，この概念は国際化した。日本的な優しい愛着と依存の力動を描いたものであるが，土居はこれを単に日本人を語るためではなく，人間の普遍的な心理構造の一側面として研究の対象とした。そしてわが国では，ともすると文化的に全く異なると批判され異化されることさえあるFreud派の精神分析理論に統合することにも成功している。欧米人のWisdom（1987）は，甘えを赤ん坊が母対象を切望することの象徴であると同時に，人の他者との間の情緒的な近さへの願望と見る力動的理解を示した。

　このような他者との間の情緒的結びつきの願望を有する日本人の日常生活に，集団への動機づけという力動が絶えず存在しているにも関わらず，日本の精神医療，心理臨床領域における小集団介入技法による集団精神療法の展開の足並みはそろわなかった。また他所（小谷，1988）で述べた通り，日本の臨

床家は難なく欧米の大集団手法（例 . therapeutic community）を入院患者に対して取り入れたが，集団の中の個人，そして集団を通して個人を治療するという観点から集団精神療法を用いるということは避けている．鈴木・齋藤 (1995) はこのことを，社会の中にある患者の個別性に焦点化するどのような介入も，明らかに集団主義 (Hofstede, 1991) に埋め込まれてしまうことに対抗するという文化的なバイアスを反映していると示唆した．似たような理由から，Rogers や Jung などの，より侵入的でない個人心理療法が，Freud の深層に迫ろうとする精神内的な手法よりも好まれたと見る向きも強い．

より広い社会的な次元からみると，確かに日本において，人の個性を包み込むという大きな集団力動すなわち文化が，一面，行動規範の核を構成するように見える．これには，Asch (1952) の"共有基盤 (common ground)"や Hopper (1996) の"社会的無意識 (social unconscious)"の説明が当たる．このことの一面が，日本のことわざ「出る杭は打たれる」によく表れている．類似の格言は英語圏にもある[注2]．しかしその体験様式や作法に関わる態度と，そこに生じる力学は明らかに異なる．従って，心理療法臨床において著者が日本人の患者との間に，個人の参与と個性化を刺激する欧米風の治療契約を成立させることが難しかったのは，他の米国で学んだ同僚たちにも同じことが起きたように，決して驚くべきことではなかった．鑪 (Tatara, 1974, 1976, 1982) の記述にあるように，日本の患者が例外なくセラピストに願う本旨は「やさしい甘えの文脈の中で，先生は私の敬服するガイドとなり癒し人になって，私が持つ症状を取り除くのを助けてください」というものである．幼児的愛着もしくは依存性の転移である (Doi, 1963)．

また，別のこととして記しておく必要があるのは，近年の日本を含む環太平洋の国々を取り巻く世界的，経済的，そして社会的な変化が，旧来のモラルの崩壊という結果を招いている点である．家庭，職場，そして学校における社会的な協働が崩壊し始めているということが，それを雄弁に物語っている．

2．目 的

精神分析的精神療法あるいは心理療法が，日本社会に根づき発展してきているとは言い難い．未だに，とりわけ精神分析的集団精神療法は，一般にも臨床家にも広く知れ渡っているものではない．しかし臨床の実際においては，重度

の障害に苦しむ日本人患者に対して精神分析的心理療法さらにアメリカで発展した精神分析的集団精神療法を適用する文化的な難しさはすでに克服されているし，日本独自のシステマティックな介入技法に関する理論も発展してきた。

本論の目的は，困難患者に関わる精神分析的心理療法展開において，集団精神療法とのコンバインド・セラピィの臨床研究展開（小谷，1980）から描き出された日本人の人格構造と文化的社会システムの緊密な関わりの力学を描くことにある。

文化に深く根ざした側面としての人間が生きる社会システム構造，そして個人の人格構造を精神分析的システムズ理論のパラダイムのもとに描く。まず，グループプロセスの中で活性化され，徹底操作が行われた日本人患者のもつ文化と密接に関連する精神力動特性について事例の断片を示す。それによって明瞭化された文化的な社会システム構造と精神力動的構造をリンクさせる体系的な仮説を提示し，その上で社会システム構造としての場の力動と，人格構造的なバウンダリー力動の仮説的原理を示す。

3．手続き

四つの異なる小集団への治療的介入の具体例を基盤に，日本の文化的な要因が伝統的な集団精神療法過程においてどのように影響するか，集団と個の関係において検討する。集団精神療法の初期過程において，集団すなわち「全体としてのグループ（group as a whole）」がメンバー個々人の個別性を隠すという力動に関して，分析的に考察する。実例として示す四つのグループは，Scheidlinger(1982)が分類する（a）精神神経症患者のための治療グループ,（b）"正常"群のための成長グループ,（c）心理学専攻学生のための体験的Tグループ,（d）パーソナリティ障害患者の治療グループ，である。

4．四つのグループ例

（1）精神神経症患者のための治療グループ

精神神経症の患者のグループは，20歳から30歳の男性5名で構成された。そのうちの3名は，かつての診断では対人恐怖症（TKS）（Takahashi, 1989）であり，現代のDSMに準拠すると社会恐怖の診断となる。"見ることと見ら

れること"との間に生ずる心理的な緊張領域に繊細に留まる症例群である。残りの2名は定職に就くことの難しい不安神経症の患者であった。グループ体験の意味や目的を説明するスクリーニング面接に続いて，初回のセッションで，グループの目的と方法が再確認された。グループにおける契約とルールに対して，初発の相互作用がいくらか起きた。しかしその後は，セラピストから彼らの抱えている問題について尋ねた際に応えた丁寧な返答以外には，自発的な発言展開は起こらなかった。グループの目的は共有されたように見えたが，そこにはセラピストが彼らを治癒に導くべきだという言い訳も隠れて共有されているように見えた。それにせよ初回セッションの比較的スムーズな滑り出しから，セラピストは次回のセッションに誰一人出席しないことなど夢想だにしなかった。一週間後，果たしてメンバーは誰もグループにやって来なかった。セラピストは，大きなショックを受けた。

　全く予期しなかった驚きの結果について，その理由を考えるうちに，セラピストは各患者が彼らのスクリーニングセッションを終えた時点では明らかに治療を始める準備ができていて，動機づけもあったと再認識した。しかしながら，初回のセッションでこの決断を変える何かが起こったことも明らかであった。著者は，この"何か"はセラピストの筆者が伝統的な欧米の精神力動的な集団精神療法家の立場，すなわち個々の患者を人前にさらすことや自己開示を要求する立場をとっているとみなされたことと関連するのではないかと疑った。彼らの，自分を隠すことのできない状況において感じる「晒されるという強い不安」，つまり裸にされる感覚は，彼らが次の週にグループに参加することに対する強い脅威となっていたと，分析した。言い換えると，グループ状況において，個人が自己開示（self disclosure）させられるという強い不安をもつことで特徴づけられる対人恐怖（Tatara, 1976）という共通精神構造要因が，メンバー個々人で乗り越え難い抵抗となったと分析した（小谷，1980）。改めて，集団精神療法準備面接と試行グループを実施する過程で，グループに隠れる場所が保障されない怖れのあったことを確認した。

（2）"健康群"に対するアイデンティティ・グループ

　その後，同じ手法を異なる対象の有能な専門家たち，つまり"健康"群を代表しているとみなせるグループに対して，アメリカンスタイルのグループセラピィを始める際の技法が有効かどうかを検討する実験を行った。参加者は30

歳の臨床心理士，42歳のスクールカウンセラー，51歳と26歳の企業人，そして20代前半の看護師2名であった。前述の患者グループと同じく，メンバー候補者に準備個人セッションを持った。「働く能力と愛する能力に関して，創造的な方法でどのようにこれらの力を互いに強化していけるか」を追究する目的で，「まずは自分の思いを語ることから始めよう」と，セラピストが提案する所からセッションは始まった。その後，契約とグランドルールが確認され，グループは始まったが，重たい沈黙と異様な緊張感が生じた。再び，グループは言葉にされない自己開示の恐怖（対人恐怖症候）に覆われたかのように見えた。ただここでセラピストは，前グループの失敗から潜伏力動を予見できたので，これもそのままアメリカンスタイルの直面化であるが，以下のように述べた。「もしかしてみなさんはもう二度とこのグループに戻ってこないと思っていらっしゃるのではないでしょうか。」ホッとしたことに，たくさんの頭がうなづき，笑顔がみられた。臨床心理士が「このアメリカなスタイルは私にとっては予期せぬほど難しすぎて，重すぎてグループの中で自由でいることは難しいです。なぜ突然皆対人恐怖になったんだ？と思いました」と言った。スクールカウンセラーで過去にエンカウンターグループに出たことのある別のメンバーは，「私は自分の椅子が要塞になったかのように感じていました。そして椅子の肘かけは他の人と自分の間の壁であるかのように……。エンカウンターグループでは通常床に座るんです。そうすると『場』を同じくすると言われるように，われわれが皆同じ場所に座っているかのように感じることができます。今日のグループでは，椅子に座ることが一人の個人であるかのように感じさせられて，しかも，他の人と別れていて独立した人としているように，圧力がかけられているように感じて……私にとってはきついものでした」と言った。社会文化的な文脈としては，これは心理学的な空間を暗黙裡に共有している感覚による「場」の剥奪を意味しているということができそうである。場は，Asch（1952）によって説明されているCommon Groundとも似ている。

最年長のビジネスコンサルタントは，「小谷先生は，とてもシンプルに見えました。私はあたかも自分が決して頼ってはいけないと言われたかのような気がして，とても戸惑いました。実際は，先生はルールを説明して，われわれが話したいことを何でも話せるようにしてくださった。だからわれわれは自由であったはずなんです。しかし私にとっては本当に居心地が悪くて，この特定の状況で何をしたらよいのかわからなくなってしまいました」と言った。

「場」の喪失が起きたことは明らかであった。若い銀行員が，「そう。一番戸惑ったのは，私がこの状況を一体どんなものなのか全く理解できなかったことです。」と続いた。すると他のメンバーもそれぞれに，このような特定の状況で何をどのようにするかを教えてくれるような，構造化された，彼らの期待するグループ形式を望んでいることを詳細に述べた。彼らは，暗々裡に独立した存在であることを強要されたと感じたのである。これは明らかに大きすぎるカルチャーショックだった。多くの文化論ベースの臨床学者はこの点において，西洋処方の適用には限界があるとしてしまう。

しかしこのグループのメンバーたちによるグループ反応も実は，「場」の力動故であったことを見逃すべきではない。この反応は，力動的に「カウンター『場』反応」と概念化することさえできる。つまり彼らは，期待する場の共有を求めて共同抵抗（common resistance）を現した。現在自分達が体験している場の認知から，アプリオリに用意されるに違いないと決め込んだ，慣れ親しんでいる暗黙裡の共同幻想的「場」を，すでに幻想的には同じ時間，空間のグループにおいて体験しているのである。文化論的理論家の言う，そこに「場」がないという指摘は力動的には当たらない。

セラピスト体験からは，その場の力動を次のように見ていた。メンバーたちには，グループは当てが外れた体験から始まった。彼らの構えからは，通常の社会レベルの活動において相互に期待し合い，その場の共同幻想に適応しようとするいつものやり方で始めるはずが，その当てが外れた。彼らは突然に「場」の喪失感を体験した。正確には体験させられたと感じた。そのような喪失の体験，メンバーによってはもっと攻撃的に剥奪されたという体験として，その場に生まれた不全感と浮遊する原始的な不快感に対処しなければならなかった。そこでいつものアプリオリにあるはずの場を，あるはずのものであったと改めて体験の形を整え，「あるはずのものがない」という新たな共同幻想のもとに今その場の不穏当な体験を経験化したとセラピストは，解釈していた。

このような力動は，集団がリーダーを生む，リーダーを動かすという極めて日本的集団力動の現れであり，文化的反応であることに間違いはないが，その力動の原理までが特異なものというわけではない。ともすれば敬遠されるエディプス理論を基本ダイナミックスとする精神分析的集団力学が，日本の集団力動を説明できないということの反証の事象をここにも指摘できる。人が集まり，個人性が晒される緊張感によって個人の自我境界が脅威に対する反応をす

るなら，容易に投影性同一視による防衛が働き，自己への圧迫から逃れる動きがでる。普遍的な集団の原始的防衛機制である。日本特有といわれる文化的な「調和的な場」の共同幻想は，適応的な集団投影性同一視（positive group projective identification）の機制によるものと言える。そしてこの肯定的投影性同一視を維持するリーダーを，グループは生み出す。Bion（1959）の依存性基底的想定を引き受けるリーダーである。またこの点から，筆者は，Bion（1959）らが対象とした欧米の患者が個々のアイデンティティを失うことを恐れるのに対し，筆者の日本人のグループメンバーは彼らの集団同一性（Erikson, 1968; Turner, 1987）を失うことを恐れているように見えた。

　馴染みのないアメリカ式"スタイル"のグループからの回避に対する予防的な介入を行った結果，この体験グループのメンバーは次のセッションに全員出席し，またその後の続く回にも参加を続けた。この新しく，居心地の悪い非構造的なグループ・メイトリックス（Foulkes, 1964）は，彼らが通常期待するように，「ここではどのように振舞うべきか」を暗黙に伝えることはなく，いつになく個人性を晒す体験を導いたのだが，その後の12回のセッションにおいて，"徹底操作"の中心のテーマがその集団の中での個人性，独立性になったことは自然な展開であり，グループ目標に適うものであった。

（3）心理学専攻学生のためのグループ

　類似した，しかしさらに強い反応が，また別の，6名の心理学の学生のために計画した体験型の小グループにおいて見られた。グループ構造と介入スタイルは基本的に前述したグループと同じである。特に強い対人恐怖反応を見せていたある学生は，初回のセッションに起きたことに対して顕著な反応を示し，大声で「僕の他にこんなにたくさん対人恐怖の人がいるとは思わなかった。みんな僕とそっくりだ。」と言った。その他のグループメンバーは，冒頭から回避のスタンスが明らかであった。前述2グループと同じく，彼らの不安の高い状態は，"見ることと見られること"の恐れの間にあった。この不安への対処に，最初の2セッションのプロセスの全てが費やされた。

（4）パーソナリティ障害患者の治療グループ

　驚くべきことに，最後のパーソナリティ障害の患者によって構成されているグループは，その初期過程において対人恐怖様の反応を見せなかった。メンバー

は全員男性であり，26歳のシゾイド障害，24歳のパラノイド障害，21歳の自己愛障害，そして23歳の回避性障害の患者によって構成されていた。冒頭から表れていたが，彼らはその障害力動の性質から，「場」すなわち内在化された暗黙裏の集団規範の喪失による反応は示さなかった。分裂や集団からの退却力動の中にあって，場を共有することを元々否認していたからであると考えられる。柔軟性のない硬い性格に特徴的な自己と他者の境界からすると，彼らは心理的には対人相互作用，すなわち対人的なメイトリックスに巻き込まれない。それゆえに，前述した他のグループとは異なり，"アメリカ的な"非構造的なグループ様式はむしろ個人性の壁を許され，脅威にはならなかったのであろう。

5. 考 察

　日本における特有の母 – 子の強い結びつきは，特徴的に，家族，学校，集団，そして企業組織に強く染み込んだ"グループ感"につながっていく。その感覚からすると，四つの小グループにおける体験が決して特異なものでないことは理解に難くない。

　Hofstede（1991）は言う。日本には，「人が生まれた瞬間から強く凝集性の高いサブグループに組み込まれ，それが人生を通じて彼らを疑うことを知らない忠誠心と引き換えに守ってくれる」という社会文化がある。今はしかし，あったと言わなければならないであろうか。さらに，この凝集性を重視する暗黙に決められた役割のある"集団中心"社会においては，恥や嘲りの感情は直ちに，現実的であれ想像したものであれ，集団の価値やモラルに対する侵害に関わるものとなる。世界の出版物は，日本における自己非難や社会的恥の具体例の話で溢れている。それらは，容易に"面子を失う"経験に結びつけられ，時として安易な自殺行動を導くことさえ生む面があるとみなされる。

　このような文化的な文脈の中では，共有された無意識の観念の集合体としての「場」と共にある内在化された特有のグループ・メイトリックス，そして個人の対人恐怖症候群（TKS）という前述した概念が重なり合い絡み合うことは，容易に理解できる。実際，日本に最も頻発する精神科の症状は，制御できない赤面，権威対象に関するパラノイア的な考え，うまく機能できないことへの言い訳としての心身症などに代表される社会的不適応の領域に入るものである。

　日本人はグループの中にいる時に，あたかもそこに共有自己（common

self) があるかのように，あるいはまとまった集団自我（group ego）が機能し，強い凝集性を体験されるはずだと仮定するのかもしれない。それは別の言葉で言うと，良い市民でいるということは暗黙の社会的規範を守り，共有超自我を働かせ，共有自己を見せることが求められているということになる。そうなると個別性は，その雰囲気と，どのようなグループにおいても求められる役割に適応するグループメンバーとグループ・メイトリックス（場）によって，ほぼ自動的に犠牲になってしまう。

　河合（1976）も同じくこの現象に着目し，「場」とは隠れて共有されている相互作用グループ・メイトリックスであるとする主旨の説明を述べている。この強い母－子の結びつきの中にあった相互性の感覚から始まる内在化された集団性は，あたかも個人がどのような文脈のグループにいようとも個人が自動的に反応する原型となっているようにみえる。それゆえに"健康群"のセラピストが，彼の非指示的な精神力動的アプローチに基づいて「場」から独立した固有の自由連想的産物の呈示を求めたにすぎない「自分自身を表現しましょう」という刺激を発したことが，メンバーには脅威をもたらしたと考えられる。最年長のメンバーは，このような社会の常識にはない「変わった」グループにおいて，実際にどのように振るまえばよいのかについてヒントを求めたのだが，若手の銀行員は，社会的な戸惑いという痛みを伴う状態に「はめられた」と憤慨したのである。

6．心理社会システム仮説

　すでに述べたように，文化的結びつきの強い日本の対人恐怖症候群は，欧米では滅多に見られないと言われていた。時代の急速な展開の中，現代では韓国，ロシア，イスラエル，オーストリア等のヨーロッパ，最もあり得ないとも目されていたニューヨークでも日本人ではない人々にこれらの症候群が見られ，その治療法としての森田療法が国際化してきている事実もある。文化のグローバル化の一面としても興味深い事象である（Clarvit et al., 1996）。

　Tatara（1974）によっても強調されているように，この症候の最も典型的な特徴は，他者から見られることへの恐れと，逆に他者を見ることの恐れにある。関連して言語化される訴えとしては「顔が赤くなる」から「身体が臭いを発している」までの幅があり，また顔のほてりや紅潮の訴えに合わさって出て

くることもある。

Yamashita（1993）は TKS（対人恐怖症候群）の本質的な特徴について，以下4点をまとめている。

（1） 患者は自分自身に何か深刻な欠陥が存在することに関して，妄想的な信念を有している。
（2） このような欠陥の存在を，患者は周囲の人の行動や反応から直感的にわかると主張する。
（3） これらの欠陥は，周りの人を不愉快な気持ちにさせるので，なんとしてでも修正したり取り除いたりしなくてはならないと主張して譲らない。
（4） TKS の患者は，その他の精神的な症状が現れない。

この症候群を生み出し維持する広い社会的文脈を考えると，ある人は Nakane（1970）の観察にあるように，欧米と違って日本は小集団が基礎的な社会ユニットを構成しているという点に着目するかもしれない。その際の小集団は，元々共有されている「場」の構造の中に，特定に割り当てられた個別の役割を伴っている。つまりこの場では何をすべきか（役）を読み取ることにおいて，その社会ユニットに受け容れられ安全を保障されるというシステム経験を前提としているのである。それができないと，空気を読めない人として注文をつけられる。

精神力動的精神療法のグループ枠組みは，対照的に「全体としてのグループ（group as a whole）」力動の傘の下，「ゆるやかな」グループ文脈と，今ここでの個別性が向かい合う相互作用を要求する。先に描いた事例グループにおいても明らかであったように，パーソナリティ障害患者以外の防衛能力の高い神経症患者と健康群の主要な関心事項は，個人の次元の現象よりも，グループの次元の「場」過程にあった。Scheidlinger（1974）の「母性グループ（mother group）」の理論からすると，社会場面において日本人は個人にとって上位システム（supra-system）の役割を持つグループの次元に基本的に同調しているように見える。対人様式を1対1の相互作用に基本を置くアメリカ流の社会場面におけるのとは対照的に，日本では，今ここ（here and now）の場面においても，「場」が隠れて表では言及されないような社会場面においても，基礎

的な心理力動的方向性はグループ力動に向かっている。このような，全体としてのグループ，そして対人関係的メンタルメイトリックスへのほぼ自動的な反応態勢は，おそらく日本における最も初期の家族体験にその根を見ることができよう。この原体験の根は核家族化と地域共同体の希薄化の過程で薄まりつつあるが，文化心性（cultural mentality）は未だその力動を残していると言ってよかろう。人は他者に対して問題を起こすべきではない，人は与えられた役割に従って行動すべきである，という暗黙の社会的な規範がその心性には根強くあったし，若者文化に薄くはなったものの原型としては未だ残っていると言ってよかろう。この点に関連して，Mahler ら（1975）の発達理論における分離－個体化モデルに明瞭に示される「自己と対象が別である（Winnicott, 1965）」という前提に一義的に固執して，欧米文化の精神分析理論に人格理論の基盤をそのままに譲ってしまうと，日本人固有の人格体験は見えなくなる。

　図 1-A に描かれているように，比較的単純な欧米の「私（me）」と「私でないもの（not me）」の人格構造基盤モデルは，個別性を核としている。すなわち，個人こそが唯一彼と彼の家族の良きあり方（well-being）に対して責任を持つものであり，従って他者や社会にはその個人自身が向き合わないといけない「個人－社会関係」原理が，社会行動や態度の基軸となる。この基盤原理においては，契約つまり表立った社会的なルールが，他者と協力的に生きる上で必須となる。

　これに対し，社会的な契約という概念が日本においては，個人の生活の一部とはなっていない。個人間における社会的契約の設定は，冷たさとまではいかなくとも，対人間にある社会的規範への無関心さあるいは暗々裡の信頼ルールへの不信を突きつけることになりかねない。社会的規範は，人の間の相互作用を調和的に統制するためのものとして期待され，伝統的な文化が生きている所では，ルールよりも重視される。筆者は，実際に日本での臨床活動を通して，アメリカで当然の契約を基点にする心理療法の技法運用のみでは，先のグループ事例の失敗のようにむしろ逆効果さえ生むことを突きつけられた。契約の取り決めはしばしば患者の緊張感を生み出し，心理療法を始めるにあたっての抵抗を引き起こす。ただ一つの例外だったパーソナリティ障害患者グループを除き，他の三つのグループでは，メンバーはグループセッションで与えられたグループ・メイトリックスの中で，契約ルールに反し「場」に本来伴うはずの暗黙の社会的規範に依存していた。

　以上の考察をもとに，典型的な日本人の心的体験の中で働いている心理社会

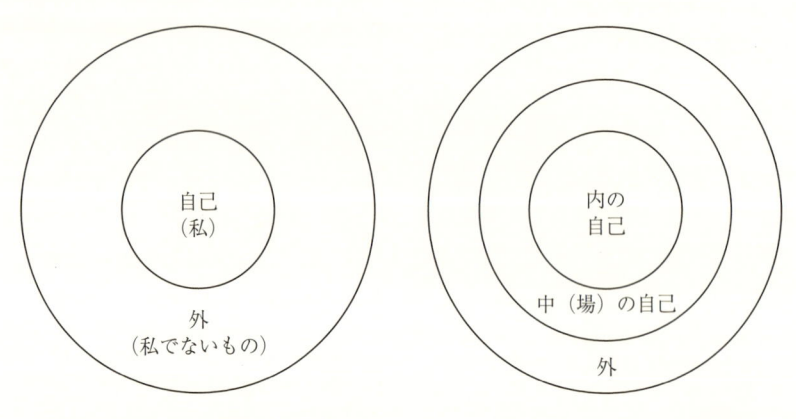

A. 精神分析的人格の社会システム構造　　B. 日本文化の社会システム構造

図1　欧米人と日本人の人格構造の比較

的システムの仮説的構造を提示する。

　図1-Bに示されているように、文化に根づいた日本人の対人関係のシステム構造を三つの関連した層に分けることができる：（a）内の自分，（b）中の自分，（c）外の自分，がそれぞれに生きる社会システムである。内の自分の領域の自己（a）が欧米人モデル（図1-A）の自己に当たる。外の自分の領域の自己は、そのまま欧米モデルの自分でないものの存在の世界の自己である。特徴は、中の領域の社会システムに生きる自分であり、そこに働く暗黙裡の社会規範としての「場」の力学における自己のあり方である。

　このモデルでは、日本人における個人による責任の取り方が、一様ではないことを意味する。内の自分はそこに入っていることを認める他者の自分の存在の責任も取る。なぜなら、ある個人にとっての内の社会システムは自己そのものになるからである。中の領域においては、存在の責任は場を共有する責任となり、集団調和の責任によって存在責任を現すことになる。例えば、内のメンバーによる悪事は、自動的に自分の責任となりその他のメンバーの責任ともなる。たびたび全体主義として非難を受ける、強い集団同一性に基づく自分（個人）のあり方の特徴である。ここで逸脱することには、したがって強い罪悪感と恥のリアクションを生む。むしろ中の領域の方が、欧米人が社会に責任を持つ自己のスタンスに近い。つまり中の領域の「場」に奉仕する自己は、自動的

に自己のままでいることはできず場の力学を読みその空気に調和し，自分自身の自己の境界を調節しなければならないので，他の自己と無条件に連帯する内の領域以上に自己を敏感に自覚させられるからである。

　これらの「内」と「外」の層は硬い（欧米）か，もしくは距離のある（日本）境界によって分けられている。対照的に，移行的な，そしてより柔軟であり揺動的ともなる中の領域は中間領域として，人々は暗黙の場の倫理とも言える社会的規範にいつでも素早く反応できなくてはならない。この中間領域が他の二つの領域の間の調整機能を維持しているとも言える。外の領域においては，冷たいというほどまではいかないにしても，人がとても離れているように見えるため，人々はグループ事態において他者を中間の方向で探し出そうとし，非言語的に彼らを"招き"，より近い内の立場を想定しようとする。

7．結　論

　日本において最も凝集性のある「内」なる心理社会システム領域（図1-B）は，家族や近しい友人のグループで体験されるものであり，小集団において最も端的に現れ，集団精神療法で言う「私たち態勢（we-position）」による自己の相互同一視が働き，コンテインメントやホールディング機能が働く人格のスープラシステムとなり得る。同一視に基づき明瞭に規定されている暗黙の規範，すなわち人々が互いの自己愛的言動を保障し合う規範を内在化した陽性の甘えがほぼ自動的に生起する社会システムであるが，現代的グローバル社会の展開の中で失われつつあるシステムでもある。

　「内」なる世界を中心に生きる生き方は，「中」の世界で調整しながら「義理人情」を守る絆の世界に守られていたが，明らかに現代の都市生活の中では失われつつある。この内なる世界を安定的に維持する社会システムの脆弱化のため，図1-Aの欧米モデルの自己，すなわち筆者が安全空間理論の展開で啓蒙的に用いている「裸の自己」の様態が，とりわけ文化の影響から遠くなりつつある若者の人格様態に目立つようになっている。引きこもりの社会文化的力動要因のひとつは，ここにあると筆者は考えている。

　「中」の社会システム領域は，「内」システムと「外」システムの間の極端さを調整する。中社会の自己は，どのように行動すべきか，何を気遣うべきか，どう他者との距離を取るべきかの手がかりを探す自我の働きを要求する。自分

外的境界

私と私でないもの

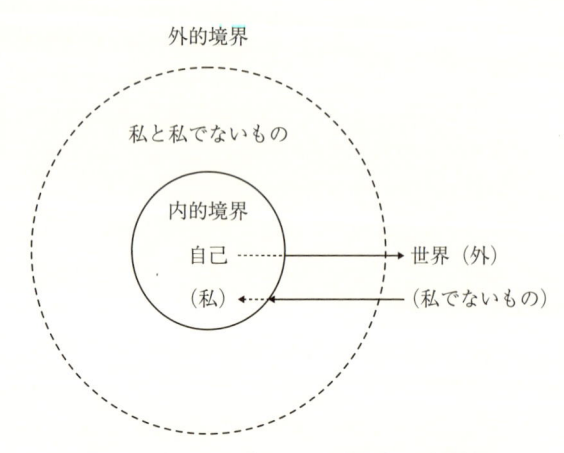

内的境界
自己
(私)

世界（外）
(私でないもの)

図2　日本人の人格における基本的な境界構造

と自分でない世界の間に文化的に育まれた「場の倫理」が働く社会システム領域である。

「中」社会システムの調整機能を持って，愛着，尊敬，気遣い，そして他者への肯定的な配慮が規範となり，陽性の「良い」甘えが優位となっている「内」社会システム領域が守られる。この「内」社会システムに対して，人間味の少ない，良い甘えが抑圧され状況によっては分裂否認され，サド-マゾヒスティックな力学を含んだ陰性感情のより自由な表出や放出を認める「悪い」甘えが優勢となるのが（土居，1971），「外」社会システム領域である。今日の犯罪多発の心理社会システム力動である。

図2は，欧米人をモデルとした精神分析的人格の社会構造（図1-A）に比して描いた日本人の自己が生きる社会システム構造（図1-B）を上位システム（スープラシステム）とした場合の人格構造を描いたものである。特徴は，自己の境界が外的境界と内的境界の二重構造となっている点であり，この二つの境界の間を生きる柔軟でタフな（resilient）自我の領域が私と私でないものの調和を図る。成熟した日本人は，自分個人の自我と超自我の機能を，「場の倫理」に適応調和させるよう，社会システムにおける内的規範を自我機能に装着し，これを社会生活の作法として意識化する。

「いき（粋）」と「やぼ（野暮）」で対比されるが，非常に残念なことにこの作法を極める「すい（粋：推／好の字が当てられることもある）」の文化的価

値が庶民感覚から遠くなりつつある。精神分析的力動論で言うなら，遠い父親と子どもとの関係を調整する典型的な日本の母親の役割を果たす「母であり母でなく父であり，父でなく父であり母である」対象関係力動が保持されている自我の領域がこの中間領域である。

このシステム論的人格構造論を置くなら，かつて日本において文化的神経症として議論の注目を集めた対人恐怖，現代はさらに広がって，青年，若年成人男性に蔓延化する引きこもり，軽症うつ，あるいはキレる症候群として括られる突発性の自己／他者破壊の行動化，女子青年のリストカット，女性のアイデンティティ拡散に伴う不感症が，「中」の社会システム領域で育ち培われるはずのこの人格の内と外の中間領域における柔軟で逞しい自我発達（ego resilience）の問題であることが，理解しやすくなるであろう。

対人恐怖（TKS）の患者は，内と外の文脈においては症状を現さないことが多い。しかしながら中の社会システムに入ると，内の領域システムの自分との間に境界を作ることが難しく，彼らは中の社会領域の場の倫理への硬いこだわりから混乱に陥る。本論は心理療法の文化的技法を論ずるものではないので，この点の詳細は他所に譲り，対人恐怖や現代困難患者の引きこもり自己破壊障害の心理療法を成功裡に展開しようとするなら，社会システム構造とその中に住む個人の人格構造の力学を踏まえることが不可避であることを記すに止める。

標準精神分析的集団精神療法は，心理社会システムの「内」の領域を護りながら「中」の領域を形成し，人格内に中間領域を保有する逞しく柔軟性のある自我発達の修正，育成処方として効果を発揮するものである。この点において，本論，心理社会システム人格構造論は集団精神療法の基礎理論と位置づけられる。

❏ 文 献

Asch, S. E.（1952）Social Psychology. Prentice-Hall, Englewood Cliffs.
Bion, W. R.（1959）Experiences in Groups. Tavistock Publications, London.
Caudill, W., & Weinstein, M.（1969）Maternal care and infant behavior in Japan and America. Psychiatry, 32, 12-43.
Clarvit, S. R., Schneir, F. R. & Liebowitz, M. R.（1996）The offensive subtype of Taijin-Kyofu-Sho in New York City: The phenomenology and treatment of a social anxiety disorder. Journal of Clinical Psychiatry, 57, 523-527.
Doi, T.（1963）Some thoughts on helplessness and the desire to be loved. Psychiatry, 26,

266-272.
土居健郎（1971）「甘え」の構造．弘文堂，東京．(Doi, T. (1973) The Anatomy of Dependence. Kodansha International, Tokyo.)
Erikson, E. H. (1963) Identity, Youth, and Crisis. Norton, New York.
Foulkes, S. H. (1964) Therapeutic Group Analysis. International Universities Press, Madison.
Hofstede, G. (1991) Cultures and Organizations: Software of the Mind. McGraw Hill, London.
Hopper, E. (1996) The social unconscious in clinical work. Group, 20, 7-42.
Jones, M. (1952) Social Psychiatry. Tavistock Publications, London.
河合隼雄（1976）母性社会—日本の病理．中央公論社，東京．
小谷英文（1980）パラディグマティック・アプローチと境界操作．学生相談室活動報告書，広島大学総合科学部，第4号，9-20.
小谷英文（1988）日本の集団精神療法の今後：体系的な訓練法を探求する立場から．集団精神療法，4(2), 141-146.
Mahler, M. S., Pine, F., & Bergmen, A. (1975) The Psychological Birth of the Human Infant. Basic Books, New York.
Main, T. (1946) The hospital as a therapeutic institution. Bulletin of the Menninger Clinic, 10, 66-71.
Nakane, C. (1970) Japanese Society. University of California Press, Los Angeles.
Scheidlinger, S. (1974) On the concept of "mother-group." International Journal of Group Psychotherapy, 24, 417-428.
Scheidlinger, S. (1982) Focus on Group Psychotherapy: Clinical Essays. International Universities Press, Madison.
鈴木純一・齋藤英二（1995）集団精神療法の最近の動向．精神医学，37(10), 1020-1029.
Takahashi, T. (1989) Social phobia syndrome in Japan. Comprehensive Psychiatry, 30, 45-52.
Tatara, M. (1974) Problem of separation and dependency: Some personality characteristics met in Japan and some technical considerations. Journal of the American Academy of Psychoanalysis, 2, 231-241.
Tatara, M. (1976) Cultural characteristics of Taijin-Kyofu-Sho (Anthropophobia) and its psychotherapeutic treatment. Hiroshima Forum for Psychology, 3, 67-71.
Tatara, M. (1982) Psychoanalytic psychotherapy in Japan: The issues of dependency patterns and the resolution of psychopathology. Journal of the American Academy of Psychoanalysis, 10, 225-239.
Turner, J. C. (1987) Rediscovering the Social Group. Basil Blackwell, Oxford.
Winnicott, D. W. (1965) The Maturational Processes and the Facilitating Environment. International Universities Press, New York.
Wisdom, O. J. (1987) The concept of "amae." International Review of Psychoanalysis,

14, 263-264.
Yamashita, I. (1993) Taijin-Kyofu or Delusional Social Phobia. Hokkaido University Press, Sapporo.

❏ 注　釈

注1) 初出論文：Kotani, H. (1999). Aspects of intrapsychic, interpersonal and cross-cultural dynamics in Japanese group psychotherapy. International Journal of Group Psychotherapy, 49(1), 93-104. を翻訳し，現代臨床心理学的課題に焦点を大きく移してテーマの考察と結論を加筆修正した。

注2) "A tall tree catches much wind." "The nail that sticks our will get a pounding."

第3章

個人心理療法と集団精神療法[注1]

　Freud のアプローチに明瞭に示されたように治療可能な対象に絞り込んで発展した個人心理療法と，Pratt のアプローチに発し不治の病を対象に発展した集団精神療法の歴史は交差するまでに長い時間を要した。交差は第8章のコンバインド・セラピィの登場によって実現するに至ったが，今や再びその関係は冷え込みつつあるように見える。向精神薬の飛躍的な向上によって，精神症状の軽症化が精神医療を短期治療中心にしたことから，難治性および困難患者に対する長期にわたる精神療法に医療の重きが置かれなくなったことの影響が大きい。コンバインド・セラピィが臨床実践のセンターコートからは遠くなったかに見える。

　このような医療における精神療法適用からの撤退という臨床現実が，そのまま個人心理療法と集団精神療法ひいてはコンバインド・セラピィ不要に至るかというと，言うまでもなく結論を急ぐべきではない。心理療法および集団精神療法の対象が，すでに病者に限られる時代は終わりつつある。国際的な臨床心理学の新たな展開が始まっている。20世紀後半の心理療法黄金期を経て，心理療法を中核処方とした臨床心理学はその対象を人の病理や不適応のみならず，より充実した人生（well-being）を追究する方向への舵を大きく切っている。以下にアメリカ心理学会の臨床心理学についての定義を引用する。

アメリカ心理学会定義
　　臨床心理学の領域は，不適応や障害，苦痛を理解し軽減するために，そしてまた人間的適応性，順応性，さらに個としての発達を増進するために，科学，理論，実践を統合するものである。臨床心理学は，様々な文化やそしてまた全ての社会経済層にわたって，人の一生を通して関与する人間的機能の知的，情動的，生物学的，心理学的，社会学的，そして行動的諸側面に光を当てて行くものである（APA Division 12, 1992　筆者訳）。

　心理療法は，もはや不適応，病者の回復のためにだけデザインされるもので

はない．加えてターミナルケア，ハイパフォーマー，普通の人々の人格機能アップ，あらゆる人々の人格構造と機能のシェイプアップの処方と捉えるべきである．

その視座から，集団精神療法の今を捉え直すべく個人心理療法と集団精神療法の交差する所を明確にし，その力学磁場に何が生ずるかを示すのが本章のねらいである．

1．集団精神療法事態の初動反応

まずは，集団精神療法の始まりに起きることを見てみよう．

[セラピストたちの集団精神療法の始まりから30分]
席次コンステレーション；女性には下線を付す

```
            祐    直
    夫            代
    希            奈
       敏    剛
          舞  櫂
              Th.
```

[グループ展開逐語]
Th　集団精神療法を最大限有効に使ってください．

　グランド（基本）ルールは，思ったこと，感じたこと，浮かんで来る考え，何でも身体全体から発することにそのまま言葉を与えることです．その言葉を発することを互いに最大限自由にやるために，他の人の言葉が出てくればそれにも耳を傾け，また自分がそれらに反応して浮かんでくるものに言葉を当てます．

　そうすると，語る，聴く，また語る連想展開になりますね．そのように自由連想的発話をしていくことが，このグループの基本規則です．そしてその場を安全にするため，この場での話は外に持ち出さないことを互いに守っていきます．

　それぞれ自分の課題を克服していくために，集団を最大限活用し，集団を使える集団に活性化していって，目的を果たしましょう．自由連想，自由連

想で！

いいですね。始めましょう。

　　……短い沈黙……

舞　自分の中から出てくるものを意識すると，なんて言うかな……。
　　ちょっと背筋が伸びて腕を組む自分がいて，そういう場面はよくあるんですが，仕事をしていても腕を組んでしまう時があって，そういう時はやっぱりどういう影響を……，自分が腕を組んでなんかちょっと自分を閉じるという感じがあるので，そういうメッセージを伝えてはいないかと，気になる感じがあります。
　　…………
　　どうしたらもっと安全に，自分の中から出てくるものに，安全にいられるのだろうかということを思います。
　　…………

希　座っている所の下に，根っこが生えているような，稲，稲のような，田植えをしたての，何か若い，稲のような感じが，浮かんで来ています……。

櫂　なんか，こう現実を，感じる前に現実をどうにかしようというように思っている自分がいて，感じる前に……。
　　……親父をどうにかしたいと，ずーっと思っていた感じで……？

代　集団を使うとか，こう活性化するということがなんか，ピンとこなくって，ひっかかっていて，なんかこう手に負えないものみたいなものになっていて，でも今の櫂君の聞いていると，手に負えないものを何とかしたいみたいなことを言っていて……。

直　自分から，もう硬くならないでここにいられるようにと思って，身体の圧力を調整して，自分の中に空気を入れているみたいな感覚で座っていると，何かこう温かい感じとか熱い感じのものが胸の中で，動悸を打ってという感じになります……。

祐　さっきのその，語る，聞くまた語る，言うところで，私は自分の声と人の声を最近あんまり感じるほどに聞いていなかったんじゃないかと思うことがあって，自分の声も人の声も聴こうと思って聴くと，時間の体験が私は変わってくるんですけども，……その，ちょっとキーになることなのかなーと思っ

て，自分の中の五感の中で聴くということは，結構うーん，もっと使ったらいいのじゃーないかなーと思う所があって．
敏　ようやく，ドキドキしてきて，何か……血が巡る……。
夫　今朝から時間の流れが変で，自分の意識よりも，時間がゆっくりな感じがしてて，あのー電車乗ってきている時ももう着くんじゃないかと思ってみてもまだこんな所かーということがずーっとあって，同時に何かね，自分の感じが，いつもよりちょっと薄い感じがしてて，浅薄な感じが起きてて，意識だけ何かちょっと，ばたばた先行しているような感じがあるっていうのと，何かちょっと曜日も変で，何か今日，日曜日のような気がしていて，何かー全体がちぐはぐな感じがしているのを感じている．後そうやって見た時結構，このグループ大きいなという気がしていて，人がたくさん並んでいるなーという感じになっている．
奈　何かずっと，おなかが痛くなるんじゃないかというのを感じていた．で，さっき，代さんが集団を使うとか話をしているのを聴いていたら，学校が思い浮かんで，ちょっと意識してみたら学校の像が増えていって学校で車座になっている所まで思い浮かぶと，ちょっと楽しくなってくる感じになって．何となくお腹が痛くなくなってきた．
希　自由連想で，稲一本みたいな感じになってきて，こう，ま，やっとここの周りが見えるみたいな感じになってくるんですけど，私の癖で中に入り込んで，こう自分の中を意識すると外が遮断されるみたいな感じの所が，こうグループを使う，自分で使おうとする所の難しさなんではないかと，思います．何かやっと見れるみたいな．なんかそのもっと内と外の行き来をもう少しできるようになりたいな，と思います．
直　活性化するということで，すごく奈さんの話を聴いていて，活性化したり元気になったりするのを止めてしまう自分がいるなーと思って．
代　武道館，武道館なんかで凄くたくさんの人を相手にして何かする人がいるのを見て，別にその観客を手のうちに入れている訳でもない，何かある意味で支配しているのかもしれないけど，何か距離感みたいなものがあったりとか……，うん……．
舞　今,安心とか安全とかという言葉浮かんでいて，意味がどっちがどっちだったかとか思いながら，自分で自分を安心させる安心の感じを，自分でそれをどうしてもこう，それを外に，外の人に求めたりとか，得られないから，しょ

うがないから自分でという形があるんじゃないかと。

祐　集団というのを置いた時，私は弓を的に向かって打つんじゃなくて，宙に向かって打つみたいな感覚がある自分みたいなことを今思っていて，凄い戦場みたいな広い所ですごいいっぱい弓が放たれるみたいな，そういうこう空間の自由さよりは何か，なんか一本だけこう消えていっちゃうみたいな感じが自分にあるのが，自分と集団と置いた時に何か自分のファンタジーみたいな感じがあるのかなーと思っていて，一方で何かすごいあのー日本の弓道の的がはっきりある所にいるみたいな自分の感じも湧いて，何かこう，現実ということと関係があるんだろうなーと，思っています。……矢を放つ感覚というのを，もうちょっと気持ちよく味わいたいなーと，思ったりもします。……

剛　昔，空気鉄砲みたいなものがあったなーという連想が湧いていたんですけど，何かこう，何か空気をこう圧力をかけて，ちょっとためを作ってみたいな，何か今そんな所にいる，いますかね，自分。何てことが浮かんでいますね。

Th　〈ゆっくり低い声で〉時間がゆっくり流れているのかね。それとも皆さんの身体が，神経反応がゆっくりなのかね。それとも心の働きがゆっくりになっていて，こう身体と心の反応の時間が，それと感情の時間がそれぞれに違うんじゃないか，という感じがします。それともこのグループに調和した時間の使い方を，みんなでやっているのかな……。

敏　何か身体の感覚は凄いゆっくりで，頭がすごいビビッと走っていて，いつもの癖なんだけど，少し身体に戻れると安全な感じがして，時間は何かゆっくり流れている。何か国連の円卓会議みたいな感じ。G7じゃないですけど何かそんな連想をして，一人一人が違う国だなーていう感じが湧いて，そうするとちょっと安全だし，こう誇りも出てくる感じがする。

Th　〈低い落ち着いた声で，ゆっくり〉無意識が自分の自由連想を相当に押さえ込んでいるかな，外への意識が安全感をかなり脅かしている？　安全感というのは内側の安全感。

夫　どっちかというと何かこう，自分の中に入ろうとすると，ちょっと悲しい気分が出てくるんですよね。悲しい気分，悲しい気持ちを胸の辺りで止めているかなという気はする。太ももあたりは温かいんですけども，胸の辺りは何かピリピリッとする。腕の辺りはちょっと冷えた感じがある。

Th　最初のセラピストの「グループを利用してごらん」というのが，外の意識

を強くしましたね。外があっての自由連想になっていますね。そのために，安全っていうことがぶれちゃいましたかね，自分の中はいつだって安全なんですよね。皆さんにとってはきっと。……誰も皆さんの一人一人の中には，本当の所は入れない……。もっとよこしまなことを，実は考えていたり思ったりしていませんか。

剛　そうですね。フフフ。

Th　それくらい，内側も混んでいますよね……人が集まっていきなり心のうちをといっても，自然に外を意識するのも当たり前ですよね……。でもいつもの守り方で自分の中は，誰もいない訳だから何でも話せる訳ですよね。どうせみんなは自分のことはこうしか見ていない。それ以外には見ていない。性には関心ない，野球にしか関心ない，だからエッチな横道にそれても誰も自分のことは気に留めないとか？〈男性メンバーの笑い〉……たびたびそれを利用しているうちに，違う自分が，内側のいろんな自分が表の自分に合わせてしまって，窮屈になる。守りで使っているものが，安全壁で使っているものが，だんだん安全壁の中でしか動けなくなると，窮屈ですよね。安全基地は，元々あっちこっちにあるものをみんなに見られている所の安全基地だけしか使えなくなると，そこがやがて狭くなって……。昔，日本に車が入り始めた頃なんですね，私が臨床を始めたのは，あの結構青年期の症例に多かったのは，自分のマイカーの中を飾り立てる。青年達はそんな立派な車は買えないので，中古のぼろぼろの車で，外をきれいにするにはもの凄い高い金がかかるし，中を，絨毯を引いたりしてね，ひどく綺麗にする患者さんが多くいましたね。そんなことを連想していました。……そういう人がまた自分の心の中には一切，入れてくれない。で「あなたの車には誰が乗るんですか」と問うと，「誰か乗せると，皆ドタドタと入ってきて，とてもじゃないけど誰も乗せられません」「自分でも車に乗る時は靴を脱いで乗る」，砂粒一つ入ってもいやなんですね。そうしていると，そのうち自分でも自分の車に乗りにくくなるというか。〈メンバーの笑い〉　笑い話のような，真剣な話でした。

櫂　ぼくにはこう，乗せてもいい席と，そこは結構よく見たりしているんですけど，絶対乗せない部分があるという気がしていて，というのがありそうだという。

Th　そこには絶対父親が座っては行けない？　お母さんだけが座る。〈櫂，笑う〉いや連想です。私の。馬鹿な連想……。

奈　私の車には，通りがかる人はとにかく乗せてって，乗せてったらあまりに多くなってもう騒がしくなってもう全員降りろ，ていうのを何回もやっているような感じです……。

敏　今の聴いて，僕は，車の中にじゃらじゃらものを置きたくないなーと思って，できるだけ何にもない状態にしたい。窓を開けて走りたいなーという気がするんですね。それがなんだろうなー，気がつくといっぱいものを積んじゃうんですね。それがいつも重苦しくて捨てるんだけど，また溜まるみたいな感じで，そうしてみると人を乗せるなんて考えてないなーということも思えてきて。

Th　缶詰をいっぱい乗せる。

敏　缶詰。〈笑い〉サバ缶ですかね。〈笑い〉

Th　かに缶。

敏　コーンビーフ。〈笑い〉

代　私は別に乱暴な運転をしたい訳じゃなかもしれないのに，自分の乱暴な運転に耐えられる人かどうか。〈櫂，敏，笑う，代，他のメンバーも笑う〉

Th　というか乱暴な運転をしたいと思っているというかそんなイメージの方が強い。でも決してしない。

代　自分も相手も死なないように。

Th　でも絶対，自分で運転したいんですね。相手にはさせない。

代　うーんそうですね。意識的には私は，あーまあ現実的に運転免許は持っていないし，人に乗せてもらうのが好きなので……。

剛　あ，あの認め難いんですけども，今すごい衝動が高まっているんですけど。何なんだろうという感じなんです。まあ関心が湧いている所なんですが。でもまあ認め難い感じもちょっとある……。

希　車だと，自分で運転して，誰も乗せたくないみたいな感じの方がすごく強く出てきますね。好きな音楽とかをかけてほかの人を乗せたくないみたいな……。自分の中の大好きな空間にいるのが結構好きなのかな。自分の中の人って，あんまり自分で意識して置くっていうことをあんまりしないんだなーと。

　精神分析的心理療法特有の，顕著な初発反応の特徴が明瞭に現れていることに気づかれよう。個人心理療法の原型となっている精神分析で言うところの「第一次操作反応」（小此木，1957）を，ここにも見ることができる。

2．第一次操作反応の可視化に向けて

　グランドルールが確認され，反応の場としてのグループが特定されると，敏感なメンバーから発話が生じる。その場の空間における自分自身の中で起きる刺激－反応の体験過程が覚醒し，それがまた個々のメンバー間の刺激－反応相互作用によって活性化し，グループプロセスが展開していく様がよく見て取れる。
　その過程を分化して見ると，メンバーの自己内，自己と外部場の間すなわち境界，そして外部場へのベクトル覚醒とそれらベクトル展開による心的過程の空間トポスを取り出すことができる。個人精神療法でも，集団精神療法でも，このセラピストから体系的に示される「今ここの場（here-and-now field）」の規定とそこで成すべきことの確認が一次的操作となり，この操作状況に対してクライアント自身の地の反応が，ある緊張感を持って発せられる。それが人によって，きわめて素のままに，防衛的に，あるいは病理的にと，異なった現れとなり，投影法のテストのごとくにそこで最初の人格機能の質と様態の特徴に関するアセスメントが成されることになる。集団精神療法事態における個人の人格機能のベースラインをここで捉えるのである。案外とこの初発反応が見過ごされて，アセスメントの基点が失われ，その後のプロセス診断の精確さを弱くすることがよくあるので，注意が必要である。
　しかしこのような場の展開は直接に見ることはできないので，確かに見過ごされやすく，それ故にあからさまにそのような事象はそこにはないと断じてしまう向きも多い。力動論的な世界の可視化は未だに貧しく，実態のない抽象論に追いやられがちとなる現状も認めなければならない。力動論は，人格構造システムの力学展開を意味するものであるが，その力学理解が未だに結果論による説明に終わっていることが多く，その特性が臨床実践に活かされているとは言い難い。力学が公式化されることなく，事象の因果や原理が十分に可視化されていない現実の重さである。
　そこで筆者は，まずメタ理論としての人格を臨床心理学三大理論の説明領域を持って一望する図式化を試み，人格機能展開の模式図を示した（小谷，2008）。その上で，人格機能をエネルギーと情報の交換と捉える精神分析的システムズ理論に基づき，物理学の原理に拠るベクトル方程式を導入した（武山・小谷，2009）。O. Lange が 1962 年の早くに，システムズ理論のベクトル方程式

64　第Ⅰ部　基礎理論

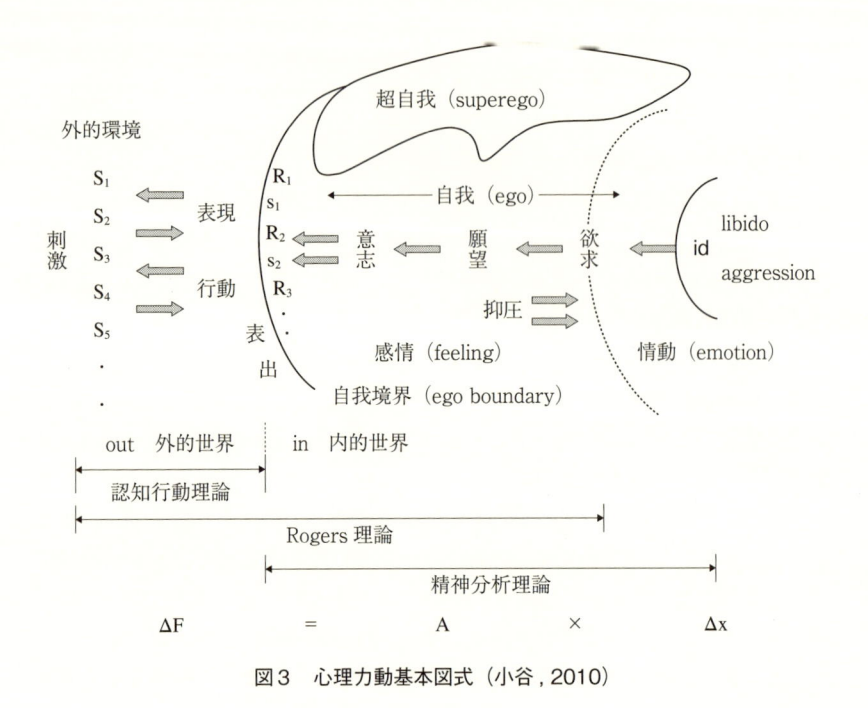

図3　心理力動基本図式（小谷，2010）

$\Delta F = A \times \Delta x$

として呈示していた数式である（Lange, 1962/1969）。これを道具として，事象の力動論的可視化を進め，臨床事象の理解を確認し，体験の創造的展開契機の介入ポイントと原理を明解にすることに努めている。人格の力動的展開図式とその基本展開のベクトル方程式を示したものが，図3の心理力動基本図式[注1)]である（小谷，2010, 2-19）。本書の拠って立つ力動論の機軸数式が，ここに示されている $\Delta F = A\Delta x$ である。デルタ F = A デルタ x と読む。

　数式 $\Delta F = A\Delta x$ で示される精神内的世界，すなわち自己の力学的な内部場瞬間瞬間の力動が，「$A \times \Delta x$」であり，リビドーや攻撃性と呼ばれる身体精神的活動を生み出す衝動や身体反応エネルギーが「Δx」，その衝動／身体エネルギーを身体と心のメカニズム全体を使って表に出す人格構造を動かす機能全体が係数「A」として Δx にかかってベクトル展開となる。すなわち $\Delta F = A \times \Delta x$ のベクトル展開式となる。そうして力学的内部場と外部場の境界が，左辺と右辺をつなぐ「＝」となり，外部場の「ΔF」が何らの表出，表現の形を成して自己外に伝えられるエネルギーである。この数式は，微分方程式である

から，瞬時，瞬時，の時間軸 $t_1, t_2, \ldots, t_n$ におけるベクトル展開を表し，ΔF は，$\Delta x t_1, t_2, \ldots, t_n$ に応じて展開する $\Delta F t_1, t_2, \ldots, t_n$ を意味している。しかも両辺は＝で繋がっているのであるから，Δx から外部場に向かうベクトルは，常にそこに届いたエネルギー ΔF から内部場へのフィードバックが掛かっているということでもある。

　集団精神療法事態で，第一次操作反応が活性化すると，人格構造全体に緊張感が生ずる。これをミクロ的力動展開の視野に置いて見ると，自分と自分でないものの間を意識する自我境界（ego boundary）が緊張し，それが自己凝集性（self cohesiveness）を高め，同時に自己内の要素間の緊張を高める展開を捉えることができる。緊張感の中，自己内に生ずるエネルギー Δx は様々な方向性を持ったベクトルを生み，それに反応する身体と人格機能の種々を統制しようとする A が活性化する。それによって自己内の動きと外部場との間に各個人固有の緊張が生まれ，A の統制により境界通過がなされた ΔF のエネルギーによる表出，表現が，身体と言語によって各個人メンバーに現れ出る。

　$\Delta F = A \Delta x$ は，前述したように瞬時の体験過程の微分を時間軸 $\Delta F t_1, t_2, \ldots, t_n$ と取っているものであるから，実際にグループが始まりセラピストがグランドルールの確認をしてグループをスタートさせると同時に，その場は原子や電子が絶え間なく運動し続けながらものの形や質を保っていると同じように，そこにそれぞれのメンバーを起点とした無数のベクトルによる ΔF が飛び交う磁場のような空間の中にその人の心的様態としての心的エネルギーの相互作用メイトリックス（以降，メイトリックス）が生ずるのである。これが第一次操作反応によって生ずるグループの力学的場であり，集団精神療法の生地となる治療空間となる。この時，「外部場の集団事態に相互作用メイトリックスが生ずるだけでなく，個人内すなわち自己空間にも，$A\Delta x$ のベクトルが飛び交うメイトリックスが生じている」と指摘したのが筆者のトレーナー及びスーパーバイザーであった E. L. Pinney であり，精神分析的システムズ理論（以降，PAS 理論）において「個人と集団のメイトリックスは，常に同時並行異方向的な絶え間ない運動をしているエネルギーと情報の作用場」とする理論の中核がここにある。

3．体験過程の多元並行異方向的展開力動

　このような力学的空間の各メンバーの自己内およびメンバー間のベクトル展

開の過程を，精神分析では大きく心理力動と言い，さらに厳密に個人内精神力動，対人間精神力動を区別し，そしてそれらの全体の要素を包含して生じる力学過程を集団力動と称している。個人精神療法でも集団精神療法でも，第一次操作反応を持って始まる精神療法事態の体験の始まりには，種々のベクトルが時間軸 $t_1, t_2, \cdots, t_n$ において，同調し反発し合いまた束縛し合う様々な力学的なエネルギー展開がある。それはそのままでは目に見えるものはないので，例えば沈黙が生ずると，そこには何もないかのように見なされ，その時間が消されてしまい，記憶にもまた観察の記録からも落ちてしまうことが普通のように生じる。誰かが何かを話していれば時間が動き，それがなければ時間が止まっているような錯覚も，しばしば体験されることだろう。クライアント，セラピストの誰かから話がなされている場で，そこに事象の展開がありそうでない場合に何も生じていないとするのは，力動的視座による心理学的事実ではない。沈黙の状態でも，そこには何らの緊張感が流れたり，あるいは安堵の感があったり，起きている状態は目に見える事象から見えないばかりか覚知されない全くの無意識の事象の展開に至るまで様々な力学が働いているのである。このような力動過程を，われわれは表面（on the surface）の過程，と水面下（beneath the surface）の過程と呼んで，力動過程をより立体的に見る視座の工夫をする。

　水面下の過程は，われわれの目では見えない過程であるが，原子の運動が激しくなると温度が上昇するように，単純に沈黙の中でもあるいは絶え間なく理性的にその場で話し合いがなされていても，その場の温度は上がったり下がったりしていることは気づかれよう。確かにその温度の上下は誰もが感ずることができるものであり，数値化の可能なものとして可視化の可能性が確かにある。熟練した精神療法家はコンピュータなしにその温度差に，微分方程式のベクトルを見出し，介入ポイントを見出す。これを筆者のトレーナーであった Pinney は，脳のニューラルネットワークに例え，心的体験事象メイトリックスのノーダルポイントと称した。

　図4は，体験過程の表面／水面下の2層をイメージ化するために立体的模式化を試みたものである。$T_1, T_2,$ は体験過程の微分的時間を取ってみたものである。この間が連続ではなく離れていることはここでは詳しく触れないが，物理学的に時間は人間が便宜的単位をとっているものであり，必ずしも直線的に連なっているものではないことの理解を置いておけば十分であろう。

　体験過程の流れを強調して，本図では一本の波線を持って描いているが，厳

第3章　個人心理療法と集団精神療法　67

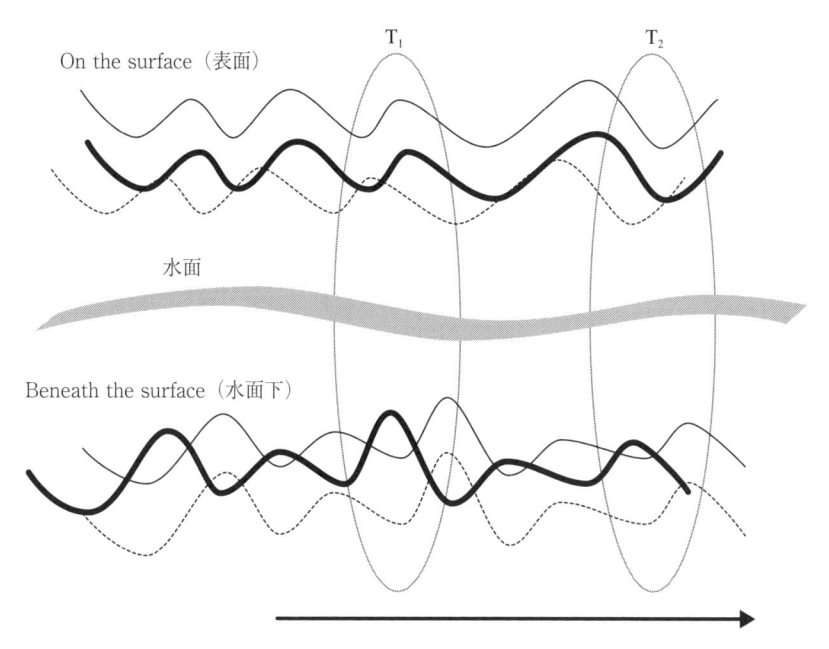

図4　力動的体験過程の2層

密にはこれはもっと波長の短い上下に振動しながら大きな波を描く波線で表されるものである。つまり信号音でいうならノイズ，思考や感情体験で言うなら人間の心につきまとう雑念が，体験の流れをきれいな信号としてスムーズに受け取れるきれいな波線にはしないからである（武山，2010）。またこの図は過程を描くことを狙ったもので，表面と水面下の垂直的な波動に関しては記していない。当然 T_1, T_2, それぞれに縦の垂直力動がある。それは基本的に先の $\Delta F = A\Delta x$ で捉えるものとして，今の段階では置いておく。

　この体験過程図は，個人の次元でも集団の次元でも同じように分析し模式図化することができる。集団精神療法のメンバーの数だけ個人過程図をトランスペアレンシーに描き，それを重ねると集団過程図ができる。相互の過程が重なり同調性をあげ，あるいは抵抗し合い新たな熱やノイズが生まれ，過程ラインの強弱や変形が多様に生じるであろう。集団同一視，集団抵抗，集団ヒステリー，基底的想定グループ過程（basic assumption group: Ba-D, Ba-F, Ba-P）そしてワークグループ（work group）といった力動的過程がすでに概念化されている。

これらの力動過程の相互作用によって，集団の拡散－凝集，硬化－軟化の揺動的平衡過程の展開が生じ，グループ発達がメンバー個々のリーダーシップの促進，精錬を伴って安定化していくのが集団精神療法における力動的過程である。

集団精神療法が展開するグループ発達の初発反応は（小谷，1990），個人精神療法の原型，精神分析の第一次操作反応に匹敵することが，理論的にも再認識されたであろうか。メンバーは，セラピストによって与えられる唯一のルール「グランドルール」の操作に反応して，自由連想発話を展開する。ここで個人精神療法と異なる点は，与えられる自由連想空間がアナリストを背にして宇宙が生じる空間ではなく，セラピストを軸に他メンバーと囲んでいる対面球形空間にある。その空間において，個々の自由連想的な発話に務め，それを聴き，その刺激を受けながらまた発話を参加者全員の内密性契約のもとに展開しよう，というのがグランドルールである。したがってその体験空間には，集団力学のネットがかかっている。

第1節に，集団精神療法の初回セッション最初の30分の逐語記録を余す所なく示した。球形集団空間に個々の連想空間が広がり揺れていることがありありと見て取れるであろう。

4．集団精神療法の中の個人精神療法

「集団精神療法と言っても，突き詰めれば個人療法だね。」[注2] 筆者の学会パネルプレゼンテーションに対する土居健郎先生の第一声であった。集団精神療法空間に個人精神療法空間が核としてあるという指摘であった。前節に掲載した逐語記録で，その具体的事象の現れを示した。集団精神療法の集団空間の中で，個人精神力動空間が個々の自己の領域空間を持って展開していることが明瞭である。それは集団精神療法空間において，個々のメンバーの初発反応が個人精神療法に同じく，自由連想課題という第一次操作に対する個人の意識－無意識過程を通った反応として現れることを意味している。集団精神療法の心理力動を人格構造とその機能および体験過程の多元並行異方向展開の理論模式と数式を示した前節，前前節の説明によって理論図式も明瞭になったことであろう。

個人精神療法の視点で，人格機能ひいては構造的変化に関わる力動的過程を，改めて呈示した数式を軸に理解を進めていこう。$\Delta F = A \Delta x$ は，個々人の身体

動物的エネルギーの瞬間瞬間の（微分）外部場へのベクトル展開を現す数式であると説明した。

　一人のセラピストによって集団空間の場が守られ，契約によるグランドルールが課せられた状況で，個々のメンバーにエネルギー反応が生じる。その瞬間，瞬間を捉えるなら，個体（個人）に生じたエネルギーがその個体の身体－人格反応を通して，個人の外すなわち外部場に運ばれる。最初に生じたエネルギーは，身体－人格反応に消費されあるいは消耗され，その程度によって外部場に運ばれるエネルギー ΔF は，量が異なりそれに伴う表現も異なる。また多元並行異方向的に飛び交うベクトルが運ぶ ΔF のエネルギーは，そのぶつかり合いによって熱を出し，その場を熱くしたりその反動でその場を凍らせたりする。ベクトルもエネルギーも見えないものの，参加メンバーも観察者も「グループが熱くなっている」「凝っている」と，その場の観察報告をすることができる。個人のレベルでも，人的エネルギーは熱によって捉えることができるので，語調や顔色，表情までは記載されない逐語過程のみでは描ききれない面が多いが，それでもメンバー個々の反応にエネルギーの高低を読み取れる。

　他方，ベクトル方程式の A の身体－人格構造変数が多様にあるいは頑強に働くなら，身体・精神内に多くのエネルギーが使用され，外部場にもたらされるエネルギーは少なくなり，その分外部場の表出・表現産物も少なくなる。結果，表に現れるエネルギー量が少なくなるかもしくは，発話される内容に精神内的なものの派生物が多くなるということになる。逐語によって，後者は相当量に読み取ることができる。

　観察の捉えや逐語の読み方が見えてきた所で，考えてみよう。集団空間の中で，個々のメンバーが安全保障されながらも自己の内的世界にとどまり内言的連想を語るなら，その空間はその個人固有の自己空間ということとして了解できる。その自己空間に多くのエネルギーが費やされる時，それは集団精神療法作業と言うより，個人精神療法作業を集団精神療法空間において行っているということになる。個人主義文化のアメリカ集団精神療法の原点，「集団内の個人（individual-within-a-group）」アプローチ（Wolf, 1975）の原型である。

　精神分析の第一次操作反応にあたる，集団精神療法初発反応に個人精神療法の作業空間そのものの自己空間が集団空間に包まれる形（containing）で現出するのである。ここで集団精神療法の参加者は，きわめて面白い心理療法体験をすることになる。大きい自己と小さい自己の体験である。

（1）大きい自己と小さい自己

　メンバー個人固有の ΔF のエネルギーによって体験され言語化される個人の精神内世界が，第一次操作反応の自由連想として先の逐語録にメンバー10人分の数だけ現れている。そこでは，自分の世界と外の集団世界との間の境界が強く意識もされ，自分以外のメンバーや集団としての刺激，圧力が個々の自己世界の凝集性を高め，緊張を生み，自由連想発話を出す，出さない，の自我境界反応の心的過程を生じさせる。

　この体験の展開を先のメンバー［敏］は，「自分の感覚が覚醒し，拡散する」と表現して，その内容を説明した。そして「拡散」を楽しめるようになりたいと述べた。［夫］は，これを自分の自己概念が広がっている体験と述べ，セラピストは，「私たちは，いつも馴染んでいる自己同一性感覚の，自我が自分を守っていると感ずることができる『小さい自己』に対して，集団や人中に出て行って，いつもより自分が広がる体験もたびたびする。これを自分なのだけどいつもは小さい自分の中に入って忘れている『大きい自己』と思ってみると，どうでしょう」と応えている。

　この体験の経験化[注3)]に関わるセラピストの介入は，メンバーの集団精神療法体験の特異な側面を明瞭化している。すべてのメンバーは，一様に通常の馴染んでいる自己を明瞭に体験し，時折拡散した自己の場，すなわち集団精神療法の場に広がっている自己の場でひやっとすると，あるいは広がっている集団精神療法空間を意識し過ぎると，狭い窮屈な泥の中にある竹筒に潜むうなぎのように竹筒の中に逃げ帰るようなことをするのを，口々に振り返った。そして逐語にある，セラピストによる昔の青年達にとってのマイカーの例え話を聴いた所からその連想が広がった，と述べた。

　集団精神療法のグランドルールの「内密性」で守られる「集団境界（group boundary）」は，メンバーの拡散する自己に境界を与える。それがある故に，集団精神療法事態はメンバーに安全な「大きい自己」体験を許し，「大きい自己」体験が通常の縮こまっている「小さい自己」を対象化することを可能にしている。自己同一性感覚を狭小に強化するなら，「大きい自己感覚」は自己の肥大化と採られ，自己愛性の偽りの自己の拡大のように見なされてしまうかもしれない。仏教の原点「唯識」の教えが，この点における自己心理学を強化してくれる。すなわち人の体験は全て，「自己」なのである。偽りも何もない。全て

が自己の世界に映し出されているものに他ならないのである。つまりは小さい自己に入り込んで，後に残している集団や世界の体験は全て自分の外と思っているようであるが，結局そのすべてが自己なのである。

[敏]が記述し，他のメンバーの最初の洞察となった初回セッションでの「小さい自己」と「大きい自己」の体験は，次のように言い換えることができる。いつも馴染んでいる安心の自己が，集団精神療法空間ではいささか窮屈な「小さな自己」として体験され，その緊張感から広がる集団の境界によって意識化されるいつもとは異なる広がりの中にいる自分，すなわち「大きい自己」の体験が，自分に心地よくもありスリルもある揺動を起こす。それは人格変化理論の第一条件の体験（Kotani, 2010）である。

集団精神療法の中でメンバーが最初に体験する個人精神療法のしかも人格変化の感覚を覚醒する体験がここにある。この体験こそが，自己の変化に抵抗の強い患者群に対して，個人精神療法に集団精神療法を噛み合わせるコンバインド・セラピィが希望をもたらし，自己効力感を高め，精神療法へのモティベーションを高めることを可能にする。

このような「小さな自己」と「大きな自己」の覚醒した体験は，精神分析的心理療法における人格変化の第二の要件を活性化する。すなわち個人内の自我と自己の相互作用体験であり，その活性化が自我の柔軟性と耐性（ego resilience）を高める。

（2）自己と自我

馴染みのあるいつもの「小さな自己」が，例えば海外旅行に出かけ，あるいはそんなに大仰にでもなく，家族や友人から誕生日パーティをしてもらい，皆から注目を浴び，いつになく気が大きくなって「大きな自己」を楽しんでいるという感覚に覚えはあろう。そんな時，その渦中では気がつかないが，旅から帰って，あるいはパーティが終わって，祭りの後の寂しさに困り，祭りを続けていたくなる感覚にも馴染みがあろう。

「小さな自己」と「大きな自己」の体験が覚醒化すればするほど，その間の仕事をしなければならなくなる「自我」の働きどころは多くなる。「大きな自己」でいる自分から「小さな自己」に戻る道筋を整えるのも，「小さな自己」を「大きな自己」空間へ安全に牽引するにも「自我」の働きが伴う。その働きが活性化する所に，自我が鍛えられ働く喜びを高め，自我のしなやかでかつ逞しい能

力が育つ場がある。「人は人によりて，人の中で育つ」原理がここにあり，人が信頼できる一人の人に加えて，家族や仲間の中で，そしてその代替としての集団精神療法事態において，自己を大きく拡げ，かつ小さな凝集感のある自己に戻る運動を繰り返し，確かな自己感を高めるのである。

この間の「自我が自己を拡げ，かつ広がりの空間を守り，引く時は引く」働き，すなわちFreudが軍隊に例えた自我の働きと自己世界の豊かさの関係は，必ずしも十分には注目されない。しなやかな自我に支えられ，小さな自己と大きな自己の滑らかな絶え間のないトランスフォームを，PAS心理療法（小谷，2010）では，健康で豊かな人格が常に揺れの中にある様として描き「クラゲ運動」と称している。自我が自己の空間を守り，自己が自我に安らぎの空間を与え，相互の成長と安全を図るシステム空間理論の原理である。

5．個人精神療法の中の集団精神療法

「個人精神療法でも，患者さんは決して一人で来ない。目には見えないが，その人はいろいろな人を連れて来ているはずだ。」[注4] アメリカ精神分析医協会の会長であったE. L. Pinneyの東京セミナーでの言葉である。転移やエディプスコンプレックスの理論のみならず，対象関係理論への馴染みが高まった今日では，冷静に考える精神療法家なら誰もが認められる精神療法対話を理解する欠かすことのできない視座である。

個人精神療法でクライアントが言葉に詰まる時，クライアントは「小さな自己」に引きこもる。集団の視座を持たないセラピストは，ひたすらクライアントの訴える問題の周辺に言葉を探す。しかし集団の視座を持つセラピストは，大きな自己に小さな自己と同じ重みを持って語りかける。

[事例の断片]

うつで仕事につけない37歳の息子と話ができない60歳の女性が，セラピストに聞かれた。インテーク後，10回の施行面接後の本契約面接の始まりから。

Th　息子さんとどんな話がしたいですか？
　　〈一瞬むっとして黙ってしまった短い沈黙の後，女性は伺うような表情を
　　見せてセラピストに言った。そして両者のやり取りが続いた。〉

女性 ……先生に，私は怒っているようです。
Th フム，私に怒ったのは分かりました。それは私が感じましたが，それは怒りだけですか，そしてその相手は私だけですか？ また怒りを向けた私の横には誰がいたのですか？ 私を斜めに見ていましたね。
女性 うっ，……姉を見ていたかもしれません。私の姉は，会うといつも自分の息子3人の自慢話ばかりするんです。
Th ふーむ。
女性 嫉妬です……。
Th お姉さんに嫉妬の目を向けて怒る相手は，そうすると私ではないのでしょうね。
女性 ……父と叔父です。
Th お父さんは，あなたのことが一番と，思っていらしたんではないですか？
女性 そうかも知れません。私が一番父の好きな絵を描いていたので……父も絵が好きで，よく一緒に描いていました。
Th では，嫉妬していたのはお姉さんだったかな？
女性 〈びっくりした声で〉えー？ 姉がですか？
Th 実はあなたがお姉さんを嫉妬させていた？ それを見ないふりをしていたとか？
女性 ……そう言えば，姉は私の絵が嫌いでした。父が病気になった時も，私が病院に会いに行く時はいつも，なんだかんだと用を言いつけて私を部屋にいさせてくれませんでした。私は姉が，小さい頃から私にいじわるする人と思い，苦手でしたし，いつもダメダメと言われるのでほんとに自分はダメだと思っていました。……姉にはかなわないと思っていました。
Th そうでしたか。それは辛いことでしたね。6人兄弟の長女のお姉さんの力は強かったでしょうから。すぐ下にお兄さんがいてあなたはその下でしたね。
女性 兄はそんな私をよくかばってくれました。
Th それはまたまた，お姉さんにとってはきついですね。
女性 えっ？
Th ……
女性 ……姉がどうしてきついのですか？
Th お父さんも，あなたが一番，お兄さんもでは，ね？
女性 そんな？……

Th　ところで，お父さんと叔父さんには何を怒っていたのですか？
女性　（涙）……
Th　あなたのこと好きすぎたかな？
女性　えーっ？？　父は，姉が言うことには何も反対しないのに，私のことになると何でも反対。服装も高校生の頃からうるさく，胸が開き過ぎだとか，スカートが短いとか，大学も外には出さないとか。
Th　やっぱり？……
女性　何ですか？？？　先生？？
Th　叔父さんは？
女性　同じです。大学，関西の有名校に入って無理矢理出て行ったんですが，叔父の家から通わされて……父，以上に，うるさくて，服装，帰宅，電話，いつも監視されているみたいだったんですよ。
Th　息子さんのことを聞く私も，監視しているように，瞬間,思ったのですか？
女性　監視よりも，もっと強く，駄目じゃないかと言われているみたいで，先生は違うと思っているのですが，叱られる感じがよぎったと思います。
Th　お父さん，そしてその代理の弟さんの叔父さんまでが，駄目駄目だと，お姉さんと同じことを言われて，いつもどこか怒っていたあなたがいたんだね。それで私のことも，同じような感じに体験していた。
女性　先生はいつもそんなことはないし，息子のことを聞かれた時，実際にはそんな風には思っていなかったんですが。一瞬沈黙した時に，なぜか叱られた感じになってました。
Th　うーん，だんだん気になってきたのですが，お母さんは登場しませんね？
女性　そうですね。いつもですが，父のことを話していると，母は出てきません。その逆もあります。母は，子どもには中立だったと思います。みんなそれぞれにいいとこあるから，が口癖でした。
Th　それでお母さんは？
女性　母は，……いやだったのは，なぜかよく大阪の叔父の家にやって来ていたんです。その頃は叔父はまだ結婚していなかったので。
Th　あなたの世話が気になっていたのかな，あるいは叔父さんのこと好きだったとか？
女性　そんなこと言ってません。言ってません。……友達は言っていましたが。
Th　フム……

女性　母は社交的な人だったので，叔父とも仲良かったのは確かですが，友達がたくさんいました。……父は逆でしたから……。
Th　あなたは女性友達は多くはないと仰っていましたね。
女性　私には，女性の友達という人はいません……。
Th　そうでした。息子さんの子育ての時，今で言うママ友が欲しかったんでしたね。大学の時以外は，女性友達はできなかった……。

　精神分析的心理療法技法に欠かすことのできない中核的な介入が，直面化（confrontation）であるが（Greenson, 1967），たびたびこの介入がセラピスト対クライアントの相互作用を直線化し膠着を起こすのが，初心者が詰まる所である[注5]。昨今の精神分析的アプローチ離れの因は，言うまでもなく効果性への疑念にあるが，技法とそれを構成する技術の訓練を受ける機会が提供されない本邦では当然の成り行きであろう。
　精神分析的心理療法における心理面接展開に，集団の視座を置くことによって技法展開が大きく広がり豊かになることを逐語で読み取れたであろうか。カウンセリングを求めるものの，カウンセラーへの怒りがエスカレーションを起こすか，議論になって相手を追い詰めることになることが多く，モンスターペアレンツのごとくに相談機関ショッピングの末，来談したクライアントであったが，本契約面接で実に活き活きした姿を見せた。
　息子の長い引きこもりに「うつ」と病院で診断され，息子と話しができないことをこれまでも散々に相談して何の効果も得ていなかった女性は，来談当初から要求がましい苛立ちを見せていた。契約面接が始まるや否や，息子とどんなことが話したいかと聞かれて奇襲を受けたかのように，女性がむっとした所から面接は始まった。これが単にクライアントとセラピストの間に生じた怒りのみの視点で展開するなら，直線的なやり取りの行き詰まりは必至であるが，セラピストによる相互作用の展開は異なっていた。
　クライアントが運んだ $\Delta F = A\Delta x$ の最初の ΔF_1 で運ばれた怒りを，セラピストは受け取っていた。しかしマクロ的にはほとんど同時にさえ思われる ΔFn の別種の甘えのエネルギーにセラピストは反応し，そのベクトルが向かう先を俎上にあげた。すると，姉，父，叔父と複数の対象が連鎖的に登場し，ΔF が運んだエネルギーも，怒り，嫉妬，甘えの性質を露にし，そこが直線的な空間ではなく集団事態へと変化していった。クライアントとセラピストが向かい合

う空間に，クライアントが連れてきている対象集団が姿を現し始め，ベクトル性の明瞭な感情，複数のベクトルが混濁した情動，単純な衝動と言った風に，その場が複数の対象性と多様なエネルギーが交差する「今ここ（here and now）」のまるで舞台劇のような空間の幕が上がった。するとそこにクライアント女性が体験してきた「見るな」の世界が，セラピストによる ΔF のキャッチによるエネルギー所在を起点に，次々と映像化される前の映画のコンテのようにイメージ化され，それがまたその場に提供される展開となっている。その展開は，イメージ空間展開と実写映像展開の違いがあるものの，正に集団精神療法事態に等しい。これが個人精神療法の中の集団精神療法である。

　セラピストがクライアントの内的世界からのベクトル展開メイトリックスすなわち $\Delta F = A\Delta x$ を捉えては，コンテに描くようにクライアントに ΔF のエネルギーを情報化することを展開するのが，PAS 心理療法面接技法の中核にある。クライアントの体験を刺激発生起点からのベクトル群で捉えていくだけで，この展開は起こる。それは，個人精神療法のクライアント－セラピストの二者空間におけるセラピストによる ΔF キャッチを起点としたイメージ世界でも，実際のメンバー間の相互作用に展開する実写映像空間の集団精神療法空間の区別なく生じる。そうして今ここでの体験が，クライアントの対象関係の歴史をひも解き，現在の自分の情緒生活の形を括っているノーダルポイント（結節点）に揺動を与え，未解決の葛藤を可能な所から解いていく精神分析的心理療法の原理的展開がその場に居合わせるものの間で可視化される。

　呈示事例は，欲求の充足－不充足を原理とする直線的二者関係に第三者の対象が加わり，エディプス的な対象と感情の三項関係的立体化が進み，一次集団の家族関係の三項関係に留まらず，友人，愛人関係，さらに過去の関係から現在の自分の友人，主訴に関わる息子と夫との関係へと相互作用対話が展開していった。現在の体験から過去の経験の現在化が活発な展開を見せるには，登場人物の多様性とそこにあるはずのエネルギーの活性化の働きが大きい。この展開過程によって，クライアントは自分の問題解決をセラピストに要求的に依存する小さな自己への閉じこもりから，大きな自己世界の体験を取り戻し始める。本クライアントの「小さな自己」へ閉じこもったままに依存－要求に終始していた自我様態は，そのまま息子の引きこもり様態に並行（isomorphic）している。彼をホールドしようとする母親としてのクライアントの受け入れ態勢が，依存－要求的幼児態勢から解放され大きい自己を取り戻すことが，息子の小さ

な自己からの解放へと繋がる。それが同時並行力動（isomorphic dynamics of change）である。

　集団は，個人にとって自分自身のありようを自ら確認する情報を集積するパラボラアンテナのような機能を存分に果たす。個人の発する ΔF のエネルギーとそれが運ぶ情報を集団は反射弓となって，個人へ集積的にフィードバックする。その反射弓の焦点を外すなら，当該個人はその反射エネルギーも情報も何も得ないことになる。精神分析的セラピストは，個人が失っている反射弓の焦点へと彼／彼女を導くガイドの役を重要な仕事の一つとして担っている。早期発達において，何らかの理由によって養育者による安全で確かな愛着を受けることを逸して育つと，愛され包まれる（holding）体験基礎を得ず，心地よい安心の反射弓焦点経験の安定を得ることができない。後の家族経験の歪みによっても同じことが生ずる。世界の中で自分を定位させ，自分が自分であるアイデンティティの感覚を維持し，例え失うことがあってもこれを揺動的に取り戻し自己の安定化を図るためには，人の中の自分を肯定する焦点の安定化が欠かせないのである。個人精神療法の中で，母なる対象の恒常性を得る，あるいは取り戻しても，そこから自らの安定を定める自我同一性の恒常性に，人の中の自分の定位は欠かせない。個人精神療法においても集団精神療法においても，集団精神療法の治療機序を外すことはできないのである。

6．結　論

　Freud の指摘「個人は集団から生まれる（Freud, 1921）」は，正に名言である。とりわけ現代日本の精神状況に重い言葉であることを，もっとわれわれは認識しなければならないであろう。長く続く不登校，引きこもりの社会問題は，「いじめ」という用語の意を遥かに超えた他者，さらには社会への破壊性を色濃くし，学校の教育機能麻痺さえ疑われる。それだけでなく一向に減少に至らない自殺，虐待，暴力行為の蔓延化は何を意味するのか。人が人の中で暮らす精神基盤の，家族同一性，集団同一性，社会同一性が育たなくなっている。否，育てることを怠ってきた現実を，なぜ今日本人は見ようとしないのであろうか。これら人の集団の中で磨かれることのない自我同一性養育では，言うまでもなく社会生活を遂行していくに必要な逞しくも柔軟な自我（ego resilience）は育たない。

人が母から生まれ，母の慈愛の基に育つことの強調のみでは，これらの問題へ立ち向かうことはできないことを，われわれは直視しなければならない。母からの愛着のみでは，人は個人になり得ない。殺戮，虐待の極を生んだナチスの時代を経て Erikson を通して人類が学んだはずの自我同一性の心理社会的発達課題が，今何故にこれほどに現代社会で薄まってしまったのか。人の暮らしの仕組みが急激に変化し，ネットグローバル化を生み，肉体と精神の遊離が進んだ現代は，自己愛に社会性を馴染ませる暇を失いつつある。

　約 100 年前，Freud の精神分析の創始と並行して，同時代に大西洋を越えたアメリカはボストンにおいて，死に向かう病にうつ反応を起こしていた人々が命の輝きを取り戻す Pratt の仕事があった。結核患者の絶望に風穴を開けた集団精神療法の誕生も，その輝きを失うことは決してない。その後の展開は，文字通りに「個人が集団から生まれる」手法として，社会から見捨てられがちの人々に光をもたらしてきた。まとまった自己を保持できない統合失調症の人々が自分を保持できるようになる集団精神療法。同じく自己を保持し難く自暴自棄になった青年達が，自分が何者かに目覚めるアイデンティティグループ。残虐な性犯罪や殺人の重犯によって世間から隔絶された受刑者のプログラム。あるいは戦争や犯罪，悲惨な災害に傷つき，自分を取り戻し難くなる PTSD から自分自身に帰還するトラウマ集団精神療法。

　現代に生きるわれわれが，人として自己を主張しかつ人の中に生きる自分を育て守るために，個人心理療法的空間と集団精神療法の空間の交差は，欠かすことができないものとなっている。それが本章の結論である。

❏ 文　献

American Psychological Association, Division 12, Society of Clinical Psychology（1992）www.apa.org/divisions/div12.

Freud, S.（1921）J. Strachey（Ed. & Trans.）（1965）Group Psychology and the Analysis of the Ego. Bantam Books, New York.

Greenson, R. R.（1967）The Technique and Practice of Psychoanalysis, Volume1. International Universities Press, New York.

小谷英文（1990）集団心理療法．福島章・小此木啓吾編：臨床心理学大系第 7 巻心理療法 1, 金子書房, 東京, 239-269.

小谷英文（2003）集団精神療法の基礎用語．北西憲二・小谷英文編，日本集団精神療法学会監修．金剛出版，東京．

小谷英文（2008）ダイナミック・コーチング―個人と組織の変革―．PAS 心理教育研究所

出版部, 東京.
小谷英文（2010）現代心理療法入門. PAS心理教育研究所出版部, 東京.
Kotani, H. (2010) East meets west: Safe space of quantum transition. International Journal of Counseling and Psychotherapy, 8, 21-33.
Lange, O. (1962) Całość i rozwój w świetle cybernetyki. PWN, Warszawa.（鶴岡重成訳 (1969) システムの一般理論. 合同出版, 東京.）
小此木啓吾（1957）一次操作反応研究の意義―その研究の立脚地について. 精神分析研究, 4(3,4), 1-16.
武山芸英・小谷英文（2009）メイトリックス理論の数式化. 小谷英文編：グループセラピィの現在：精神疾患集団療法から組織開発タスクフォースまで. 現代のエスプリ第504号, 至文堂／ぎょうせい, 東京, 36-47.
武山芸英（2010）人が変われる理由. 小谷英文編：現代心理療法入門. PAS心理教育研究所出版部, 東京, 20-34.
Wolf, A.（1975）The psychoanalysis of groups. American Journal of Psychotherapy, 3, 525-538.

❑ 注　釈
注1）この図式が日本仏教の基本経典の一つとなっている唯識論の描く人間の心の世界と類似していることは興味深い。別の機会に論じたい。
注2）日本集団精神療法学会シンポジウム後の土居健郎先生との個人的談
注3）体験と経験：精神療法における徹底操作（working through）とは，「経験の体験化」と「体験の経験化」の繰り返しによる再学習による体験の意味の再統合と記憶の修正にあると言い換えることができる。詳細はまた後の章において事例に則して随時述べる。
注4）1984年，Edward L. Pinney, Jr. M. D. 精神分析的心理療法／集団精神療法　東京セミナー（日本精神技術研究所　主催）における講義。
注5）心理面接技法の基礎的な課題であるが, その解説は少ない。小谷(2003)を参照のこと。

第Ⅱ部

アイデンティティ・グループ

第4章

アイデンティティ・グループ基礎

　アイデンティティ・グループは，米国では A. Rachman（1989）がエンカウンターグループを素地として，青年期発達の精神分析理論を組み込んで発達させたことで知られている。本邦において筆者は，エスリン・ワークショップで種々体験した F. Perls（1969a, 1969b），A. Lowen（1958）等のグループ，そして Rogers の主宰した第１回の PCA ワークショップの体験（都留他，1976）から，エンカウンターグループの青年期発達への効用を高く評価し，実践を展開しながらその逆効果の検討（小谷，1977），グループ展開の理論検討（小谷，1979）を通して，技法の再編を主張し，自己実現再覚醒グループ（REGISE）を構成した（小谷，1983）。その後，精神分析的集団精神療法理論の一時代を築いた L. Ormont（1992），一般システムズ理論の精神分析への適用性を高く評価した M. Kissen（1976），R. Ganzarain（1977），Z. R. Liff（1979），重度精神障害者の集団精神療法技法を展開した E. L. Pinney（1995），S. Tuttman（1991），さらにアメリカ集団精神療法を強力にリードし，母性グループを概念化した S. Scheidlinger（1974）他の理論と技法の影響を強く受け，それぞれの指導，論議を経て技法構築を重ね，今日的社会心理力動に応ずる適用普遍性を目指し，アイデンティティ・グループ技法の公式化を進めてきた（小谷他，2001）。
　本章では，Lowen や Rogers のエンカウンターグループに精神分析的集団精神療法技法を組み込んだ基礎的な理論視座と技法基礎を，前章で指摘した自我同一性発達の危機が蔓延している日本社会のニーズに照らして呈示することを目的とする。

1．個人の自己実現再覚醒化の課題

　エンカウンターグループは，1960 年代から '70 年代にかけてのアメリカを舞台とした人間性回復運動（human potentiality movement）の具体的心理手法として，急速に広まり一大文化革命旋風を巻き起こした。国が起こした果ても意義も見えない戦争に駆り立てられる若者や市民の息苦しさに対するプロテス

トソングでもあったフォークソングやロックは，ウッドストックフェスティバルを生み（1969年8月15〜18日），他方でプレイボーイ誌と交差したヌーディスト運動，太極拳，合気道，禅，チベット仏教，等々，心理学，哲学，武道，宗教学のエキササイズの関心が高まり，閉塞感からの解放を求めるあらゆる活動が竜巻のようにアメリカ大陸を席巻した。

　これらの身体と精神の融合を唱える急激な精神解放運動の嵐は，大集団力動を利用して人々を煽動するカルト集団も生み出し，大量殺人，自殺事件をも引き起こした。心理学領域では，ライヒ理論が注目され，また精神分析にも行動療法にも対抗する実存主義−人間性心理学（existential-humanistic psychology）が台頭し，ゲシュタルトセラピィやネオライヒアンの活動を広めたエスリン研究所（Esalen Institute），そしてRogersのベイシックエンカウンターグループを推進したWBSI（Western Behavioral Sciences Institute）が，西海岸を中心に心理学的拠点となり，市民生活へ自己実現運動を浸透させる大きな役割を果たした。

　本邦では，「にあんちゃん」（1959年出版），「若者たち」（1966年放映）の著書やテレビ番組が一大ブームを起こしたように，家族の不幸を兄弟愛で乗り切る世代から，日米安保問題，反戦運動の波が大きくなり，学生紛争の激化の中，市民生活の精神基盤が大きく変わっていった。国際的な気運も背景に青年層の権力，権威との対立構造が先鋭化する中，他方で所得倍増を掲げた国をあげての国際経済競争が核家族化を進めただけでなく，家族から父を奪い，兄弟の絆を緩め，社会基盤としての家族の脆弱化をもたらした。急激な人口増加の団塊世代が青年に達した頃には，彼らのアパシー（無気力症／5月病），モラトリアム症候群，自我同一性拡散の問題が広がり，若年層には，学校へ行かない，行けない子どもの問題が注目され始めた。

　畠瀬稔，村山正治によって伝えられたエンカウンターグループは，アメリカだけでなくこの時代の日本においても刺激的であった（畠瀬・村山，1996）。カウンセリングブームのワークショップと相俟って，若者，教師，知的職業人の多くの参加者を得て，その活動は全国的に広まった。ただし自己実現が流行語になるほどに，一見個人の成長が重視され求められたようでもあったが，企業戦略と社会の拡散化の中で家庭や市民レベルまでこのブームが浸透し社会変革へ動いた訳ではない。

　そのような社会展開において，エンカウンターグループの実践普及と共に問

題となったのが，先に記した参加後の性的，反社会的行動化，心理損傷，グループ依存の「グルーピィ」問題であった。そこに見いだされていた中核的な心理学的問題は，自己愛性の傷つき (narcissistic vulnerability)，エディパル反抗 (oedipal revolt) とその回避であった（小谷, 1976, 1983）。

　これらのエンカウンターグループの逆効果に関して，現代の臨床心理学的視点で再分析するなら，次のようなことが検討課題として浮上する。実存的自己心理学を基調にしたグループが，参加者を大きく抱え (holding)「大きい自己」の体験を一方的に促進すると，エディパル葛藤の回避を容易にし，自己愛の傷つきを一時的に癒すものの，自己統制と自己管理で生きていく「小さい自己」は取り残されていく。すなわち土居（1976）が問題とした甘え，Scheidlingerが問題としたグループの母性機能への耽溺による自我発達の停滞をもたらす可能性を生む。グルーピィ問題は，言わばグループへの引きこもりとも言える行動化と言ってもよい。それは明らかに自我発達停滞の現れであり，精神分析的発達理論の潜伏期から青年期に向けての自我同一性錬磨の問題，柔軟で逞しい自我 (ego resilience) への抵抗と言い換えてもよかろう。この頃から若年層に見られ始めた不登校問題も，学童期の仲間関係，すなわちギャングーチャムーピア関係の発達機会を逸した子ども達の問題も，位相こそ違え自我同一性発達に関する，家庭，地域，学校，社会の養育・教育機能の脆弱化が背景にあった。

　時代が変わって今，これら 1970 年代から顕著に現れ始めた学童期から青年期にかけての自我発達の問題は，解消どころか急激なエスカレーションの問題をあからさまにしている。学校教育機能によってカバーされない「いじめ，自殺，引きこもり」問題の深刻化，家庭ー社会および医療のネットワークでカバーされない大人の「虐待，DV，慢性うつ，自殺」の多発化と対応不能の実態が，現代における自我発達問題の重さを現している。このことは，1960 年代から '70 年代にかけて自己実現思想の社会化が急激に広まったものの，それを個人において現実化していくための自我発達が伴わなかった所に重大な見落としがあったこととして再検討する価値があろう。

　一方で，1960 年代から '70 年代は心理療法の黄金期と呼ばれた時代に重なり，米国では DSM による診断体系が急速に整備され始めた。それは従来の精神病圏と神経症圏の 2 分法による視野に新たにパーソナリティ障害圏の視野が加わる展開に至った。また '80 年代からの生物化学研究の躍進が「新型の抗うつ薬や新しい非定型抗精神病薬」の急速な発展を生み，薬効に依拠する医療展開の

中，自我発達の調整・修正を図る精神療法の注目が急速に下がり，注目は認知・行動の変容に移っていった背景もある。他方で，自我発達の場となる地域，社会のあり方がこれも情報技術の急速な進歩普及によるグローバル化が進み，自我発達力学が大きく変容しつつある現実も指摘しておかなければならない。

　1960年代，ヴェトナム戦争，市街戦にまで至る学生運動の国際的な広がりの中で始まった精神解放運動の課題は，運動そのものは忘れ去られつつあるものの，形を変えて「グローバル化‐個人の孤立」に挑むヴォランティア運動，コミュニティ再生，市民の政治参加等々の活動展開の中に依然重い問題として引き継がれているように思える。個人が生きる認知世界の拡大化に伴い，自己感覚の「膨張‐収縮」の落差が大きくなる中での個人の自己実現は，個人能力に依拠する比率が高くなり，より困難なものとなっている。それが自殺の多発化，社会不参加を生む引きこもり，うつ症候群，いじめ・虐待・暴力，等々の自己‐他者破壊の様々な様態の慢性化の意味するところではなかろうか。

　改めて個人が社会との関係性において，的確な自我発達を基に動機づけられる自己実現再覚醒化の営みを見直す必要がある。

2．再覚醒化グループの構成

　エンカウンターグループをわが国で学術的に支えてきたのは，日本人間性心理学会である。その学会が示すエンカウンターグループの定義は，「エンカウンターの意味は，『出会うこと』『対面すること』。エンカウンター，出会いを大切にするグループが，エンカウンターグループ」となっている。極めてシンプルであり，ほぼ全面的にRogersのベイシックエンカウンターグループ（BEG）の理論に依拠し，日本の実践理論は，村山・野島（1977）のプロセス理論が基軸に置かれている（日本人間性心理学会，2012）。理論的には，出会うこと，対面することは，精神分析的には直面化（confrontation）を意味し，対象と出会う，すなわち外的対象と内的対象と対面し，かつその対面の「今ここ（here and now）」の場で自己の再発見の過程にある自己実現の覚醒化を促進するグループが，エンカウンターグループであると言い換えることができる。

　1960年代から'70年代にかけて嵐のように全米に新風をもたらしたこのグループ運動は，もちろんRogersの流れだけでなく，先にも述べたネオライヒアンやゲシュタルト旋風を起こしたエスリングループの過激な展開も除外でき

るものではない。その展開過程における相互作用の表現の如何によらず,「出会い,対面する」ことは共通していた。そこに目指された体験の「今ここ」での場を強調すればするほど,実際には自我に圧力や解放の様々な力学的作用が生じ,その葛藤展開による自己の緊張－解放に揺れて展開する成長変化の過程は,文字通りに自我心理学が描く力学的過程となる。その解放－緊張の揺れの谷間に,自殺から社会煽動に至る幅広い行動化が生じ,心理損傷の問題が米議会において社会問題とみなされる事態に至ったと理解してよかろう（小谷, 1976)。

　Rogersを始め,基本的に自己心理学（self psychology）や実存心理学（existential psychology）を基盤とした人間性心理学のエンカウンターグループ研究は,自我心理学の成果を取り入れる展開は見せなかった。それは人間性心理学特有の理論を超えた思想とも言うべき態度によるものであり,自己に対する他者の操作を徹底的に排除する「理論－実践」の一致性を追求する当然の結果であり,貫かれるべきものであると,筆者は理解している。そこに追求されている崇高な思想に深く傾倒しつつ,病者や社会不適応者,そして危機状況にある人々の安全を守り,成長のみならず治療的援助を展開する臨床・危機介入セラピストとして,自我心理学が見出してきている力学をその方法論に取り入れたのが筆者の主唱する『アイデンティティ・グループ』である。

　心的過程の変化を促進する展開がある所には,必ず心的平衡状態を保とうとする力学が働く。「変化－抵抗」の力学があるということである。エンカウンターグループにおいても,この力学は様々な展開を示すが,その方法論への注目は薄い（小谷, 1981)。この「変化－抵抗」力学のバランスが崩れる時,行動化（acting-out）が生じ,自己あるいはその環境に対する破壊的行動が現れる反社会性の助けの求め（cry for help）を見ることになる。それは参加者が,心的安全空間（小谷, 2004）の喪失もしくはその怖れを心的過程の水面下で訴えていることを意味する。自我心理学による治療論は,「心的な傷つきやすさ」に対する安全操作の組み立てに長けている。自我機能を総合することによって,安全空間の護りを維持する方法論である。ここで言う自我機能とは,次の7つの機能に集約される（Beres, 1956)。

　①現実との関係（relation to reality）
　②本能衝動の統制（regulation and control of instinctual drives）

③対象関係（object relations）
④思考過程（thought process）
⑤防衛機能（defense functions）
⑥自律機能（autonomous functions）
⑦総合機能（synthetic functions）

　しかし安全空間理論（小谷，2004）は，精神分析の治療理論体系の中では無視されてきたものであり，元来，自己心理学において強調されてきたものである。その基本にあるのが，受容（acceptance）の理論である。Rogersの理論では，無条件の肯定的関心（unconditional positive regard）をセラピストやファシリテーターが満たすことを軸に，他の5条件を満たす「態度」によってこれが実現されると理解すべきであろう。しかしこの態度理論が，参加者の危機的展開の際に十分に安全空間保持を保障しないという問題が，心理損傷で指摘された点であった。加えて，日本人の「受容」には，日本文化独特の特徴がありはしないかと，東日本大震災の大惨事を甘んじ受ける被災者の態度に分析的仮説が示された（Gutmann, 2012）。古代から大地が揺らぐ地震列島に生き残ってきた日本人の文化には，惨事を受容する中に運命論的受容感が定着してきているのではないか，というのである。それをそのまま認めるなら，エンカウンターグループにおける心理損傷も「ありうべき仕方のないこと」となってしまう。
　自己心理学で強調されたエンカウンターグループの安全空間は，このようにセラピストやファシリテーターが参加者のあるがままを徹底的に受容する態度によって醸成され，物理的にバウンダリー（境界）を閉じる文化的孤島と称される日常生活から離れた空間によってこれを保障する組み立てになっている。しかしこれらの条件で護られる空間は，Bionの集団理論によって容易に覆される。集団力動によって集団成員は，容易に精神病的反応に終始する基底的想定グループ（basic assumption group）プロセスの奔流に呑まれるからである（Bion, 1959）。また一般システムズ理論によるシステム力学からも，集団システムのバウンダリーが閉じられると，システム内の情報とエネルギーの混乱度（エントロピィ）が高まり秩序が乱れるとされる。集団内の安全感は失われ，成員個々人の自我の現実機能が乱れ，Beresが示したその他の6機能も混乱を呈することになる。文字通りに，Bionの精神病的な基底的想定グループに重なる。

自我心理学では当然の,「個人の安全空間は与えられるもののみではなく,自らが確保しかつ生み出すものである」ということが, 自己心理学では時として置き忘れられてしまうが, 実存的心理学ではその場に生きることに徹することによって心的安全空間を生きることができることを主張する。Rogers の理論では, それがリスクを引き受けるジェヌインネスの理論 (genuineness) に凝縮されている。だがこれも態度理論としてだけ理解されてしまうと, 先の論理と同じ轍を踏むことになる。
　そこで筆者は, エンカウンターグループ理論に本来内包されている自我心理学的側面を希釈してしまうこれまでの理論を, 改めて精神分析的に再定義し, エンカウンターグループを自我心理学的に再編した。その経緯を示し, Rachman とは別途構成したアイデンティティ・グループを定位することにする。まずエンカウンターグループを, かつて精神分析的に次のように考察した (小谷, 1983, p.10)。

　「エンカウンターグループは, 元来, 自我心理学の成果を取り入れることには熱心ではない。最近の治療理論では, Kohut (1971, 1977, 1979) の自己心理学に近い立場が取られていると言えそうであり, 元来, 自我には多くの注意を払ってきていない。基本的に受容 (acceptance) を中心要素に置き, "よい母親に育てられる子どもの健康な自己愛 (narcissism) ないしは self-love"の発達にその眼目を置いていると解される。健康なナルシシズムを育てるよき母親機能, これがエンカウンターグループのグループ機能の中心にあるように思われるのである。このことが, エンカウンターグループがあげる成果の魅力的で意義深い側面に関わっていると思われるが, しかし同時にこの方向で自我機能への明確な焦点化を欠いてしまう所が, 他方で行動化の問題や心理損傷の問題に充分な対応ができないことの欠点をもたらしているのではないかと考えられる。」

　このような考察のもとに, 筆者は, 自我心理学と自己心理学双方を取り入れた集団精神療法の「治療構造論, および自我による自己統合の方向性を方法の理論構成に取り入れ, さらに抵抗を体系的に取り扱う照準を定位させる意味でも心理作業の目標を明確に定める」新たなグループアプローチを提案した。
　それは,「従来のエンカウンターグループのリアル・セルフとリアル・セル

フのベイシックエンカウンターの瞬間（Rogers, 1967）を求めるのみならず，そのようなリアル・セルフの認知的理解，自我によるリアル・セルフの諸側面の総合，ないしは再構成，再統合を図ろうとするものであり」，グループへのモティベーションをより明瞭にしてグループに臨む立場を強調する。そうすることによって主体的な自我の作業性が高まり，自己実現に向けての作業課題は明確になりやすく，目標に向かう参加者の体験は，自己内に蓄積され経験化していく過程がより明瞭になる。この点においては，自我心理学を基調とする集団精神療法の技法構造に近くなる。この技法的観点は，従来のエンカウンターグループアプローチの理論家からは，自由を束縛する「統制－権威」のパワーとして，オープンなフィールドにおけるエンカウンターを追求する本来のあり方を阻害するものとして退けられる向きもあろう。その場合，厳密には目的が異なることになり，異なったアプローチをここで主唱していることにもなる。筆者は当初，自己実現への主体的取り組みの再覚醒化を目指すものとして，このように構成したアプローチを，再覚醒化グループ，リージャス（REGISE：Re-awareness Group for Individual Self-actualization）と称したのである（小谷, 1983）。そうして自我の弾力性（ego-resilience）を高め，自己を育てる主体的な体験能力とそのフィードバックを豊かにし，それらを総合して経験化を図る働きに着目し，その自我が働くことそのものに喜びを感じ，さらにはそうして変化成長する自分自身にかつ自分が関わる人々への愛情交換を楽しむ能力を高めることを，自己実現過程の直接的な達成目標とした。それはそのまま Freud が精神分析の目指すものとして述べた「働く能力と愛する能力」を高めることに合致する。

3．アイデンティティ・グループの基本技法

エンカウンターグループによる心理損傷やグループ依存の問題に発し（小谷, 1976），参加者内に活性化するエネルギーを減ずることなく問題発生を抑える再覚醒化グループの実践を重ねる中で新たな発見があった。心理損傷やグループ依存に向かうエネルギーを成長エネルギーに転換する技法原理は，筆者が同時に追究していた統合失調症やパーソナリティ障害に代表される困難患者の集団精神療法展開機序の中にあった（Kotani, 2010）。それはまた興味深いことに，エンカウンターグループが元々追求していた基本原理そのものに合致していた。

徹底した自由の保障すなわち安全空間の保障，すなわち人の存在保障である。
　エンカウンターグループは，先述したように目的を大きく取って目標設定をしないことにより，精神分析や集団精神療法のように「抵抗」を取り扱わない。したがって「作業同盟」形成も行われないオープンフィールドアプローチとなっている。すなわち参加者一人一人にできるだけ外部からの負荷をかけないようにする。それが安全保障と固有の個人の存在空間を護る自己心理学的原理である。同じ原理が箱庭療法にもあることを想起すれば分かりやすいであろう。負荷をかけないことで，また存在性（バウンダリー）を強調し過ぎないことによって，充分に広い空間の中で，安全な自分のペースを探しながら自分自身を覚知（aware）し，それを自分として認める（identify）プロセスが展開する。全ての心理療法の基底の原理となっていると言ってもいいであろう。そして誤解を恐れずに言うなら，文字通りにこれに徹底するのが，ベイシックエンカウンターグループである。
　ところが統合失調症やパーソナリティ障害に代表される安定した自己（自己同一性）を保てない人々（困難患者）の場合，安全空間の保障が一様に機能しない面がある。Rogers 自身が一時期，統合失調症の研究に集中して理論の再編をしたことでよく知られる側面である（Rogers et al., 1967）。これらの人々は，狭い空間に閉じ込められて不穏になるだけでなく，あまりに広いオープンフィールドに置かれることで，自己が拡散し断片化することも生ずる。青年期に一時的な自己拡散が起きる時も同様である。彼らは自己拡散の不安を下げるために，絶対に倒れない権威に反抗し，不可能な記録や技術に挑戦し，対抗的に自己感を高めることもする（counter identity）。そのような対抗対象を失うことで，妄想や幻覚，幻聴さえ生じることがある。いじめっ子がいじめ対象を失うことによって対人恐怖になることもある。「抵抗」感や統制されるバウンダリーがあることが自己感の安定を助ける機能を持つということである。壁があり，抵抗を感ずることによって初めて自己を感ずることができる自己同一性の問題（Masterson, 1985）は，特に青年期のリストカットを始めとする自己破壊症候群や暴力的反社会性行動化症候群に見られるように，すでに社会生活に日常化している。これらの事象は，総称してカウンターアイデンティティ症候群と呼んでもよかろう。学童期から青年期にかけてのいじめ問題も，この心理力動が根底にある。また大人のうつ症候群の蔓延化も，同様に自己感を得るひっかかりどころなくカウンターアイデンティティのポジションさえとれない

基底欠損的な浮遊状態に陥っていると言ってもよいであろう。
　そこで従来の制限を最小限にしたエンカウンターグループとは異なる，カウンターアイデンティティの病理的力動に抗し，能動的アイデンティティ展開力動を促進するグループアプローチを目指したのが，筆者の主唱するわが国のアイデンティティ・グループである。個人の成長とその相互作用力動が組織やコミュニティの成長や創造性に連なる，ひいては文化の創造へと展開するとするRogersのパーソンセンタードアプローチの国際的実験ワークショップを出発点とし（都留・平木・小谷，1976），エンカウンターの実存的基盤に精神分析的集団精神療法の技法を組み込み，国内での実践研究に加え国際的実験ワークショップも重ね（橋本他，2008）より汎用性の高い以下のアイデンティティ・グループ構成を目指した。

（1）基本理論と技法構造
（a）目的：私は誰であり（Who am I?），私は何者なのか（What am I?），そして私はどこから来てどこへ行こうとしているのかを追究する。つまり今ここで（here and now）の自己自身（me）と世界（not me）との対面により，自己自身の空間的，身体的，歴史的，社会的，実存的同一性を確認する。理論基盤は，「人は常に変化することにおいて生きている有機体であり，時間，空間において異なった様相を見せて成長変化し，死に至る存在である」とする基礎仮説にある。したがって目的は治療ではなく，本質的に人格構造の養育，教育にあり，あくまで人格の成長変改を追究するものである。
（b）成果：内的対象集団を機能的方向へ再編，統合し自己空間を大きくし，かつエネルギー保有量を高める。すなわち元気になる。それはまた，自我の開放感が高まることを意味し，自我による今ここでの体験の直面化に対する抵抗が減じられ，自己の体験に対する自分自身の内的フィードバック機能が向上する。それによって他者による外的フィードバックを受け容れやすくなり，対話や物事に対して協力的に働く能力，すなわち協働力が高まる。結果として，自我同一性の感覚が高まる。これらが想定されている成果である。
（c）メンバー構成：男女，年齢，職業，パーソナリティ・スタイルのヘテロ構成を基本とし，メンバー数は5名を基本とし，セラピストは1名もし

くは2名とする。
(d) セッション：一回75分を基準として，全体プログラムの中で適宜定める。通いによる週1回の構造，あるいは集中で8回から10回を1ユニットで組むことによって一定の成果を追求することができる。学校等の教育組織や，事故／災害支援のような組織，地域における危機状況でのサポートグループへの応用等の場合は，参加者の疲労等の状況判断により45分を基準とする。その場合は，間に休憩を入れて，3セッションを1セットで組み立て5セットを1ユニットとしてまとまった展開を生み出し一定の成果を上げることが肝要である。
(e) 展開手続き
①個人契約セッション：アイデンティティ・グループの目的に照らして参加希望者のモティベーションの明確化と，成果に関わる到達点のイメージをセラピストと共に描く。これによって，参加者，セラピスト両者にとって互いに協働の相手を吟味することになり，共によき成果を生み出す作業同盟（working alliance）の畠を耕し，種を蒔く準備をする。個人契約内容は，個人目標の明確化において共にその目標に協力し合うことを基盤に，セッションへの全参加と個人情報保護，および危機介入やフォローアップに関する申し合わせにある。

②グループ契約：第1セッションがグループ契約の締結のセッションとなる。各参加者とセラピストの間でなされた個人契約をグループ事態において，相互に確認し合い，セラピスト対個々のメンバー間だけでなく，セラピスト対グループ全体においても作業同盟を構築していくことを共有し，グループとしての作業同盟の起点を明瞭にする。グループ契約の成立は，時間構造とメンバーの確定をもとに，グループ展開のグランド・ルールの遵守を相互了解することによる。

　グランド・ルールは，以下の通りである。1）思い浮かぶことは何でも，そのまま言葉にして発する：自由連想的発話，2）他の人に耳を傾け，自身の反応を言葉にして発信する：傾聴－反応発話，3）グループ内で起きたことはグループ内で対処することとし，グループ外には持ち出さない：内密性保持，4）全出席，時間厳守，5）途中退席，飲食，暴力，喫煙は，禁止。

③グループ・セッション：非構成的グループ事態における自由反応，自

由連想的発話による自由相互作用のグループプロセスを展開する。
　　　④フィードバック・セッション：最終セッションは，グループ経験を個々人メンバーの目標に照らして相互フィードバックをし，成果のアセスメントをもとに終結作業を行う。
（f）　付加技法
　　　①ビデオ・フィードバック技法：メンバーが自分自身の反応や，グループ内の相互作用を自己点検するためにビデオ録画を自主的に利用する。
　　　②オルタネイト・グループ技法：セラピストなしでメンバーのみのセッションを一定のルールのもとで行う。一定のルールとは，グループ・セッション構成の時点で計画され，グランドルールは本セッションに準ずるが，内密性については本セッションとの間ではオープンとし，本セッションで話題にすることは許される。ただしセラピストはその話題の取り扱いについて，参加者の自由連想的発話による原則のまま，危機介入の必要性がない限りにおいて，非侵入的であることを基本とする。
（g）　**セラピストの基本的態度**：Rogers のベイシックエンカウンターグループの基本的態度を基盤に，メンバーの心理学的心性（psychological mindedness: Appelbaum, 1977）をグループ内に耕す精神分析的集団精神療法の基本技法（小谷, 1996）のモザイクメイトリックス生成（小谷, 2008）を基本とする。すなわちグループ内の個々人の独自性のバウンダリーを徹底的に尊重し，相互作用過程の中で精神内過程を豊かにすることによって目的にそった自己理解を促進する技法構成に基づくものとする。

4．プロセス・ダイナミックスの基本

　このアプローチでは，個人契約，グループ契約，時間，期間，グランドルールの設定，ビデオ・フィードバック，オルタネイト・グループ等，グループの様々なバウンダリーへの注目と刺激が明瞭であるため，グループ内外で生ずる様々なシステム内，システム間のダイナミックスが可視化されやすい。グループ開始早々から，敏感に反応するのが，自己同一性の基盤となる個人システムのバウンダリーである。それは，個人およびグループ契約によって了解されているグランド・ルールに対する抵抗にまず現れる。個々の目標を起点にした自由連

想的発話は心に浮かぶままに何でも語ることが基本と了解されているにも関わらず，参加者は自然に口を開くことを控え，躊躇し，何を言っていいか分からないとまで言うことが珍しくない。個人システムのバウンダリーよりも，グループのバウンダリーに注目が移ることによって，個人が隠れる力動展開が生じ，それぞれが水面下に隠れていることの不安を，水面上に顔が出ているセラピストを安定の杭あるいはブイであるかのように位置づけて依存的な要求を露にする展開が容易に生ずる。個人バウンダリーを超えて集団バウンダリーが強化される時に必ずと言っていいほどに生ずる，Bionの呈示した基底的想定グループ (basic assumption group : 以下，Ba-グループ) プロセスの展開である。このような初期展開のシステム像は，セラピストは父親像，グループが前エディプス期的母親像，オルタネイト・グループがエディプス的母親，参加メンバー同士は家族仲間，同僚仲間 (peers) として働くことが頻繁にみられる。多世代のメンバー構成の際には，家族像が強くなり，青年期グループの場合には仲間性が強くなる。

　これらの初期グループ反応に対して，安全杭としてみなされるセラピストからの情報やエネルギーが放出されるその匙加減によって，抵抗は個人抵抗からグループ抵抗への展開もみられ，参加メンバーの自我の査定がここで重要になる。それによって，グループ・バウンダリーの圧力調整が必要となる。個人の自我の強さを超えて圧力が高くなり過ぎると，Ba-グループ展開への依存度が高くなり，投影性同一視基調のグループ展開が主流となってしまい，グループ病理を生んでしまうことさえ生ずる。心理療法的作業に欠かせない安全空間保障の基底を護ることが，セラピストの最も重要な役割となる。

　これらのグループ初期の抵抗は，注意深い体験的観察によってグループ力動ネットワークの結び目となるノーダル・ポイントに関心が向けられ，弱いポイントに積極的な関心 (positive regard)，明確化 (clarification)，反射 (reflection) による適宜の介入 (kindling) がなされることによって，グループ抵抗から個人抵抗，急性抵抗から性格抵抗への分化の過程が辿られ，アイデンティティ・グループの目的となる個人性格抵抗の揺動へと展開する。この過程において明瞭になるのが，各個人の「自我の強さ－自己愛的な傷つきやすさ」の諸相である。この過程をメンバーが十分な自己フィードバックによって辿り，自分自身に直面化 (confrontation) し，自分自身に納得する作業を徹底するなら (working through)，アイデンティティの基盤となる自我の中核の感覚が明瞭になってこよう。

このような基本作業を経てさらなる展開を辿るなら，誰もが多かれ少なかれ残している青年期心性特有のエディプス葛藤のテーマが浮上する。それは文字通りに愛する人や競争相手を置いての「働く能力と愛する能力」に関する自己信頼（self-reliance）の自己検討作業となる。この過程は，多くの場合，グループ内のメンバー間関係の活発化を経て展開する。そのプレ・プロセスとしてたびたび現れるのが Freud によって描かれた原始群仮説（primal horde）のプロセスである（Freud, 1921/1965; Kissen, 1976）。すなわちメンバー同士が結託して，セラピストに反抗しこれを無力化する集団力動の展開である。この展開にオルタネイト・グループが利用され，グループ外の行動化的活動が生じることもある。この力動プロセスが十分に集団力動展開において表面化しない場合，いわゆるいじめの典型力動となる「生け贄造り（scapegoating）」の集団力動展開がたびたび生ずる。

これらのプロセスの表面化，直面化の過程を，抵抗－心理作業を繰り返すスパイラル展開によって進むと，セラピストの存在がメンバーにはより現実的かつ実存的存在と経験され始め，グループを支えとしてセラピストとの1対1の関係に現れる転移による葛藤の「協働と愛」を中核テーマとする自己内葛藤の探求が始まる。

5．結論に代えて：可能性と課題

アイデンティティ・グループはエンカウンターグループに端を発し，医療対象外の人々の自己信頼感，創造性，個人の成長促進を目的とする自己実現グループとして構成された。今日，大人のうつ状態の蔓延化とそれと無縁ではないと思うが，並行して同じく蔓延化が見られる子ども達の孤立と社会適応不全の様々な現れの問題に，家庭も公共教育ましてや地域教育も確かな対応手だてを見出していない。対症療法的政策，具体手法も一向に効果を上げていない現況において，アイデンティティ・グループは人がそれぞれに一人の市民として自己と社会に責任を果たしてくアイデンティティを追究する，すなわち正しくErikson が描いた機能する個人と社会の創造的関係を醸成する具体的アプローチとして位置づけることができる。実践の場の意味ある発見は，病者，健常者共に参加できる構成になっているために，現実に近い小社会の集団力動展開が生じ，教育，予防，治療，それぞれの展開過程を押し進める豊かな効果が認め

られる点にある。自らの障害や，病，あるいは社会不適応を認められないが故に病院臨床的サービスを得られない人々にも，あるいは何らの障害や病理を抱えながら社会の中で治療展開を図ろうとする人々にも，さらには災害や事故対応のような過大なストレス下での仕事に従事し，燃え尽き症候群に盲目になりがちな真摯でまじめな人々の支援にも豊かな効果が期待できる。後にこれも示すが，東日本大震災後の心の復興過程における有力な処方としての活用性も高い。現段階では，普及が最も大きい課題である。

❏ 文　献

Appelbaum, S. (1973) Psychological-mindedness: Word, concept and essence. International Journal of Psycho-Analysis, 54, 35-46.

Bion, W. R. (1959) Experiences in Groups. Tavistock Publications, London.

Beres, D. (1956) Ego deviation and the concept of schizophrenia. The Psychoanaltic Studies of the Child, 11, 164-235.

土居健郎（1976）甘えの構造．弘文堂，東京．

Freud, S. (1921) J. Strachey (Ed. & Trans.) (1965) Group Psychology and the Analysis of the Ego. Banntam Books, New York.

Ganzarian, R. (1977) General systems and object-relations theories: Their usefulness in group psychotherapy. International Journal of Group Psychotherapy, 27, 441-456.

Gutmann, D. (2012) The Founding trauma: To accept it or transform it …… The tragic case of Fukushima, 11th of March 2012. Intervention at the Meiji University, Tokyo. Given as a Special Lecture chaired by Prof. Kotani at the 29th Annual Congress of the Japanese Association of Group Psychotherapy, Tokyo.(http://www.praxis-international.eu/uploaded/Fukushima% 20Version% 20finale% 20IAGP% 20Japan.pdf)

橋本和典・ジェイムス朋子・西村馨・西川昌弘・中村有希（2008）アイデンティティ・グループ．小谷英文編：ニューサイコセラピィ－グローバル社会における安全空間の創成．風行社，東京, 231-252.

畠瀬稔・村山正治（1996）エンカウンター・グループとコミュニティ：パーソンセンタードアプローチの展開，人間性心理学研究, 14(1), 95-96.

Kissen, M. (1976) From Group Dynamics to Group Psychotherapy. Hemisphere Publishing Co., Washington, D.C. (M. キッセン．フロイトの「原始群」の概念と現代の集団精神分析理論におけるその有用性について．佐治守夫・都留春夫・小谷英文訳(1996) 集団精神療法の理論―集団力学と精神分析学の統合．誠信書房，東京, 260-276.)

Kohut, H. (1971) The Analysis of the Self. International Universities Press, New York.

Kohut, H. (1977) The Restoration of the Self. International Universities Press, New York.

Kohut, H. (1979) The two analyses of Mr. Z. International Journal of Psychoanalysis, 60,

3-27.
小谷英文（1976）Genuineness 再考．中国四国心理学会論文集，8，94．
小谷英文（1977）エンカウンター・グループ(1) 逆効果に対する臨床心理学的研究．学生相談室活動報告書，広島大学総合科学部，第1号，31-44．
小谷英文（1979）エンカウンター・グループプロセス理論に向けて(1)．学生相談室活動報告書，広島大学総合科学部，第3号，13-26．
小谷英文（1981）学生相談における心理療法—システム論的アプローチへの緒言．学生相談室活動報告書，広島大学総合科学部，第5号，15-29．
小谷英文（1981）コンバインド・セラピィー：技法的意味と留意点の検討その1，広島心理療法研究，3(3)，1-11．
小谷英文（1983）REGISE—方法論と基礎ダイナミックス．学生相談室活動報告書，広島大学総合科学部，第7号，9-17．
小谷英文（1981）カウンセラーのための応答構成．日本精神技術研究所，東京．
小谷英文（1996）集団療法．田中富士夫編：新版臨床心理学概説，北樹出版，東京，160-171．
小谷英文・中村有希・秋山朋子・橋本和典（2001）青年期アイデンティティグループ—性愛性と攻撃性の分化統合を中核作業とする技法の構成—．集団精神療法，17(1)，27-36．
小谷英文（2008）ダイナミックサイコセラピィ—心理空間技法—．小谷英文編著：ニューサイコセラピィ：グローバル社会における安全空間の創成．第8章，155-185，風行社，東京．
小谷英文（2010）現代心理療法入門．PAS心理教育研究所出版部，東京．
Liff, Z. A. (1979) A general systems approach to group leadership of borderline and narcissistic patients. In L. R. Wolberg & H. L. Aronson (Eds.), Group Therapy 1979- An Overview. Stratton International Medical Book, New York.
Lowen, A. (1958) The Language of the Body. Grune & Stratton, New York.
Masterson, J. F. (1985) The Real Self: A Developmental Self, and Object Relations Approach. Brunner/Mazel, New York.
村山正治・野島一彦（1977）エンカウンター・グループの発達段階．九州大学教育学部紀要（教育心理学部門），21(2)，77-84．
日本人間性心理学会（2012）エンカウンターグループの定義．日本人間性心理学会編，人間性心理学ハンドブック．創元社，大阪．
Ormont, L. R. (1992). The Group Therapy Experience: From Theory to Practice. St. Martin's Press, New York.
Perls, F. (1969a) Ego, Hunger, and Aggression: The Beginning of Gestalt Therapy. Random House, New York.（originally published in 1942, and re-published in 1947）
Perls, F. (1969b) Gestalt Therapy Verbatim. Real People Press, Moab.
Pinney, E. L. (1995) A First Group Psychotherapy Book (The Master Work Series). Jason Aronson, New York.
Rachman, A. W. (1989) Identity Group Psychotherapy with Adolescents. Jason Aronson,

Northvale.

Rogers, C. R. (1967) The process of the basic encounter group. In J. E. T. Bugental (Ed.) Challenge of Humanistic Psychology. McGraw Hill, New York, 261-276.

Rogers, C. R., Gendlin, E. T., Kiesler, D. J., & Turax, C. B. (Eds.) (1967) The Therapeutic Relationship and Its Impact: A Study of Psychotherapy with Schizophrenics. University of Wisoconsin Press, Madison. (ロジャース全集 別巻1-3. 岩崎学術出版社, 東京.)

Scheidlinger, S. (1974) On the concept of "mother-group". International Journal of Group Psychotherapy, 24, 417-428.

Tuttman, S. (Ed.) (1991) Psychoanalytic Group Theory and Therapy. International Universities Press, Madison.

都留春夫・平木典子・小谷英文 (1976) 最近のカールロジャース:その変容のプロセスを確かめる. 日本精神技術研究所, 東京.

第5章

集中青年期アイデンティティ・グループ

　青少年の，不登校，引きこもり，いじめ，自殺，若年性うつの問題が一向に沈静化を見せないばかりか成人の同種の問題がいっそう深刻化を見せている現実は，明瞭に家庭，学校，社会の教育－治療能力の低下を露にしている。また東日本大震災のような家庭，地域，組織の緊急対策能力を超える被害が生じると，青少年の問題は，不登校，免疫低下による身体不調の蔓延化，孤立に端を発する攻撃性と性衝動の制御不全による暴言，暴力，妊娠等々問題が様々に現れる可能性が高じるが，そのような問題が起きてからでは対処が極めて困難となる。青年期故の自己への信頼，希望，挑戦への脅威に対する心理支援は，特別なものとして，大人社会は責任を持たなければならない。それが明日に希望がある社会を維持し発展させていく源になるからである。
　第3章において，人の成長に大きな二つの節目を置き，自己と自我，すなわち自分になる（自己同一性）課題から社会の中で責任ある個人になる（自我同一性）課題の発達に集団・社会体験が欠かせないことを述べた。
　青年期は，この二つの課題が重なり合い，人が社会にも自分自身にも確かな責任が持てる個人となるための人格発達の中核期である。精神分析的には，分離個体化を中核とする前エディプス期からエディプス期に至る葛藤の再燃から，この時期，性器期の他者との親密性を求める人格構造発達の完成に向けて強いドライブがかかり，その分大きな飛躍と同時に揺れの治まりどころの悪い危機も生ずる。この発達展開の実相が，今日の社会環境のめまぐるしい変化にあって，よりいっそう捉え難くなっているのが，これらの問題に対応する教育および臨床の困難性の由来するところであろう。時代の心理社会力動が青年の発達にどのように可能性と困難性を生むのか，その基礎データとりわけ質的データの不足を克服していかなくてはならない。単に臨床群の観察的事例研究のみでは，現代青年特有の発達的問題とその克服過程に関わる変数を見出すことは困難であることを認めざるを得ない。かといって質問紙法による数量的調査データによって，青年期人格変動の繊細な内的葛藤の本質を追うことも叶わない。青年期人格の成熟に向けてのプロセスが，個人内力動のみならず，親子，社会

的対人関係，集団，組織，あるいは生活地域，社会，グローバル・ネットワークの極めて変動的な価値観や力学に拠っていることから，それらの多様な要因が関わっている結果として，発達過程の揺れとその脆弱性の質，そしてそれに対応するバランス・メカニズムと発達展開メカニズムの具体像を捉える必要がある。

　本章は，現代における青年期人格発達危機の問題に焦点を当て，アイデンティティ・グループ固有の貢献を論じ，その汎用性に関する展望を述べる。対象が病者に限定されず，一般人さらにハイパフォーマーまでの対象者に対して人格構造の基軸を確かなものにし，発達的，創造的変化を促進する手法として，アイデンティティ・グループを前章において定位した。その基本技法を基盤に，本章では青年期人格発達危機に教育的，臨床的に効果的な対応をするアイデンティティ・グループの応用効果性を明示し，固有の効果を追求する特定技法の構成による展望を示す。

1．現代青年期人格発達危機に関する基本仮説

　青年期葛藤は，人格構造発達の子どもから大人への移行課題が収斂する過程の必然として揺れが当然のごとくに見られるが，その危機的様相は，これまでの歴史にはない脆さがあるように見える。新世紀に入り，「キレる」と称される現象が頻繁になって後，人に関わる代わりに攻撃的になったり，一方的要求に終始したり，それで関係が展開しなければ相手との関係だけでなく世界との関係を切ってしまうか引きこもる対人－対世界パターンは珍しくなくなった。シゾイド－パラノイド態勢や，受動－攻撃的パーソナリティ・スタイル（小谷他，1998; Millon, 1982）によるものである。思春期－青年期の人格発達展開が止まったままの様相として捉えることもできる。

　戦後の高度経済成長に後押しされた核家族化とそれに伴う地域や親族コミュニティの喪失が，個人を抱えるパーソナルな社会装置を壊してしまい，それに代わって最初はテレビ，次いでネット世界のファンタジーが個人を包むようになっていったことが，思春期－青年期発達の様相を大きく変えたと見る仮説が，少しずつではあるが，現実のものとなっているのではなかろうか。近年急速に，統合失調症，境界性パーソナリティ障害に加えて発達障害の診断が増えた臨床実態，さらには同一視編成の研究等（Besser & Blatt, 2007）がその証左を高

ストレッサー　圧力　　　　ストレス　応力
　　　　　　　ΔF　　　　　　　　Δx

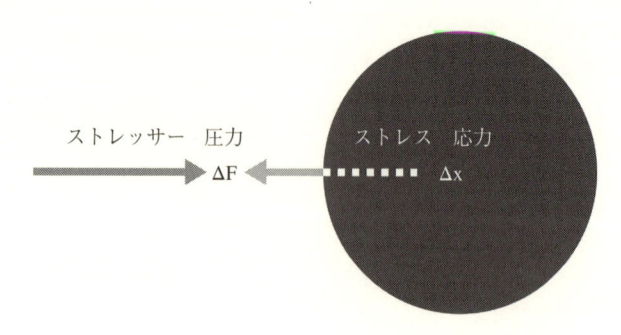

図5　ストレスと心身エネルギー力学

めている。障害にまで至らずとも，先に述べた確かな人格発達を護り促進する環境が壊れつつある現代，青年期に境界性人格構造に留まる群が多くなっていくという社会病理仮説が成り立つ可能性さえあろう。普通の中高校生，大学生に，リストカット，薬物依存，ネット依存，自殺，他者殺傷，金銭濫用，易怒性，易攻撃的行動化の多発化が見られるからである。

　これらの問題の底流に先に述べたように，個人の人格発達を家庭から学校そして社会で育てる基軸が失われつつあるとすれば，それらの再生を図ることは言うまでもないが，個人への直接支援が正に必要となる。そこで改めて個人の人格発達ラインに立ち戻って問題を分析的に検討するなら，青年期アイデンティティの揺らぎの源となる人格構造発達の問題に，これまでの定説から外れる特異な歪みがある訳ではない。生物学的な生殖機能の完成に伴う発達的な人格構造の再体制化が，中核的課題となることに違いはない。そこでキレる問題に現れる易攻撃性に注目するなら，エネルギーバランスの揺れが発達的変化に伴い人格の崩れやすさを顕著に高める一群があると仮定される。そこに想定される力動は，生殖機能の完成に関わる性衝動の高まりとその統制力の弱さから，もう一方の攻撃衝動の統制のバランスも崩れるというものであろう。このメカニズムは，現代の子ども達に特有の発達上の問題が関わっていると思われる。現代の子育て，教育環境さらには子ども達が生きる現代社会の心理社会的風土によって生じる子ども達のストレス耐性の脆弱性，言い換えるなら自我のしなやかで柔軟な逞しさの発達阻害がある。心身に外から圧力がかかっている状況を図5のようにイメージしてみよう。大きな円が心身である。

　心身に外界から圧力がかかると，それに応じて心身はその圧力に対してバラ

ンスが取れるよう応力を持って対処しなければならない。これが先に述べた，外界と心身の内界とのエネルギーバランスの模式図である。

　第3章図3で示した人格構造とその機能を働かせる心身エネルギーのベクトル方程式 $\Delta F = A \Delta x$ をここでも用いると，バランス機能のイメージが持ちやすいであろう。心身エネルギーの Δx は，ストレッサーとなる外界からの圧力に対して，心身が自動的にすなわち無意識的にこれに応力を働かせ，バランスを保つ。この応力が先の心身エネルギーのベクトル微分方程式左辺の ΔF となる。この心身より発せられ心身機能の係数Aによって変化する ΔF のエネルギー量が外的圧力のそれに匹敵するならバランスが保たれ，外的圧力によるストレスが心身に滞ることはない。

　ただし青年期の問題の特異な点は，青年の被るストレスが単に強力な外的なストレッサーに見舞われるという単純な図式ではないところにある。文字通りに思春期には，生殖能力の完備に伴う性衝動の急激な上昇による身体エネルギー Δx の絶対量が増大する。しかしその急激に増大するエネルギーに相応して，これを心理社会的に適応的に消費する能力，すなわち自分を動かす生物的エネルギーを有効に使うシステムとしての身体組織の総合性と人格構造機能が都合良く発達することはない。ということは，青年にとっては使用能力を超えるエネルギーを抱えることになり，エネルギー保存の法則により使用されないエネルギーは個人システム内でストレッサーにもなる。すなわち青年期は，外からの圧力を受ける以前に自分自身の身体内にストレッサーを抱えることになる。このように増大する生物的エネルギーは，適応的であれ不適応的であれ ΔF として外界で消費されるかもしくは放出される。あるいは外界に運び出す機能に何らかの不全があるなら，心身内に閉じ込められ消費される。

　この間の心理力動を，Pinney のストレス症候／発達図式（図6）がよく説明する。

　思春期に達するまで，環境との相互作用によって人は Pinney の図式のⅠのラインからⅢのラインまでの自我機能を人格構造全体と身体の護りによって発達させる。生まれつきの生命エネルギー保持能力と学習能力によって，発達は展開する。生命活動上行き当たる問題に対しては，問題解決技術を学習しそのノウハウを身体と人格内に生命活動対処能力として構築する（ラインⅠ）。問題解決が一様には図れない複雑化した事態における葛藤に対しては，適応機制が学習され（ラインⅡ），その適応機制が有効に働かないために不適応機制に

```
                    問題解決技術
（Ⅰ） 問題 ------------------------------ →  解決
                      自我
       Δx      ×       A         =    ΔF

                    適応機制
（Ⅱ） 葛藤 ------------------------------ →  解決
                      自我
       Δx      ×       A         =    ΔF

                    不適応機制
（Ⅲ） 葛藤 ------------------------------ →  不安 ------→ 症候
                      自我
       Δx      ×       A         =    ΔF

                通常適応機制の無効
（Ⅳ） 葛藤 ------------------------------ →  危機
                      自我
       Δx      ×       A         =    ΔF
```

図6　ストレス症候／発達図式（Pinney, 1987 ／ 1994；小谷，2010）

終わってしまう場合には，その信号機能も有する不安が生じ，改めて有効な適応機制の運用に向かわない場合に症候を形成することによって心的バランスを保つ（ラインⅢ）。通常有効であるはずの適応機制がその時点その瞬間において一切効を奏しない時，文字通りに自律的な事態対応の機能はキレてしまい，対応不能になってしまう（ラインⅣ）。

　このように日々の活動場面に出合う問題や葛藤状況において，人格は身体と共に反応し，すなわち係数Aに関わる機能にエネルギーを相応に費やし，心身の外部場で使用できるΔFの増減が定まる。外的ストレッサーがそのΔFのエネルギー量を上回れば，その場のエネルギーバランスは崩れ，心身は外からの圧力に押し込まれた形のストレスを抱えることになる。そうなると身体や人格は，ストレス応力としての対応に費やされ，エネルギーベクトル方程式の係数Aの分母が大きくなり，外部場における生活や生産に向けるエネルギーΔFの量が通常よりも不足する状態を生む。このメカニズムが，通常のストレスとそれに伴う心身エネルギー使用の力動である。人の生活に，外的ストレッサーによる心身の揺れは常にあるにせよ，通常の人格発達をしている範囲内では，人はラインⅢまでの力動的反応によって困難な事態に精神内的にも外的にも対処していける。普通ではない外的ストレッサーがかかる時にのみ，ラインⅣの危機に至るものであり，したがって頻繁にいわゆる「キレる」事態には至らな

い。ところが青年期には，この安定性がないという特徴の特異性があることをすでに述べた。その点を，さらに明解にしておこう。

　通常のストレス／心身エネルギー力動に加えて，青年期に特異的に生じる力動は，先に述べた Δx の増大化に端を発するという点に注目しよう。生殖能力を支える性器性を帯びたエネルギーの増大化が，未だ十分に心理社会的スキルと適応機制を発達させていない青少年に生じることの問題は明白であり，その結果生じる様々な問題行動と青少年の戸惑いの様態についてはよく知られている。精神病の発症から，数々の自己および環境破壊的な行動化，症状形成の多発期である。

　増大化した Δx エネルギーを有効に使う問題解決技術（ラインⅠ）および適応機制の不足が（ラインⅡ）容易に不適応機制を多くする（ラインⅢ）。増大化した性器性のエネルギー Δx は，それまでにない強い満足を求め対象を求める。しかし問題解決技術，適応機制も不足すれば，高まる Δx は満足を持って消費されないばかりか，欲求不満による攻撃性エネルギーへの質的変換もめまぐるしく生じさせ，放出するか心身内的世界の混乱を生むかのストレスを高める。その抑えが効かなくなれば，暴発の危機に容易に走る（ラインⅢ→Ⅳ）。

　通常の健全な発達においては，この抑えは学童期に形成が整う超自我によって支えられ，さらに不足する問題解決技術と適応機制を，仲間関係体験の発達成果としての集団同一性の獲得による集団自我と集団超自我が補う。集団同一性による個人の脆弱な自我の保護と鼓舞は青年期人格構造の大きな支えとなるが，同時にこの時期の集団力動にも個人の Δx が集合する結果としての衝動性の高い性と攻撃性の特徴の強いエネルギーが渦巻くために，グループプロセスに容易に基底的想定グループ力動が働き，その過酷さにスケープゴート力動は頻繁に生ずる。思春期から青年期にかけて，いじめが過酷になる力動である。エディプスの三角関係を生き残る自己愛的な男根性覇気[注1]が十分に獲得されていないと，容易にスケープゴートの役割を引き寄せ（role suction），護られるはずが破壊対象となり形成されていたはずの集団同一性（橋本他，1999）の崩壊さえ生じさせる。さらに男根性覇気（小谷，1993）の危機を護るのは，同性の親との間の「愛され－相手を超える」葛藤を生き抜くエディプス葛藤に挑んでいるもしくは克服しているエディプス対象への同一視である。

　まとめると，①超自我，②集団同一性，③男根性覇気，④エディプス同一視，以上の4点が，現代の思春期・青年期発達の揺れの護りに寄与する重要な発達

要因となる（小谷他, 2001）。発達過程の順序で言うなら，母子分離直後の男根期，エディプス期，潜伏期，思春期・青年期の発達課題が青年期の揺れのバランス力動の中で試され再確認され，修正が行われることを意味する。養育・教育過程的には，以下のスイッチバックを伴うスパイラルな発達過程を描くことができる。

[発達課題展開] 家族内の幼児性自己主張；男根性覇気→家族・学校内における幼児・学童期規範教育；超自我→家族外仲間（チャム・ピアシップ）関係形成；集団同一性→家族からの独立；エディプス同一視による同一視編成確立の発達

青年期に，統合失調症，うつ病，境界例他のパーソナリティ障害，発達障害の診断が多用される結果が，必要以上に引きこもりや神経症症状の慢性化，アパシー化を招く現実は，発達臨床の視点を厳しく置くことによって解消される可能性が大きい。O. F. Kernberg（1976, 1977）による境界性パーソナリティ障害および人格構造論が定位されて以降，前エディプス期の発達的問題への注目が高じ，エディプス発達の前か後かの単純二分法的な視野狭窄に病理，人格構造診断が陥った嫌いがある。乳幼児・児童臨床が注目され，優れた対象関係理論や愛着理論への傾倒が強くなったこともその傾向を強くさせたと言ってよいであろう。A. Freud 以降の自我の漸成的発達力動の診断アセスメントと治療技法が，少なくとも本邦ではかすんでしまったように見える。改めて本章で挙げた上記 4 発達課題基点に着目して，青年期障害の問題を再構成するなら，治療・教育的方向性，手だては相当に明瞭になるはずである。

2．技法仮説と技法構成

前項で呈示した青年期危機仮説は，言うまでもなく従来のエディプス葛藤再燃説（Blos, 1979）を臨床発達論的に進めたものである。さらに Pinney の図式を用いて行った力動解析から，キレる現象に現れる攻撃的行動化は，揺らぎの抑えの不全すなわち抑圧ポジションの崩れにあるとした。それは分裂－妄想ポジションの揺れが生ずることを意味する。先に示した発達課題過程理論からは，男根性覇気に留まれない退行誘因を意味し，分離－個体化過程の練習期

(Horner, 1991）を特徴づける「受動－攻撃態勢」の活性化が仮定される。

　青年期に特化した心理教育的－心理治療的アイデンティティ・グループの技法構造の基礎には，したがって現代青年期葛藤の力動的原型プロセスとして，男根性覇気の揺らぎによる分離－個体化練習期の受動－攻撃的態勢から青年期エディプス葛藤再燃と再構成に至る二つの主要発達位相の間を修正的につないでいく底流を揺るぎなく置いておく必要がある。その上で，発達課題の修正強化を臨床・教育的狙いとするのであるから，「むやみに退行させない青年期臨床の鉄則を」重視しなければならない。現代青年の行動化的乱れに，受動－攻撃的な暴発的行動化や，分裂－妄想的引きこもりが容易に生ずる現実を，安易にプレエディパル病理に落とし込んでしまう危険性には厳に注意を要する。

　強い自己愛的傷つきやすさを抱えているにせよ，言うまでもなく安易な退行による転移性治癒を奨励してはならない。これまでに達成されている問題解決技術，適応機制の能力を保持し使うことによってそれらを可能な限り錬磨すること，Pinney の症候発達図式のラインⅠからⅢまでの自我機能の精練再学習により，自己と自我の力動的関係に促進的油を注すことが第一義的になされなければならない。そのために安全空間の確保が最重要必要条件となる。男根期からの退行誘因を高める揺れにはコンテイニング（containing）で底支えをし，男根性主張を基底力動として，青年が問題解決技術に加えて Pinney の「適応機制－不適応機制」すなわち原始的防衛機制から高次防衛機制までを自由に駆使できる安全空間造りを成すことが第二の必要条件となる。集団精神療法理論の技法用件であるグループ装置の構成である。ここに横たわる治療・教育的原理は，「0歳から思春期・青年期までの心身の発達成果，とりわけ自我発達を決して価値下げすることなく，どのような未熟性，損傷があろうとも，自我を働かせることにある。」言わば，自我の筋肉を使う道場としてのグループ装置を提供し道場における就業（occupation）によって，退行誘因への楔を打つ。文字通りに，青年期臨床の要がここにある。

　技法的には，前項で示した発達位相4基点に対応するキンドリング（火つけ）[注2] の処方構成が鍵となる。心身エネルギーのベクトル方程式からは，圧倒的な性衝動と攻撃衝動の Δx，そのベクトル通過過程における心身力動係数Aの混迷による葛藤から効率の良い ΔF を導き出す自我を補助する装置と介入技術による方法体系を用意する必要がある。装置構造の機能的柱としては，行動化を防ぐ防壁となる集団精神療法技法原理のコンテイニングとホールディングシステムを明瞭に

すること。その上で行動化（acting-out）をグループ内行動化（acting-in）に吸収するために，攻撃性や性衝動の対象およびその対処に関わる同一視の対象を明瞭に置くこと。以上を，技法仮説の基軸として以下に技法構成を示す。

(1) グループ装置

グループ構造：複合セッション

主セッション55分——休憩5分——オルタネイトセッション30分

主セッション：セラピスト男女2名による通常のフリートーキング集団精神療法セッション

オルタネイトセッション：主セッションセラピスト2名が外れ，主セッションでオブザーバーの役を取るセラピスト男女2名が主セッションのフィードバック・リーダーとなる。

メンバーサイズ：5～7名

短期集中セッション構成：9～10セッション（3日間）を標準とする

グランドルール：第4章に呈示された基本ルールに，グループ終結後の原則として6カ月間はメンバー同士の個人的交際を控える終結ルールが加わる。グループ体験による学習の内在化のためである。臨床群やグループの終結時のアセスメントによって，フォローアップセッションを，個人もしくはグループでセットしてグループ後のアセスメントおよび内在化のプロセスを促進するプログラムを構成する。

攻撃衝動と性愛衝動の葛藤を解く技法の鍵は，攻撃性の解放により性愛衝動を明瞭に分化させることにある。技法的には，攻撃性の安全な活性化が工夫されなければならない。多くの教育・臨床場面において，攻撃性の抑制に走ることによって性愛性もそこにコンデンスされ，葛藤はストレスのまま保有されることになる。しかし攻撃性の活性化が成されるなら，衝動コントロールを果たす自我のエネルギーバインド能力および適応機制のレパートリーと柔軟性の弱さから，攻撃性はグループ内に現れるだけでなく行動化としてグループ外に溢れ出やすい。これをセラピィグループの外グループとしてオルタネイトグループで捉え，グループホールディングの機能による衝動発揚の沈静化とその体験フィードバックによりグループ内に攻撃性の体験をコンテインする。活性化された攻撃性あるいは分化した性愛性がオルタネイトグループに十分コンテイン

されるなら，かつそこで自我のフィードバック機能の練習も成されるなら，外グループとしてのオルタネイトセッションに持ち出されたエネルギー体験は，主セッションにスイッチバックすることが可能となり，主セッションにおける攻撃性の活性化が当該グループの扱える範囲内に調節される適正化の機能も発達する。技法仮説の精神分析的システムズ理論によるグループ装置への具現化である。

（2）セラピストチーム

　男女ペアセラピスト構成：エディプス幻想を十分に刺激し，父母子の内的三者対象像の安定化すなわち安定した同一視編成形成の徹底操作過程を促進することを狙い，男女ペアセラピストを配置する。権威像，父親像の転移的幻想対象となり得る男性セラピスト，青年期的性愛性をプレイアウトでき，性器性への憧れや同一視の対象となり得る女性セラピストの配置である。オルタネイトグループにおいてメンバーのフィードバックをリードするセラピストは，ニュートラルなスクリーン対象役割を取る男女ペアとする。

　技術構造として，メンバーの体験自我の活性化に見合う観察自我の起動と活性化を促す機能の組み合わせは欠かせない。発達位相基軸の観点から退行誘因にブレーキをかける基本技法の一つは，エディプス葛藤の青年期再燃を性器性刺激とその反応のラインを外すことなく安全に活性化することである。そのためにはグループ内に，「今ここで」エディプス葛藤を現実的対象関係の中で体験できる環境を作ることであり，セラピストチームがエディプス対象として明瞭に存在を顕現することによってその環境を実現できる。とりわけ主セラピストは，性も暴力も支配するプライマルホード（原始群）の長(おさ)の幻想[注3]（Kissen, 1976）を抱かれることを是とする対象性の現出が要請される。対してコ・セラピストは母性性が欠かせないが，その基軸はエディプス母性にあり，メンバーとの一定の距離を保ちながら主セラピストに対してはメンバーよりも明らかに近い距離を取る位置取りとなる。そうすることによって，個々のメンバーの同一視編成（Besser & Bratt, 2007）を映し出すことのできる対象関係構造がグループ装置に用意される。このグループ装置内対象関係構造によって，コ・セラピストはエディパルマザーとして，メンバーの性器性エディプス葛藤を挑発できると同時に，主セラピストとメンバーとの間のぶつかりによる退行や反抗的行動化をコンテインする機能を主セラピスト以上に自由に展開できる。他方

で，主セラピストは，メンバーの青年期心性にある知性化や合理化，さらには象徴化や補償といった青年期特有の防衛機制を活性化させる役割を発揮し，青年期メンバーに高まる自己愛に遊びの空間を拡げる。その上で，個人の価値に対する明確で積極的な姿勢を示し，超自我機能の修正精練の機会と空間を作る役割を担う。

(3) 介入の基本技法

　発達的に男根性覇気を内在化し維持できていないと，男性でも女性でも性愛衝動を攻撃衝動で覆う防衛を使う可能性が高い。その上，男根的能動性が弱いためエネルギーは必ずしも外へ向かわない。自己破壊性は，自己の身体に向かい，同一視の対象の親に向かい，自己に重なる環境に向かい，エネルギー交換がなされる外的対象には向かい難い。エディプス葛藤に向かえない青年期葛藤を解きほぐす鍵は，性愛性と攻撃性の圧縮を解くことにあり，それは攻撃性の安全な表出，表現にある。すなわち攻撃性エネルギー Δx を心身内 A に閉じ込めることなく，ΔF の値を上げることにある。エディプス葛藤に向かい合い，二者関係に閉じこもるだけでなく三者関係世界に生きるためには，換言するなら自己の性および性愛対象と向き合うためには，これを防衛する攻撃性との圧縮を処理しなければならない。「キレる」とされる現象に，プレエディパルな受動－攻撃的行動化があると同時に，圧縮されすぎたエディパルな性愛性と攻撃性の暴発もある可能性がある。このことの青年における観察可能な具体的現れは，臨床群のみならず普通の青年の生活に容易に観察できる。行動化はあっても性愛性の否認が強く，性愛的行動や自己表現に距離を取ると同時に，攻撃的表現は強く抑制されるがその無意識的表出はあからさまであり，その表出の認識には強い否認がかかる。そうして御し難い衝動の突出を怖れ対象関係を遠くし，シゾイド性を強くする。それがまた，感情と行動と態度の噛み合いの悪さを大きくし青年期特有のぎこちなさが顕著になる。

　このような鍵力動を握る攻撃性の解凍には，まずは表出されるものの表現には至らない攻撃性 Δx に対して，それが意識化され表現されていくベクトルの質的転換プロセスがその糸口となる。その展開プロセスは以下の5位相によって展開されることが臨床的には見出されている。

　①攻撃性の活性化と心身機能（A）の揺れ

②攻撃性ベクトルの対象の定位
③攻撃性ベクトルの産物 ΔF の $A\Delta x$ へのフィードバック
④ Δx 領域に渦巻く攻撃性の認知
⑤ $\Delta x \times A = \Delta F$ ベクトル過程が明瞭になる表現の展開

　攻撃性は，衝動エネルギーのベクトルであり，エネルギーを消化するための対象を求める。対象を得ることによって，そこでエネルギーの消化／反射が生じ，エネルギー発信元に向けてのフィードバックが成立する。そのフィードバック，すなわち自らが発した怒りや破壊性のエネルギー ΔF を自分自身の産物であることを認識することによって，その源たる自分自身の心身の奥にはもっと活力あるエネルギーが渦巻いていることへの覚知に至ると，人はそれこそ武者震いのような自己の実感を持つことができる。実感ある自分自身を取り戻すことができるのである。それによって Δx を保有する心身に安全感が増すなら心身機能 A は，エントロピィを下げてベクトル展開を果たすことができる状態になり，係数 A の負荷を減じ，パフォーマンスとしての表現を ΔF のエネルギーによって果たすことができるようになる。

　そこで明瞭になってくるのが，青年期心身エネルギーの圧縮を解く技法である。5 位相の鍵が，攻撃性衝動の抑圧と表出の否認によってベクトル展開が水面下にあって見えないものの，否認されているエネルギーの表出によって捉えられる ΔF にあることから，技法は精神分析的システムズ理論（PAS 理論）の基本通りとなる。体験の直面化である。メンバーの体験とりわけ攻撃衝動の表出 ΔF への直面化である。それによって位相 1 の揺らぎのキンドリング（火つけ）が生じる。揺らぎの強化によって ΔF が増幅するなら，その分攻撃衝動のベクトル性が高まる。ベクトルは言うまでもなく対象に向かうので，そこにセラピストの存在感を強く置き，対象性を明示するなら位相 2 から 3 への展開が促進される。そこまでの展開が進むなら，反射（reflection）と明確化（clarification）によって位相展開は進む。技法は，青年の「今ここ」での体験への直面化と青年から発せられる攻撃性衝動を受ける役割を果たす所にある。

　ここで言う直面化とは，青年とセラピストが単にぶつかり合うことを意味するのではなく，青年が自分自身の体験に直面するのを助けることを意味する。このことを厳密に理解する必要がある。青年自身が発する衝動性エネルギーの直面化は，それが向かう対象を圧倒するのでたびたびベクトルの対象としての

セラピストの反動的攻撃性エネルギーとのぶつかり合いになることが多く，これを直面化とする誤解も多い。攻撃性であれ，性愛性であれ衝動エネルギーが強ければ強いほどに，ベクトル対象の求めも強く体験の直面化以上に衝動エネルギーの相乗反応のエスカレーションも生じやすい。容易にセラピストの逆転移が活性化される。ベクトルの対象となることとその体験の直面化は区別されなければならない。明瞭な違いは，前者が体験の直面化と対象となることの時間が相前後し混同が生じるのに対し，後者は体験の直面化と対象となることの順序性が明瞭であり時間差がある。後者を実現するためには，セラピストに欠かすことのできない必要十分条件がある。セラピストの脱本能化された攻撃性および性愛性の表現能力である。この能力がないと，青年の攻撃衝動さらには性愛衝動の対象の位置から，これを受け反射することは不可能である。かつまた圧縮された両衝動を分化させるキンドリングも困難であり，体験の直面化も混乱しがちとなる。

攻撃性の解凍により性愛衝動との圧縮が解けるなら，性愛性衝動に対しても攻撃性衝動に同じ基本5位相の展開により，性愛性衝動体験の表現に向けて妥協なしの介入（relentless intervention）をする。これら2衝動の直面化から表現への作業は，相互に繰り返されるものであり，それによって青年期エディプス葛藤の徹底操作の展開を進めることができ，明瞭に性的同一性を機軸に加えたアイデンティティの成熟への歩みが促進される。

3. グループプロセスとグループ発達

青年期の集団精神療法の特徴は，その初期過程の困難さにあり，特に青年期前期では，セラピィグループ発達の「形成期」から「動乱期」のスイッチバックで終わることが珍しくない（小谷，1990）。また青年期後期では，知性化の多い「形成期」が長く続くことが多い。そのために臨床群，問題行動群では，中断も生じやすく，高度な治療技法や臨床的態度がセラピストに要求される。アイデンティティ・グループ技法は，この困難性に挑むものであり，チームアプローチによる介入技法に構造的技法を組み合わせて技法の難易度を下げることを狙っている。臨床グループで通常見られ，実験グループ（小谷他，2001）で青年期特有の過程が確認された発達展開位相には以下の特徴がある。

①発達位相Ⅰ　形成期（forming）：感情抑制

　否定的感情の怖れと表現の抑制を露にする対人恐怖心性がグループに支配的になる。

②発達位相Ⅱ　動乱期（storming）：セラピストへの反発と怒りの噴出

　形成期では，高まる反発と怒りは主セッションで出すことができず，セラピストが不在となるオルタネイトのフィードバックでのみ噴出していたものが，反発／怒りの噴出を持って闘争 – 逃避的グループ反応のリーダーとなるメンバーによって動乱期は始まる。この過程が十分に展開すると，メンバーはリーダーに反抗することによって相互のパラノイド不安を防衛し，互いの同一視的同盟を強くするプライマルホード力動を露にし，主リーダー殺しをする（Freud, 1921/1965; Kissen, 1976）。

③発達位相Ⅲ　活動期（norming）：感情体験の個別性と個人的意味の探索

　グループ事態の今ここでの反発と怒りの感情を自己体験として認める（覚知）ことから，自分自身の体験と過去の経験のつらなりから抱えてきている未処理の情動／感情に関心が向く。それらの体験に向き合うことの防衛と体験の底にある「傷つき，悔しさ，怖れ，哀しみ，求め，願望」といった個人的意味をひも解く

④発達位相Ⅳ　遂行期（performing）：メンバー間の情動・感情的相互作用

　メンバーの心身エネルギーが瞬間，瞬間実感を持ったベクトルとして感じられ始め，メンバー間で情動相互作用を展開する過程でそれが感情としてその意味を意識できる相互作用へと変化していく。すなわち個々のメンバーの心身エネルギー展開において，ベクトル方程式「$\Delta F = A\Delta x$」のΔFが運ぶエネルギーの強さとその意味にメンバーが関心を持ち，チャム感覚の覚醒[注4]に始まり，ピアグループ[注5]への展開を見せ，グループ目標の達成へと至る。

⑤発達位相Ⅴ　分離期（adjourning）：別れの徹底操作

　メンバーはピアグループの解散に情緒を高める。終結ルールによるメンバーとの個人的関係の断念は，個々のメンバーの青年期固有の退行誘因性の高い「分離 – 独立」葛藤の再覚知を多かれ少なかれ引き起こし，家族からの独立の青年期発達課題の徹底操作の機会となる。この作業は，この時点で完結させるものとして行うものではなく，人格の独立性の発達過程における現在到達地点を明瞭にすることを狙うものである。発達途上の心理

療法の基本原則である。

　短期集中のアイデンティティ・グループは，青年期に限らず間を置いては回を重ねることによって，人格発達の促進熟成を追求していくものである。青年期の場合，初回の集中グループでは，第Ⅳ位相の遂行期まで進むことは稀である。通常は，第Ⅲ位相の活動期に至り，それぞれのメンバー固有の感情体験がグループ内のモザイクメイトリックス[注6]を形成する位相で終わる。そして第2回，第3回とグループを経験すると，同じメンバー構成でも新たなメンバー構成でも，グループ発達は毎回第Ⅰ位相から始まり，第Ⅱ，第Ⅲ，第Ⅳの展開を見せる。体験を積み重ねることによって，到達位相が第Ⅳ，第Ⅴと伸びていく。人格の発達が漸成的であると同じようにグループの発達もまた漸成的展開にあり，グループの発達と共に個々の人格の発達軸の織筋が確かなものになっていくことが観察されるであろう。

4．展望と課題

　青年期の遷延化の問題は，1970年代筆者の最初の学会発表研究からの関心事であった。問題はいっそう社会構造的な問題，さらに文化の問題として，一般化してきていると言って決して過言ではなかろう。すでに伝統的なカウンセリングでは展開のないままに問題が慢性化し，あるいは中断が繰り返され，心理支援そのものがトラウマ化することさえ生じる例が見られている。またカウンセリングや精神療法にかからないままに，パーソナリティ障害あるいは発達障害ひいては統合失調症の類縁症候を呈し，薬物治療のみに依存してしまうことも少なくない。青年期アイデンティティ・グループは，それらすでに慢性的な問題を抱えている臨床群にも正常な発達群にも，成長促進的な処方として有効なものである。前者の群には心理療法の準備態勢を整えるプレセラピィとして，後者の群にはエンカウンターグループ勃興以来の青年期発達促進教育処方としての効用が大きい。

　欠点は，5から7名の青年に最低限4名のセラピストが集中的に関わるマンパワーの経済効率の悪さである。実践処方普及の一つの壁であるが，人を育てることに対するマンパワーには経済効率を超える投資の思想も文化として培う必要があろう。

❏ 文　献

Besser, A. & Blatt, S. J.（2007）Identity consolidation and internalizing and externalizing problem behaviors in early adolescence. Psychoanalytic Psychology, 24, 126-149.

Blos, P.（1979）The Adolescent Passage: Developmental Issues. International Universities Press, New York.

Freud, A.（1936）The Ego and the Mechanisms of Defense. The Writings of Anna Freud, Volume II. International Universities Press, New York.（黒丸正四郎・中野良平訳（1966）自我と防衛機制．アンナ・フロイト著作集　第2巻．岩崎学術出版社，東京．）

Freud, S.（1921）J. Strachey（Ed. & Trans.）（1965）Group Psychology and the Analysis of the Ego. Banntam Books, New York.

橋本和典・西川昌弘・河野貴子（1999）E. H. Erikson の集団同一性概念の治療的仮説構成－青年期集団精神療法における有効性の検討―．集団精神療法，15(1), 63-72.

Horner, A. J.（1991）Psychoanalytic Object Relations Therapy. Jason Aronson, Northvale.

Kernberg, O. F.（1976）Object Relations Theory and Clinical Psychoanalysis. Jason Aronson, New York.

Kernberg, O. F.（1977）Boundaries and structure in love relations. Journal of American Psychoanalytic Association, 25, 81-114.

Kissen, M.（1976）From Group Dynamics to Group Psychotherapy. Hemisphere Publishing Co., Washington, D.C.（フロイトの「原始群」の概念と現代の集団精神分析理論におけるその有用性について．佐治守夫・都留春夫・小谷英文訳（1996）集団精神療法の理論―集団力学と精神分析学の統合．誠信書房，東京, 260-276.）

小谷英文（1993）ガイダンスとカウンセリング：指導から自己実現への共同作業へ．北樹出版，東京．

小谷英文（1990）集団心理療法．福島章・小此木啓吾編：臨床心理学大系第7巻心理療法1, 金子書房，239-269.

小谷英文・西川昌弘・中川剛太・能幸夫・井上直子・西村馨（2000）教師の対人ストレス方略の臨床心理学的研究(3): 養育者を対象とする典型場面の抽出に向けて．教育研究, 42, 101-124.

小谷英文・中村有希・秋山朋子・橋本和典（2001）青年期アイデンティティグループ―性愛性と攻撃性の分化統合を中核作業とする技法の構成―．集団精神療法，17, 27-36.

Millon, T., Green, C., & Meagher, R. B.（1982）Millon Adolescent Personality Inventory Manual. National Computer Systems, Minneapolis.

❏ 注　釈

注1）男根期（phallic phase）は，Freud の精神性的発達位相の肛門期と性器期の間にあって，さらにその前期が男根期と，後期がエディプス期と分化特定化される発達位相のことである．近年の発達過程の力動的展開を重視する立場から，受動性から能動性への転換，性別性葛藤の始まりの重要な機転メカニズムの展開がある位相として，

前期の能動性獲得の過程が注目される。男児，女児ともに，このエディプスの三角葛藤に包まれる前の十分な能動的自己愛が，その後のエディプス葛藤の発達的過程を辿る駆動力を生む。この男根的積極的能動性が，攻撃性を防衛としてではなく前進的エネルギーとして昇華していく覇気を生む。この覇気を生み出すもとの主張性，積極性，自己愛的能動性の統合された態勢を男根性覇気と呼んでいる。

注2）「閾値下の刺激でも与え続けることで，あるときニューロンが発火する」プロセスを意味する神経科学の用語である。

注3）原始群とは，Freud の集団心理学的概念のひとつであり，進化過程にみられる原始群反抗を，人間のエディプス葛藤の系統発生的起源とする仮説である。Freud は，個人の中に系統発生的な原始人性があり，集団になるとそれが活性化するとし，その同型の力学が歴史上何度も繰り返されているとした。

注4）Sullivan, H. S. が明示した発達課題であり，前思春期の同輩相互同一視による自我の安全操作の発達促進的防衛操作を意味する。

注5）前思春期から思春期への発達展開による自我境界の覚醒と集団同一性により，仲間関係の安全空間を恒常的に体験できるようになると，青年は個性の差異化を主張し合う。それを相互に認めることによって自我同一性と集団同一性の葛藤を克服し，個性を認めあう仲間関係の魅力を享受し始め，一生を通じての親密な友人関係形成の原型機能を獲得する。

注6）本書第7章に技法として示される。集団内で個々の自我境界もしくは自己境界が絶対的に保障される空間力動を言い，小谷は集団精神療法における集団精神療法の基盤技法としてその技法展開を示している。日本集団精神療法学会編『集団精神療法の基礎用語』および具体例として，川村良枝（2009）大集団．（小谷英文編　現代のエスプリ 504　グループセラピィの現在．71-83）が参考になろう。

第6章

ハイパフォーマー・アイデンティティ・グループ

　組織，業界のトップ，プロスポーツ，芸術家，科学者のトップランナーたちの精神機能は，多量の情報処理，瞬時の判断力，情報－判断－技術の連鎖における創造性に特異なものがある。欧米において盛んなエグゼクティヴ・コーチングや，人並みはずれて優れた仕事を展開するハイパフォーマーの心理支援は，わが国ではそれほどに本格化していないし，展開されている内容もほとんど公開されていない。その理由の一つに，彼らのハイパフォーマンスを生み出す心的機能の展開が通常の次元を超えているために，リニアー（直線的）な支援対応では追いつかず，勢い超自然的な霊能者や宗教者たちのサポートに頼ることになるわが国の特徴があると言えよう。科学的な術理のもとの心理支援にまで，なかなか至らないのが現状と言っても過言ではなかろう。
　しかしながらエグゼクティヴ・コーチングを世界に広めた，メニンガー・クリニックおよびタヴィストック・クリニックの精神分析とシステムズ理論による展開は，霊感や超能力による影響とは別に，分析，計算可能な処方としての体系性を備えている。そこには，単なる指導や精神的サポートを超えた，心理力動の対話場面における緻密な同時並行異方向的に計算された刺激介入の組み立てがある。それは従来の心理臨床技法の枠組みから言うなら，インテンシヴ・サイコセラピィ，ガイダンス，そして心理教育の統合的アプローチの展開と言い換えることができるであろう。
　本章では，秀でたプロの仕事をよりクリエイティヴな展開にしていく，ダイナミック・コーチング（小谷，2008）を基盤にしたハイパフォーマー・アイデンティティ・グループの基軸理論と実践基礎を紹介する。

1．ハイパフォーマーの課題

　それぞれの領域におけるトップランナーは，大企業であれ個人チームであれ，それぞれにまたトップクラスのスタッフを求める。すでに別の所で指摘したように，トップの闘いを決して孤高の闘いにしてはならない（小谷，2008）。現

代社会の展開スピードとグローバル化による背景の広さおよび連鎖力学の複雑性から，一昔前の孤立による闘いはつぶされやすい。時々刻々の情報戦争を背景とする現代世界でトップを維持するために，あるいは現在得ているプロの職責，パフォーマンスの確固たる地位を確立するためには，競争の舞台を自分にとって最大限有利な地勢にする必要があり，そしてその舞台上での自身のパフォーマンスのトップギヤを入れるコンディションの維持が必要である。そのための実行チームが組まれ，あらゆる可能性の準備とコンディション維持の作業システムが作られる。国威を発揚する国際舞台でのあらゆるパフォーマンスに，これらのことは明白であり，その支援システムにどれだけ投資するかによって，多くの勝負が決まる。ワールドカップ，ワールドベースボール，オリンピック，その他の国際コンテストの場に，その確かでもあり脆くもある結果があぶり出される。

　確かな結果を出すのは当然として，明らかに期待を裏切る脆さはどこからくるのか，それがトップランナーとそのスタッフ達の最大の悩みであり，怖れであることは間違いなかろう。さらに支援体制が万全であればあるほど，当のトップランナーには，その分怖れが大きいものになる可能性のある点が，彼らにかかる矛盾した心理学的課題でもある。

　舞台上のパフォーマンスを万全にするために，正確で速く，高い精度の情報処理によってヒューマン・エラーを最小限に留める，文字通りに万全の対処が成される。しかしながらそれらの対処は，関与する情報とエネルギーの物理的コントロールである。そこに働く変数にさらに特異性の高い個人の情緒変数が，ヒューマン・エラーを生む。チームスタッフでなされる万全の準備のもと，結局舞台に立つのは一人である。舞台に立つ前は共に対処できるが，舞台ではひとりで全ての情報とエネルギーをコントロールし，自らの所有する資源の最大使用を完遂しなければならない。自らの持てる資源とその運用技術，その運用主体としての自分という宇宙船を，司令官として，かつそれぞれの役を担う一兵卒として，最小出力から最大出力までを自在に使い，運転していかなければならない。多くのメンタルトレーニングは，心理学，行動科学，精神医学の基礎理論と研究成果を元にしているために，適応不全，失敗，ブレイクダウンの力学に端を発している。したがって当然のことのように，エラーの最小化を基軸とした処方展開が中心となる。エネルギー使用の最大化は，マイナスを減ず
る原理で取り組まれる。実際にエネルギー使用の最大化をむやみに追求するな

ら，容易に臨死体験に至る危険を孕んでいることからも，消去法も欠かせないし，現実的であるということもある。

　エネルギー使用の最大化は，文字通り切れて彼岸の世界に行ってしまう怖れをもたらす。しかしながらこのエネルギー使用の最大化を，マクロレベルではなく量子力学的なミクロレベルで考えるなら，従来恐れられている臨死体験ひいては死に至る無謀な展開にはならない。実際にトップランナーのパフォーマンス・ギヤがトップに入っている時は，彼らには普通の人には見えないものが見え，感じ取られ，通常の知覚と筋肉運動の限界を超える世界に遷移（位相内の変化）したり転移（位相を超える変化）したりすることがなされているようである。彼らのパフォーマンス・エネルギーは，ミクロレベルの展開で最大化を図り臨死状態にまで達するものの，マクロレベルでそのエネルギーに関わるシステムの平衡が大きく保たれるようである。

　ここに実は，企業のトップランナー，トップアーティスト，トップアスリートのメンタルコーチングの盲点がある。トップ・パフォーマーであればあるほど，最高のスタッフ・チームを持つ，そしてエラーの最小化が図られると同時に，エネルギー使用の最大化すなわちパフォーマンスの最大値を要求されるし，自らもこれを追求する。そしてその最大値のパフォーマンスのエネルギー場の舞台には，一人で立たなければならない。世界最高の智と実行力のブレインを抱えるアメリカ大統領でさえも，あるいは一度は世界を制したトヨタの総帥でさえも例外ではない。実際にいかにチームワークが役立とうと，トップ・パフォーマーが立つ場にはチームの他の誰も立つことができず，一人で議会に国民にあるいは社員に向かわなければならない[注1]。よしんば野球やサッカーのようにチーム・プレイで同じグランドに立ったとしても，彼／彼女にしかできないプレーを共にすることは決してあり得ないのである。そしてそこで体験される最高位のパフォーマンスのさらなる高みは，パフォーマー自身，未知の世界であり文字通り誰も体験したことのない世界である。結局最後のパフォーマンスは一人である。この点の甘さが，世界一の技術レベルに達しながら金がなかなか取れない，ここぞの場面でゴールが取れない，契約が，あるいは票が取れないといった決定力の弱点として，オリンピックのような世界大会，あるいは国際交渉や政治の場では顕著に現れるのであろう。

　最終ラインの守りであれ攻めであれ，そこでの決定力はその代表者一人の強さ，柔軟さ，突進力にかかってくる。そのような自分自身を自ら支えると同時

に，その支えのバックアップとなる自らのブレインや組織を育て，組織としてのハイパフォーマンスを生み出して行くことができなければ，トップのハイパフォーマンスは成り立たない。

2．目的と中核機能の力動

(1) 目 的

　トップクラスの経営力あるいは技術力によるパフォーマンスの最大値を目指し，それを実現するためには，言うまでもなく並の精神力ではおぼつかない。その精神力を維持し高めるソフトウェアのありかとありようが明瞭にされないままにプロのパフォーマンスやリーダーシップのみの強化が強調されるなら，勢いメンタルな支えは，カリスマ性，チームスピリッツ，神秘性，あるいはナショナリズムに頼り，結びつくことになる。そのような場合，実際には精神力を鍛えることには直接及ばず，人心掌握術やリーダー機能の技術，あるいはアスリートであれば専ら「練習は嘘をつかない」の合い言葉のもと，ひたすら体力頼みの反復練習による経験的強化に走り，精神力強化の新たな要素展開に関しては個人に任される所に落ち着く。そうなると結局精神力強化は，カリスマ依存とチームの絆以上には進まず，個人の力をアップする所には届かないままとなる。リーダーシップ機能やリーダーとしてのパフォーマンスに実際の効果が出ない大きな問題は，パフォーマンス技術，知識，精神力のそれぞれが切り離されたままになっている点である。

　困難患者（difficult patient）の精神分析的システムズ理論（以降 PAS 理論）による治療技法を精錬する過程で生まれたハイパフォーマーのためのダイナミック・コーチングは，これら従来のエグゼクティヴあるいはトップアスリート・コーチングの弱点を踏まえて，理論と技術が体系化された手法である。そのハイパフォーマーに特化したメンタル・コーチングの機軸にある人格構造と機能の強化理論は，以下のようにまとめられ，これがトップレベルのハイパフォーマンスを支え，その力をさらに育て逞しくするハイパフォーマー・アイデンティティ・グループの目的となる。

　　　（a）　人格構造強化：骨太の精神力を押し出す人格そのものの，いわば心の体幹を太くする。精神分析的には自我の柔軟性と俊敏性によって自己

の奥行きと広がりを拡張し，自我と自己の相互作用を高めることによって，人格そのものを構造的に強化する（小谷, 2008, 2010）。

(b) 自我による体験フィードバックサイクル[注2]の強化：身体感覚と精神機能を統合する内的フィードバックサイクルと外的フィードバックサイクル（小谷, 2008）を相補力動的に強化する。行動（Behavior），情動・感情（Affect），身体感覚（Sensory），知識（Knowledge）の4ライン（Braun, 1988）の体験フィードバックのソフトウェアを統合的に完成させる。

(c) ここぞの場面（here and now）で全ての持てる力を出す突進力の強化：人格構造のエネルギーベクトル方程式 $\Delta F = A\Delta x$（小谷, 2010, 第1章）による ΔF の最大値を生み出す覇気の体得。

（2）分水嶺の身体——人格機能

アイデンティティ・グループにおいて強化する3軸の具体像を理解するにも，第3章図3および図4が役立つ。人格の構造的な働きを視覚的に捉え，構造と機能を分けて理解し，そこに働く全体的な力学をイメージ化すると分かりやすくなるであろう。図3の全ての体験領野が自己と考えればよい（小谷, 2008）。その自己を運営し様々な圧力を調整し，護るのが自我であり，それらの働きは絶え間なく動いている心身のエネルギー Δx の消費によって賄われる。Δx は，その使用の過程において無意識の領域，前意識の領域，意識の領域それぞれに消費され，前意識から意識の領域において言葉を生み出し情報化される。エネルギーが情報に転換されることによって，エネルギー使用の効率は格段と高くなり，その及ぼす範囲は身の回りから世界にまで広がる。

そこで，これらわれわれ人間の全ての営みにおいて，見える部分が甚だ少ないことを，当たり前のことでありながら，すぐに忘れてしまうわれわれの大きな弱点を思い起こしておかなければならない。図4の表面に見える領域は，言うまでもなく非常に限られているのである。ほとんどが見えていないと言っていいくらいに，人は氷山の水面上の一角しか見ない。この見えない領域で様々な決定因の力学が働き，人間の振る舞いから行動までが定まる（multi-determinism）ことを世に知らしめたのが，Sigmund Freudの深層心理学であった。ハイパフォーマーと常人の違いは，この水面下の領域にあるプロセスやエネルギーの処理機能をどれだけ目的的に視覚化し機能効率を上げることができ

るか否かにあるようである。常人に見えない世界が彼らに見えている，と考えれば分かりやすいであろう。この常人には見えない深層心理学領域とその領域を瞬間的に見ることのできる卓越したハイパフォーマーを分ける分水嶺がある。それは見えない領域と見える領域に交差が生ずる瞬間の身体－人格機能による。

　往年の卓越したプロ野球バッターの故川上哲治氏，長嶋茂雄氏のエピソードがそれら特異の事象の感覚をよく物語っている。「バッターボックスに入るまではあらゆる可能性を考えるが，バッターボックスに入るとその全てを忘れなければならない」「目の前に来た球を，ビューンと打つんですよ」とそれぞれに，誰にでもできそうでできないことを語って，周囲を圧倒したり，あるいは後者の場合は，唖然とさせたようである。仏教哲学で説かれる「空」の理論注3)による介入言葉，「行くものは行かず」の瞬間の力学的場を体験できた両氏であるからこその表現であると言うことができよう。使おうとしないで使える能力，見ようとしないで見えるボールが，常人には使おうとする意識を捨てることができず，見ようとする意識に囚われて，結局は使える能力は実力の5分の1，10分の1となり，打てない，見えない，という結果になる。単純に「上がる」という現象もこのメカニズムにある。

（3）「上がる」体験の重要性

　ハイパフォーマーは，危機的とも言うべき瞬間の勝負をこなすことに鍛えられ，「上がる」ということはなくなっているかに見えようが，必ずしもそうではない。「上がる」と言うことがなくなっている場合，多くのハイパフォーマーは第一線から引退しているか，引退を迫られていることであろう。そのような場合，多くの人が饒舌になっている。解説をするようなタイプでなかった人が，好んで解説をし，多くを語り，あるいは本を書きたがる。第一線にいた時は考えられなかったことを，むしろ好んで語り，書くことを求めるのである。

　上がるということは，赤面や心臓の鼓動が早まる身体反応によって明瞭に分かるように，身体にエネルギーが過剰に上がってくることに他ならない。上がるとは，瞬間に無意識的にエネルギー上昇が生じ，興奮が生じる状態，と定義すると分かりやすいであろう。

　上がることを怖れ嫌がっている間は，上がってきたエネルギーを適切に目的的に使うことができず，行動（B），情緒・感情（A），感覚（S），知識（K）が乱れ，その秩序を失ってしまう。先に挙げたPAS理論の3軸の（b）の内

外フィードバック機能がフリーズしてしまう，すなわち，身体－人格機能のエントロピィが上がり機能不全となる。人は，これを忌み嫌うのである。

　しかしこの瞬間，エネルギーの上昇とエントロピィの増大を同時間に置かないのが，ハイパフォーマーであり，普通の人々はこれを同時間に置いて拒絶する。ハイパフォーマーは，エネルギーが「上がる」ことを求め工夫し，場合によっては思いっきりほほや背中を叩いてもらい，自らに衝撃の圧をかけて，一気のエネルギー上昇を求める。そして今ここぞの，一点集中的エネルギー上昇の事態に耐えうる，エネルギー運用の BASK 4 機能とその成果を上げる技術を徹底して鍛えるし，かつ本番の瞬間さえも学習の体験にするのである。

　対して，普通の人々の多くは，エントロピィの「上がる」ことに反応し，これを遺棄しようとする。同じ「上がる」現象を体験していても，反応する瞬間の時間が異なり，反応ソフトウェアの起動スピードが圧倒的に異なる。

　そこで生ずるハイパフォーマーと普通の人々との間には，「上がる」瞬間に長く居ようとする前者と，一刻も早くそこから逃れたい後者の体験の違いがある。しかしこの瞬間の，過剰とも言える ΔF のエネルギーを運用する身体－人格機能が陰る時，ハイパフォーマーが饒舌となることがある。自分の身体－人格領域の全てを支配する「沈黙」を持つことができず，荒馬の手綱をしっかりと閉めて静を保つことができず，揺れる自分の体験の説明に走るのである。安心を外に求めようとし，自分の世界を安全空間として保持できなくなるのである。トップアスリート，芸術家，経営トップが饒舌になり，瞬間の「上がる」という事象の中にあるミクロ力動展開の創造性を捨ててしまうことは珍しくない。自身の全てを抱える沈黙を持てなくなると，体力の問題はなくとも，高次パフォーマンスを維持しなければならない役職生命／芸術家生命／選手生命を早くに閉じざるを得なくなる。

　「上がる」という人間的事象を，文字通りに物心がつく頃から，人は体験し始め，思春期，青年期に「上がる」反応性はピークに達する。赤面や，斜視，チック，場面貧血，場面頻尿，場面吃音，身体あるいは身体部位の硬直，突発性難聴，等々，急激な身体反応を伴うエネルギー過多が，エントロピィ上昇による身体－人格の機能不全を生む。ハイパフォーマーが，何らかの急激なストレスによって同様の症候に襲われることはよく知られている事実である。ピアニストや野球選手のイップス，音楽家の突発性難聴，俳優やアナウンサーの場面吃音，赤面，失語症がその例である。

人生の過程で生物エネルギー供給量が子ども量から大人量へと急激に高まる思春期に，ストレス反応として急激に ΔF に運ばれるエネルギー量が上がり，そこに対処不能の「上がる」症状が出ることは，普通に体験される。この体験を繰り返す中で，自身の身体−人格機能の向上が伴い，その機能構造としてのAの発達が促進されれば，パフォーマンスへのエネルギー配分が効果的となり，パフォーマンス力のアップと共に，今ここぞの人格反応強化（c）の覇気が安定し，その安定化に伴い内外フィードバックシステム（b）も強化され，人格構造全体の統合性（a）も能動的自我の発達と共に上がっていく。この間の力動は，第8章の極めて才能豊かな青年の事例によって示し補記する。

　言い換えるなら，人が人生の発達ラインを進む中で，ハイパフォーマーへの道へと大きく転回を図るのも思春期から青年期であり，逆に発病やパーソナリティ障害へと舵を取られるのもこの時期であることから，マクロ発達ラインの分水嶺がこの時期にあることは認められよう。しかし発達ラインの分水嶺から，ハイパフォーマーのラインに入ろうが，病理や障害のラインに乗ろうが，その後の過程で ΔF に急激にエネルギーが運ばれることは，人生の様々な刺激によって様々な瞬間に何度となく生じる。それはミクロの分水嶺であり，瞬時の緊張で前者はそれをチャンスに変え，後者はそれを自己の混乱として経験することになる。いずれも本質は，エネルギーが急速に「上がる」人の体験事象である。

　ハイパフォーマーのアイデンティティ・グループで中核的に扱われるのは，瞬間のミクロの分水嶺であり，通常は無意識に処理される瞬間のBASK機能の精練である。そしてそれを支える人格構造のマクロレベルのアイデンティティを支える発達歴史性が揺らぎ，ハイパフォーマーがブレイクダウンした場合，多くはうつになり死への向性も高くなる。その際は，ミクロとマクロの両レベルの分水嶺を扱う心理療法が必要となる。

3．グループプロセスの特異性

（1）速いテンポ

　ハイパフォーマーには，ハイパフォーマンスに欠かせない身体−人格機能の特徴として，①エネルギー量の多さ，②自我の強さ，③情報処理の速さ，④心理空間，時間空間の広さ，に顕著なものがある。したがって次章に詳述される

精神分析的集団精神療法においてもまた，アイデンティティ・グループのプロセスにも，その特性にそった特異なものがある。個々に余人にはないエネルギー量を有し，それぞれの領域において卓越した能力を発揮しているメンバーの集まりであるから，グループのエネルギー量も半端なものではない。その多量のエネルギーが，どのようにグループシステム発達に使われるかによって，グループプロセスは変わってくる。

　多くのハイパフォーマーは，基本的に自己愛的であり，演技的でもあり，かつ反社会的である。それが成功をもたらしている要因でもあるので，グループの始まりからその特徴は顕著に現れる。とりわけ反社会性はグループ開始早々から，セラピストへのあからさまな挑戦として現れる。グループへのモティベーションの軸は，反社会性の功利性にあるので，利に叶うかどうか，その見通しへの要求が強い。それは裏を返せば，個々のメンバーの刺激－反応性の高さと速さの特徴でもあるので，応じるセラピストの反応性の高さと速さが求められる。成すべきことの多い彼らにとっては，マクロレベルでも「時は金なり」の反社会的文化に包まれているので，グループの展開は速いものになり，エネルギー量の多さも，テンポを速める要因となる。限られた時間に多量のエネルギーがあれば，大量の情報処理をすることによって消費バランスをとろうとするからである。

　速いテンポそのものは，意味あるグループプロセスにとって悪い訳ではない。むしろプロセスの力動性が高まり，歓迎すべきことであるが，反社会性に走り過ぎると，第3章図4で示した水面下のプロセスを顧慮することなく，自己愛的に表層プロセスを一気に走って何も得ず，欲求不満を高めるということが容易に生ずる。

(2) グループ・メイトリックスの個別性

　人格特性の自己愛性も反社会性のいずれもが，メンバーの独立独歩性を特徴とするものであり，一つのグループに融合することはなく，協調性よりも独自性が常に優位となる特徴がある。そのため，場を支配するかもしくは関わりを無視するかのビオンの闘争－逃避の基底的想定（BaF）集団力動が生じやすく，心理作業が可能となるワークグループ発達に向けては，セラピストの明瞭なリーダーシップが必要とされる。

　また個々に独立したメンバーの集まりであるから，モザイクメイトリックス

が容易にできる可能性があると同時に、全体としてのモザイク画が成立しない拡散したメイトリックスに容易になってしまう力動的特徴もある。グループ全体としてのシステム性の確立への抵抗の強い特徴が生じやすく、メンバー間の関係性の展開が少ない、独立性の強い「グループの中の個人（individual-within-a-group）力動」に顕著な特徴がある。同じ特徴のコインの裏側に、グループとしての自己破壊性の強さ、すなわち集団同一性の脆弱さがあるとも言える。

(3) プロセスの断続性

グループの全体性あるいはグループとしてのメンバー間の協調性が強くないことは、グループ体験の共有部分が少ないことを意味する。またそれぞれのメンバーの反応性の高さ、強さ、個別プロセスの強さは、それぞれのプロセスが容易に交錯し、必ずしも妥協的噛み合わせを求めないので、グループのプロセスはセッションからセッションへの展開のみならず、1セッションの中での連続性も容易に断たれる。この断続性は、エネルギー量が高く個性の強いパーソナリティ障害のグループプロセスの特徴に似て、ネガティヴに見られやすいが、揺動的平衡論（小谷，2006）のカオスとノモスの転回交差空間が頻繁に生まれる視点をおけば、極めて興味深い深層力動の交差を見出すことができる。

これらの特徴は、ハイパフォーマーの心的展開には常人とは異なる時間と空間の体験様式があることを意味する。常人に見えない世界を、常人とは異なる瞬間の時間と空間を長く広く体験できる能力であり、ミクロの量子力学的視野がその探求の助けとなる。

4．技法の特異性

(1) 直面化

ハイパフォーマーのグループを成功裡に展開するセラピストのタスクの第一は、メンバーにエネルギー使わせることである。エネルギーの有効使用は、生産物を生み、その場の活動や作業から得られる満足感をもたらすので、ハイパフォーマー達の特性、自己愛性、演技性、反社会性の要求（demanding）に対する正当な報酬となりやすく、グループ作業の促進剤となる。これによってハイパフォーマーメンバーが起こしやすい行動化や内的劇化の防衛（acting-out, acting-in）を減ずることができる。また元々能力の高いメンバーの創造性のさ

らなる高みに向かうことが目的のアイデンティティ・グループであるから，閉じられた時間，空間において多量なエネルギー使用が展開されるなら，その使用量分だけの能力が発揮される。ただしこの点において，受け身的促進法 (passive facilitation) では，ハイパフォーマー・グループは成り立たなくなる。メンバーのエネルギーと情報の処理能力の高さと，テンポの速さ故に，自己愛的にプロセスを支配し（acting-in），処理能力の反復を繰り返すことになるからである。そのような展開になるとその反動で，エネルギー使用が止まってしまうということも生ずる。そうなるとグループに不使用エネルギーが溢れて，エントロピィが高まり，グループは容易に破壊に向かう。

　エネルギーを使わせるグループ展開の技法は，境界例を代表とするパーソナリティ障害グループと類似している。①今ここでの（here and now）体験への介入，②メンバーが自分自身の体験と向き合う直面化（confrontation），そして③解釈である。境界例と異なり，元々が生産的な対象者であり，自我境界の統制能力は一級の域にあるから，介入技法は，メンバーの自己分析を促す①と②の「今ここでの」「直面化」が中心となる。解釈も基本的に，自己分析を促進するためのキンドリング的投入によって展開する。セラピストの解釈は，抵抗と中核テーマの徹底操作の軸や枠に関わるものが中心となる。

（2）アセスメント

　アセスメントは，静的なものではなく動的になされなければならない。言うまでもなく過程アセスメント（theragnosis）によって，通常の人格構造と人格機能のベースラインを捉え，展開目標を描かなければならない。加えてハイパフォーマーに特異なアセスメント基軸として，①BASK：行動（B），情緒・感情（A），感覚（S），知識（K），の個々の能力とそれらの統合性，②フィードバックシステムの各内的，外的，ポジティヴ，ネガティヴの個々のサイクルとその統合性，③うきうき気分－うつ気分，それぞれの耐性と両者の力動的関係，④攻撃性の力動，⑤対象希求性の質，を挙げておく。

（3）「上がる」瞬間の解析

　直面化による過程アセスメントが展開されるなら，「上がる」瞬間の捉えに，セラピストは敏感になることができるであろう。その瞬間のメンバーの反応空間が時間的に広がるか，他のメンバーがその時間空間に参加できるかどうかの

見極めが，ハイパフォーマーのグループでは欠かすことのできないポイントとなる。この点を逃して一流選手と話ができなくなるプロのコーチや，優秀な社員を使えなくなるエグゼクティヴの経験には，生々しいものがあることであろう。同様のことが臨床心理士の指導者にもたびたび起こる。サイコセラピストの指導者は，パフォーマーとしての訓練を受けなければならないが，彼らのアイデンティティ・グループにおいても，最重要課題となる。

　ハイパフォーマーにとって,「上がる」ことはその瞬間の機能停止が生ずる訳であるから，しかも何事につけてプロセシングのテンポが速い彼らにとっては瞬間の機能停止は，死を意味する。それ故に，部下や指導下の選手の「上がり」に伴う瞬間の機能停止によって彼らの反応が停滞すると，烈火のごとくに怒り捨てるコーチやエグゼクティヴも少なくない。自分自身の機能停止を嫌い怖れているという逆転移もそこに生じるからである。それほどに,「上がる」瞬間を捉えて自らもかつ相手にも創造的な仕事を可能にすることは，難しい。しかしよくよく観察し，自分自身の逆転移から自由な空間を持って腹を据え，その瞬間を見通せば，さほどに瞬間の分析は難しいものではない。

　まずは失敗した時の対処から見ていくと事象を捉えやすい。すでに述べたことである。一見「上がる」こととは縁遠いように見えるハイパフォーマーが，饒舌になった時，その起点の一瞬前の瞬間に「上がり」がある。饒舌になるとは，生産的に機能できない空間を埋めるために知を使う防衛である。精神分析では知性化という。性衝動に圧倒され「上がる」ことに身を晒すことを避けるために，そこに生じる空間を知で埋めるのである。超エリート大学の学生が，身体性のない知性化に埋もれ，たびたび身体表現性障害やパニック障害，あるいは精神病性の心因反応を起こし，引きこもりになることは珍しくない。BASKのK（知識）機能のみに頼り，B（行動），A（情緒－感情），S（感覚）とのアクセスを見失い，BASの異常を現すのである。そのようなエリート学生の例は，第8章でその力動がさらに理解できよう。

　この思春期に発達する知性化の力動が理解できているなら,「上がる」瞬間の分析は難しくはない。饒舌となった直前の瞬間まで戻って，ピンポイントの質問をすればよいのである。「急にいろいろな知識が巡り始めたようだが，その直前の一瞬，何を感じていましたか。……身体の感覚として，何か急に熱くなられたようですが，エネルギーがカーッと上がりました？」といった具合である。そうしてそのメンバーに，瞬間の詰まったような「沈黙」の空間を再生

することを促す。そしてその空間を知で埋めるのではなく，その沈黙の底から上がってくる感覚Sをベースに，Aをさらには B に向けての意志を聴いていくのである。沈黙の中から生まれる事象に言葉を当てるのである。ベクトル方程式 $\Delta F \to A\Delta x$ を辿ることができるであろう。上がる瞬間の微分を取るのである。

先に挙げた技法の直面化は，実はこの体験の瞬間の空間を保持し，凝縮した体験に同時並行異方向的に生じている様々なベクトルの微分を取って，エネルギーフィードバックを覚醒させるためのものである。これによって，ΔF に継時的に現れる $\Delta F_1, F_2, F_3, \cdots, F_n$ のベクトル効率が良くなるなら，その統合性によって目的（c）の今ここぞの力を発揮できるようになり，かつ目的（a）および（b）の強化に連なる展開が生まれる。

ここで最後に強調しておきたいのが，身体 - 人格によるパフォーマンスおよび外界の圧力に対する反応のエントロピィが上がった時，その立て直しの起点になるのが身体性であり，BASK 反応の S（感覚）であるという点である。先に抽象的な言葉を置いて自己をコントロールするのではなく，自分を支えパフォーマンスを生み出すエネルギーに直結する身体とその反応感覚を，全ての拠点とし起点とするとき立て直しが可能となる。したがってこの身体反応感覚の発現の場を安全空間とすることに本質がある。これが実現した時に「沈黙の中から自分自身の言葉が，そして創造的パフォーマンスが生まれるのである。」

（4）構　造

サイズ：3〜6名まで
構成：ハイパフォーマーレベルの同質性と専門，領域，男女，年齢の異質性
時間 - 期間：1セッション45分から90分×5セッションを1ユニットとし，目的に応じてユニット構成をする
セラピスト：ハイパフォーマンス・セラピスト1名
オブザーバー：目的によって2名，あるいは金魚鉢方式と称される大集団をオブザーバーとする。大集団のエネルギーを使用しつつ，中央の舞台でグループパフォーマンスを行うことの効果には大きなものがある。

後の章で述べるコンバインド・セラピィの原理による組み合わせとして大集団との組み合わせの効果も大きい。多元統合集団療法の章（第10章）を参照のこと。

おわりに

　人格構造は，人間の生に関わる知情意の全てを運営する機能構造体であり，それが生物－心理－社会的な人間の営み全てに関与する係数となる。その運転にも，当然生物エネルギーの供給と配分があり，供給には外界からの摂取と排泄が伴い，配分にもそれぞれのシステムにおける供給－備給と消費がある。骨格でいうなら背骨のような，その根幹のエネルギールートがあり，ベクトル方程式 $\Delta F = A\Delta x$ で示される。目に見える人格構造の発達，変化は係数 A におけるシステム増殖とその精練に現れる。

　創造的なハイパフォーマーほど，感覚的に繊細である。ミクロの体験に生きることができるのでマクロレベルでは，異常に見られることさえ生じる。ミクロの世界の創造性の入り口は誰にでもあり，それが「上がる」体験であるが，その瞬間われわれは焦り，「行くものは行かず」のありようを失う。「上がる」反応は実は，われわれに「行くものは行かず」の心境を分からせようとしている全人格的な反応であると置いてみるとどうであろう。ハイパフォーマーの『空』の世界が見えてこよう。

❏ 文　献

Braun, B. G.（1988）BASK model of dissociation. Dissociation, 1, 4-23.
小谷英文（2006）ニューサイコセラピィ．風光社，東京．
小谷英文（2008）ダイナミック・コーチング．PAS 心理教育研究所出版部，東京．
小谷英文（2010）現代心理療法入門．PAS 心理教育研究所出版部，東京．

❏ 注　釈

注1）オバマ大統領の再選ディヴェイト，豊田章夫社長の米国議会の審問においても両者ともに難局の舞台に一人で立ち，劣勢に立ち向かってその成果を得ている。
注2）付録グロッサリーを参照のこと。
注3）次章の理論でも触れる。

第Ⅲ部

集団精神療法技法

第7章

精神分析的集団精神療法[注1]

　集団精神療法の起源をどこに見出すか。筆者の集団精神療法の理念からすると，J. Diamond（1997）の言う，人類史における大躍進があったとされる10万年前から5万年前のネアンデルタール人の時代に遡る。彼らが死者を悼み埋葬した所から人類としての躍進が始まったと，Diamondは言う。心身の死に向き合ってきた臨床心理学者として，ここに人類としての個人の誕生を見，かつ集団精神療法における心の死からの再生のアイソモルフィを見出すからである。すなわち，個人の死を悼み合う所に集団性が明瞭になり，同時に死者に映し出される自分の存在が明瞭になる。言い換えるなら，集団同一性布置において個としての自己の自覚が生まれる。人の群れがまとまりを持った集団を成すことによって，生き伸びようとする人類の力が倍増し，大躍進を創出したのであろう。

　Freudの名言「個人は集団から生まれる」が，死を怖れ哀しむことを共に克服しようとした正に人類の出現と共にあったのである。人類は集団精神療法によって個人を生み出し，人類となったと言って決して過言ではないのである。「死」が集団精神療法の起源にあるとも言えるが，本章を始めるに当たって，このことが精神分析的集団精神療法の原点にあることを明言しておこう。

1. 理　論

　近代の集団精神療法の起源としては，ボストンの内科医 Pratt（1872-1956）により1905年に始められた「結核患者学級」とされている（Pinney, 1978）。このアプローチはその後，教育的集団療法（didactic group therapy）と名づけられ，情緒的問題に対する講義と討論による体験の分かち合いで構成されていった。それから20年余りの歳月を必要としたが，Burrow（1928）がFreudの強い反対を押し切って，精神分析の集団精神療法への適用を始めた。今日の個人のみならず，集団，社会を精神分析する精神分析的集団精神療法の始まりである。

現代の小集団による狭義の精神分析的集団精神療法は，Wender（1936, 1940）から，Schilder（1938, 1939），Ezriel（1950），Sutherland（1952）らによって形が整えられ，Foulkes（1957），Bion（1959），Wolf と Schwartz（1955, 1962, Liff, 1975），そして Slavson（1964），Scheidlinger（1952, 1980, 1982, 1997）に至り，Rosenbaum らによるテキストが出版され（Mulan & Rosenbaum, 1962; Rosenbaum & Berger, 1968; Grotjahn, 1977），現代の精神分析的集団精神療法の画期的な発達展開が見られることになる。Slavson が中心になりアメリカ集団精神療法学会（American Group Psychotherapy Association）[注2] が設立され，精神分析的集団精神療法は，他の実存主義，あるいは認知行動理論によるアプローチとの交流も活発にし，世界の集団精神療法をリードして今日に至っている。

（1）定　義

現代の精神分析的集団精神療法の定義は，MacKenzie（1990），Tuttman（1991），Rutan（1993），そして Alonso（Alonso & Swiller, 1993），Stone（1996）他，多々あるが，ここでは E. L. Pinney と筆者による定義[注3] を呈示する。

　　集団精神療法とは，4人から12人の患者およびクライアントが一人もしくは二人のセラピストが加わるグループにおいて，通常90分，構成によっては45分から120分のセッションを持って，ある一定の期間，定期的に会うことによって構成される精神療法処方である。セラピストはそのセッション空間内で，メンバーの最大限自由な連想的発話を可能にする空間を醸成し，メンバー間相互作用を促進することによって，メンバーの自己理解を進め，メンバーおよびグループのシステム変化を進める能力を向上させる。
　　精神分析的集団精神療法は，精神分析の理論と技法を駆使する精神療法の一形態であり，個人の人格構造とその機能を再編精練するものであるが，言うまでもなくこれに集団精神療法独自の理論と技法が加わる。すなわち抵抗と転移の分析を主技法とする精神分析的心理療法に，グループ発達による治療装置の変化の中で，個人の人格変化をアイソモルフィックに推進していく理論と技法を統合して展開する処方を，精神分析的集団精神療法とする。

（2）理論軸

Freud 初期から今日までの精神分析理論の骨格を成す5つの理論軸が，その

まま精神分析的集団精神療法の基軸となる。①心的多元決定論，②構造論，③力動論，④漸成的発達論，⑤自我機能論の5軸である。

　心的多元決定論は，「人間の行動は元来，合目的的かつ合法則的である」とみなし，心の働きに偶然はなく，人間の行動や反応は心的に多元的要因の組み合わせの機能結果として生じるものであるとする。したがって行動や反応の決定因は，一対一の単一直線的（linear dynamic）なものではなく，多元的同時並行異方向的要因にあるとみなす。そしてそれらの多元多重の因果のメカニズムの多くは，無意識過程によって展開され見えないプロセスとなる（第3章図4）。またそうした無意識過程に働く種々の力は数式によって捉えることができ，力学的な心的ベクトル $\Delta F = A \Delta x$ 展開のもと（第3章図3），個人の表現や行動をある一定の方向へ導く。その方向とは，古典的なリビドーと攻撃衝動を基本とした欲動論では，快感原則をもとに緊張解消の方向性が仮定され，対象関係論では対象希求と愛着に，自己心理学では自己の統合性の確立とその強化に向かうと仮定される。たびたびこれらの精神分析理論が個々の学派間で分離してしまい，自己と自我の力動や自己内の対象関係の力学に関わる自我機能に注目が向けられないことが多い。それはまた精神分析理論の背骨として欠かすことができない発達理論が抜けてしまうことによる。

　人格が生まれつきの生物学的素質をもとに，対象世界，すなわち環境との相互作用により漸成的に発達していく過程で，自我発達と自己の力動的関係，対象関係発達と自我機能，自己の断片化，拡散－凝固，統合性の展開と自我機能の関係は，様々に現れる。人格の再編，再構成を治療理論の中核に置き，抵抗と転移の分析によって治療展開を進めるとするなら，自我のサービスによる退行からの修正発達の徹底操作を欠かすことはできず，精神分析諸理論が分離分裂的に扱われることはあり得ない。

　また精神分析学は，必ずしも精神・心理治療領域のみに特定化された学問に留まってはいない。解釈学として思想，文化，社会学的運用も成されることから，臨床理論としての統合性や整合性を欠いたまま結果論的に上書き利用をされることも多い。このことを重々認識した上で，われわれは臨床理論としての精神分析理論の統合性を臨床の場で常に実証的に追究する姿勢を崩してはならない。

　改めて人格の漸成的発達展開とは，発達の前の位相が次の位相の生成の条件もしくは要因となりながら漸次組み上げられていく過程を成すものである。それは現在の人格構造とその機能が，個人史の始まり，すなわち誕生の過去から

積み上げられてきている乳幼児期を初めとする縦軸の各発達位相における各個人固有の経験特徴によって規定されるということを意味する。この理論想定は，初期経験によって人格が決定されることとして，精神分析の理論立てが固いと非難される一方で，面白いことに他方でこの同じ理論軸を遡及する治療原理故に，精神分析は楽観的に過ぎるという批判も引き出している。現代の精神分析的精神療法における治療機序は，発達の早期，初期の課題や傷つきに関わる人格構造的欠損や機能的歪みに対する発達遡及的再構成とその情緒体験の今ここでの再演による情動修正的体験にかつてない重きが置かれる傾向にある。二者心理学（two-person psychology）の重要性は，言うまでもなく偏重も禁物である。

　このような現代的精神分析理論を基盤に構成される精神分析的集団精神療法は，従来の疾病論のみに基づく「治療モデル」の枠内に留まらず，人格の再養育的側面を積極的に取り入れた「成長モデル」の技法論を発展させている。人格の非機能的側面の治療・修復およびストレス耐性の強化を追求するだけでなく，環境とのより生産的な相互作用を可能にする主体的自己マネージメント機能を担う自我の創造的発達を導くものとして，技法の再構築がなされているのである。防衛と創造を有機的に展開する，自我機能の統合的発達による自己の安定が，今日の精神分析的集団精神療法の技法論的目的となっていると言ってよかろう。

　さらにまた精神分析的集団精神療法は，精神分析とは異なる理論と技法の体系を発展させている。それは集団精神療法を構成する要素の多重多元性が，学派を超えた複数の理論を総合的に理論体系に組み入れる冒険を可能にした結果である。豊かに活用されている代表理論は，①集団力学（Bion, 1959; Durkin, 1957; Scheidlinger, 1952, 1980, 1997），②システムズ理論（Durkin, 1972; Kissen, 1976, 1980, 1981; Liff, 1978, 1979; Kernberg, 1977; Ganzarain, 1977; 小谷, 1985），③認知行動理論（Fay & Lazarus, 1993），④実存主義理論（Rogers, 1951; Rackman, 1995）である。これらの理論は，基盤理論に組み入れられ，かつ集団精神療法の適用対象によって積極的に理論統合され，対象特定的にデザインされる技法構造の奥行きと幅を拡げ，より立体的で実践的な技法構成を可能にしている。

　これらの理論の中で，精神分析的集団精神療法の最も重要な基盤理論の一つになっているのが，①の集団力学理論である。通常，集団力学と言うと社会心理学の理論が適用され，集団の相互作用の力学において過程展開を読み解くこ

とがなされる。この場合の集団力学は、目に見えかつ意識化可能な集団相互作用の過程を意味する。対して、精神分析における個人の分析は無意識過程にこそ人間の行動や表現、意志、感情を左右する力があるとする。その個人の集まりに無意識の集合過程を無視するわけにはいかない。しかしながら個人の無意識過程を分析するのでさえ大変に複雑な論理過程を要するのであるから、集団過程における無意識の力学理論とその適用となると容易に混乱が生ずる。H. Durkin（1976）がこの混乱に決着をつけ、社会心理学理論による集団力学をグループ展開の表層過程（manifest process）とし、集団過程を左右する力学はそれに加えて見えない過程（latent process）があり、かつ両過程の間の力学もあることを整理した。その上で、この複雑な力学関係を理解していくために、von Bertalanffy（1960; Grey et al., 1969）による一般システムズ理論の導入へと導いている。組織発達の精神分析においてもこの理論基盤は、欠かすことができないものとして重視され、表面（on the surface）と水面下（beneath the surface）の過程理論と呼ばれている（Stapley, 2006）。

　注目すべきは、自然界の未知の原理を可視化しようとする科学の目が、かつてのニュートン力学から量子力学的な世界へも広がる中で、過程力学は単純に時間が連続性のある直線的因果関係においてのみ展開するものではないという新たな視点である。筆者による第3章図4を再度、見てほしい。図4に示した時間差 T_1 と T_2 の時間は連続性のある伝達的過程の力学もあれば、そこに全く異なった連続性のない力学もあるということに、われわれは改めて注目しなければならない。さらにはまた「シュレディンガーの猫」の例で示された量子力学モデルにあるように、同じ T_1 にそれぞれに50％の確立で死も生もあり得ることも、精神分析の力学を非常に豊かなものにしている。集団精神療法事態は、このような時間の不連続性と死と生のベクトルが同時並行異方向的に生ずる瞬間を多様に生み出す。Freud の「言い間違い（slip of tongue）」の力学の多様な現れと言ってもいい、「瞬間」の魅力ある空間に展開する変化の力学に、集団精神療法事態はわれわれを招待してくれるのである。

2．技法基礎

（1）集団サイズ

　精神分析的集団精神療法の基本集団サイズは、セラピスト1名ないしは2名

とし，メンバーは5名を基準とし目的や対象の力動によって3名（ミニグループ）から7名の間で調整する小集団である。力動的集団療法あるいは組織の集団療法として30名から200ないしは300名を超える大集団のグループあるいは10名から30名の中集団サイズの力動的集団療法もあるが，精神療法としての精神分析的集団精神療法は，上記規定の小集団である。

（2）適用と除外の対象

　精神分析的集団精神療法の効用には，極めて幅広いものがある。決して万能ではないが，基本的に精神療法の適用対象の全てにおける特定の目的，および健常な人々の発達促進や創造性の開発に有効である。

　したがって除外対象の目安は，対象側にあると言うよりむしろセラピストの対応能力による所が大きい。対象者がセラピストの能力を超えてグループを占有，煽動する可能性がある場合，またセラピストやメンバーに明らかに身体的危険を感じさせる衝動統制不全が予測される場合，これが第一の除外条件となる。対象者の指標としては，何らかのトラウマ反応によって集団事態に対する必要以上の不安喚起，退行－破壊的行動化，もしくはうつ反応や自傷，自死の衝動性を高めるようなパーソナリティ障害や精神病性の反応が上げられる。スクリーニング診断－アセスメントおよび試行診断によって明瞭に除外しなければならない。

　しかしこれらいわゆる困難患者（difficult to be treated）に対してこそ，集団精神療法の効用が追究されてきた歴史のあることを忘れてはならない。処方適用性は，目的による治療システムデザインによって多様なヴァリエーションがある。セラピストの技法の習得が進むにつれて，その適用範囲は立体的に広がることを強調しておきたい。

（3）治療仮説とメカニズム

　集団精神療法の基本的治療仮説は，精神病理が対人病理に起因するものであり，対人力動変化の体験に治療機序があるというものである（Pinney, 1956, 1976, 1977）。Foulkes（1964）は，個人が集団を形成する時，相互の心理力動に影響を及ぼし合う心理学的場が生じるとし，これをメイトリックスと呼んだ。この集団のメイトリックスの変化が個人の心理力動を変える，とする治療機序を公式化した。Pinneyと小谷は，メイトリックス理論の臨床的妥当性を高め

るべく，理論と技法の精錬を進めてきた。それが本書の基盤となっている技法体系である。メイトリックスの原意には子宮の意味がある。集団精神療法システムが基盤機能として発達させるコンテイン（containing）機能は，個々のメンバーの相互作用によるレソナンスがそれぞれのメンバーのあるがままを包むメイトリックスとして働き，それが個人の変化を生む母性的土壌（Scheidlinger, 1974）となる。

　治療機序は，したがって個人の心理学的場のメイトリックスよりも集団メイトリックスがまず質的に変化し，そこに適応する個人が，その集団メイトリックスを個人が変化する中間領域として，ひいては創造的自由空間として利用することによって集団システム内の治療的変化を現し，次いでその変化を個人の人格構造に内在化させ，定着させるというメカニズムにある。

（4）目的と目標
　目的は，対象者の病態やニーズによって異なる。別所で大きく以下５種の目的を整理した。①存在的保護と支持；自己同一性の保障，②社会再適応の支持；人格機能のリハビリ，③問題行動の矯正／修正；行動変容，④症状改善；精神内葛藤の解消，⑤人格変化；人格構造の修正，再構成，成熟，である（小谷他，1993）。

　病態水準の重いものから健康な創造性の追求までのスペクトラムの中に，異なった目的があることが明瞭であろう。精神病から非行，犯罪，パーソナリティ障害，神経症性障害そしてトップランナーの創造性の集団精神療法に至るスペクトラムである。後の章でまた具体的に示すが，東日本大震災直後からの震災後心理支援介入も，直後は①の目的によるサポートグループから始まり，1年，1年半といった時間経過と共に，行動指針を得る認知行動的介入グループ，そして力動的サポーティヴセラピィへ，さらに重篤なPTSD被災者には集団精神療法，精神分析的心理療法へと，有効な介入は上記スペクトラムにそっていた。9.11のニューヨークテロへの対応によって編纂された，アメリカ集団精神療法学会による心理的外傷治療のグループ介入マニュアル（Buchele & Spitz, 2004）も同様なモデュールが組まれている。

　対象者の心理的様態により目的は異なり，それによって治療的システムのデザインも異なる。精神分析的アセスメントにより，問題の心理力動に応じた集団精神療法装置の設計，それに応じた技法が駆使されることが，本処方の適用

性の広さと深さを可能にしていることが理解できるであろう。
　さらに筆者は、システムズ理論の力学から目的と目標を分けて規定する。処方目的は、治療システムと技法のデザインの基軸になる。目標は、その目的を達成するために各個人メンバーが定める実現可能な作業達成課題を指し、それら個々の目標をグループで共有する際の共通大目標をグループ目標とする。個人目標が、抵抗を照らし作業自我の起動を促すのに対し、グループ目標は、グループ抵抗を照らし集団自我発達の起点となり、集団理想自己、集団自我理想の発達機軸となる。

(5) セラピストの条件

　第一の基本条件は、個人精神療法能力である。その上で、集団精神療法セラピストとしての必要条件は、集団同一性の安定性をベースにした集団事態への親しみと信頼感を持って集団を動かす起動力を持っていることである。起動力は、さらに以下の5条件によって確かなものとなる。①集団への反応が早いこと、②一人で集団に対峙できること、③集団への個人的主観的感情の表現に怖れがないこと、④集団プロセスと個人プロセスを分化して捉えることができること、⑤見られの怖れがなく他者観察からのコメントに積極的関心が持てること。
　ただし、グループセラピストがこれらの条件を常に備えていなければならないということではない。主セラピストが十分に集団精神療法過程に責任が持てる資格のある場合、訓練生や初心の集団精神療法家が純粋に自身の能力をグループ内において具現することによって、治療的展開を促進する貢献が多々ある。あるいは初心者同士のチームの場合も、スーパーヴァイザーの働きによっては、豊かな治療的展開を実現することもできる。これらのことは、特記に値しよう。

3. 準備技法

(1) 対象者の選定とメンバー構成

　目的スペクトラム①から⑤までの基本的に同じ水準の対象者で、メンバーの特徴を多様にするヘテロ構成とし、グループバランスを整える。グループバランスを整える原理は、集団としての共通基盤を保持する同質性と相互作用に適

度の刺激をもたらす異質性の噛み合わせにある。社会経済階層，教育，知的水準，病理水準，発達水準，年齢等においては適度の同質性が必要であり，性別，性格，就労背景，家族構成，症状や問題内容等においては，適度の異質性によって偏りのないバランスを取る。バランスとは，目的に応じてメンバー相互作用が自然に起きやすい相互刺激の多様性とその偏りのなさを意味するものである。反対パーソナリティ，ミラーパーソナリティ（類似）のように，ちょうど性格が逆かあるいは相手を見ていると自分を見ているような体験になる類似パーソナリティを組み合わせ，後はできるだけ異なったパーソナリティ・スタイルのカクテルとなるよう異質性の組み合わせを作るのが基本となる。目的によっては，性別，問題内容を，同質にする方がよい場合もある。

　メンバー構成にあたって，とりわけ日本文化において留意すべき点がある。集団精神療法のメンバー構成は，適応すべき集団枠が先にあってそこにメンバー候補者を入れ込もうとするものではない。原理は,「先に固有の個人ありき」の命題にあり，それぞれに固有の個人がどのようなメンバーでグループを成し，有効な精神療法の場を構成できるかの力学を追求するものである。メンバー構成は，精神分析的集団精神療法を成功裡に実施する上で最も重要な部分であり，著者はその決定過程の全体をグループ設計と呼んで重視している（小谷，1990; Salvendy, 1993)。グループ設計は，以下の項の仮システム設計，インテーク面接，オリエンテーション／スクリーニング・グループを経て実際の臨床資料を取りながら過程診断アセスメント（セラグノーシス）による本設計の過程を辿る。これらの過程全てが準備の過程と呼ばれ，メンバーはこの過程をセラピストの一貫した支持のもとに体験することにより作業同盟感覚を得て，セラピィ契約へ向かうことになる。この作業同盟感覚をどのように得るかに，精神分析的集団精神療法成功の第一の鍵がある。

（2）仮システム設計

　事前入手資料による，対象予定者の問題／病態の性質，生活背景，動機づけ，人格スタイル，自我機能，病理的問題，適応様式－個人的資質，といった対象側の要因とセラピスト側の技能要因を照らし合わせて，何を目的としどのような目標設定によってどのような集団精神療法システム設計が可能か，その全体像を描き，実施上の問題点と課題の割り出しを行う。

(3) インテーク面接

仮設計の全体イメージを持って，候補対象者に対するアセスメント面接を個々に行う。まずセラピスト要因の技能を踏まえて前述の対象側の各要因のアセスメントをする。その上で，対象者の集団精神療法に向ける成果への期待内容と動機づけを確認し，予測される集団精神療法効果を想定する。それを各候補メンバーのセラピィ目標として設定し，集団精神療法の基本ルール（ground rule）と手続きを説明し，インフォームドコンセントを取って試行セッションを重ねるオリエンテーション／スクリーニング・グループへと進める。

(4) オリエンテーション／スクリーニング・グループ

インテーク面接によって，集団精神療法への関心と参加への同意が得られれば，仮設計構造によるオリエンテーション／スクリーニング・グループもしくは試行グループへ導入する。セッション数は，原則5回とする。目的は，第一に自由発言による集団の相互作用事態への馴染みをつけるグループ相互作用のウォーミングアップ，第二が診断アセスメントであり，メンバー候補者の精神分析的集団精神療法の適応性とインテークの個人面接データのグループ内反応による再アセスメントである。第三が，対象者がグループ体験の適応性を自分自身で確認することである。これらのデータによって本設計に進み，集団精神療法契約に至る。

これは極めて短期の試行グループではあるが，メンバーにひとまとまりの体験セットを提供できるものであり，この5セッションだけでも短期療法としての効果がある。精神療法に入りたがらない困難患者にとっては，プレセラピィ効果が大きく，精神療法が中断しやすい統合失調症，境界性パーソナリティ障害，回避性障害，自己愛性障害，反社会性障害，シゾイド性障害，あるいは助けを必要としながら強い抵抗を現す引きこもり等の重い心理障害の子を持つ親に対しても効用度が高い。また東日本大震災のような大災害による，過大なトラウマを抱えた被災者のサポートグループとしても実践有用性に高いものがある。

展開技法としては，グループ目標として「現在最も困っていること」，震災の場合は，「現在最も苦しいこと」に置き，「怒り／怖れ／不満」「動機づけ」「家族関係」「人間関係」「コミュニケーション」といったテーマについての自由発

言を積極的に求める。解釈は控え，自己発言，他者発言，メンバー間相互作用，セラピスト，グループをどう体験しているかといった事柄への直面化を中心に置き，基本的に自我支持的介入を基本とする。

（5）本設計と契約

　オリエンテーション／スクリーニング・グループによるセラグノーシス（過程診断）を通じて，精神分析的集団精神療法の適用性を確認し，メンバーを確定する。その上で，改めてセッションを行う場所，席の空間配置の特定化，セッション時間，期間，セラピスト，コセラピストの決定，オブザーバー，録音，セッションアンケート等の使用用具の有無や設定を定めるグループ構造設計を確定する。グループ構造各要素の中で，場所としての部屋はとりわけ重要である。セッション中は決して妨害なく，その部屋を専有できることと，話し声が基本的に外に漏れないことが保障される必要がある。セッションごとに部屋が変わることのないよう，期間中は同一の部屋を確保する。
　時間は，生理，心理学的に言語相互作用に集中できる標準として90分とされるが，病理が重い場合あるいは重度のトラウマにより長い時間が拘束感を呼び起こすような場合には45分，後者の場合30分ということもあり得る。
　期間も目的にそって設定され，週1回3カ月から6カ月の短期−焦点化療法として組み立てるか，目的達成までの長期グループで設定するか，長期であれば1年クールごとの契約更新制で組むかを決定する。短期であれ長期であれ，期間に関するグループ設計に二つの方式がある。集団精神療法を始めた時の同じメンバーで終わるクローズド方式と，メンバーに欠員が出ると新しいメンバーを補充してグループは終わることなく続けていくオープン方式である。一般的に，精神内的な作業を中心に人格構造とその機能の変化を追究する集団精神療法を組み立てる場合はクローズド方式を，人間関係的作業や対人関係，社会技術訓練を中心課題とする場合は，オープン方式が採用される。1年クール制で組み立てるなら，1年はクローズドが保障され，必要に応じて年度更新時にメンバー交替をしながらグループそのものは続いていくオープン方式を組み合わせることができる。精神分析的集団精神療法の基本は，クローズドにある。しかしセラピストの熟練度の問題もあるが，それだけでなく対象者の自我の強さや自立性，動機づけ，集団同一性に関わる集団精神療法メンバーとしてのプライドの問題等，さらには経済，地域文化の問題から，クローズドとオー

プン方式の臨床現実的な組み合わせをする方がより効果的であることを，筆者自身の実践およびスーパーヴィジョン経験から見出している。

　セラピストも精神分析的集団精神療法の基本は，一人である。複数セラピストにすることによって転移－逆転移のベクトルが複雑化し過ぎて分析の軸を失う危険を避けるためである。複数とする時も，誰が主セラピストかを明瞭にして転移分析の中心基軸を失わないようにしなければならない。2名とする場合は，基本的に二つの目的による。一つには，セラピストの訓練目的のためにコセラピスト役を提供する。二つ目は，より治療技法的な意味がある。精神病，パーソナリティ障害，発達障害，あるいは思春期グループのようにサイレント・メンバーや行動化メンバーが多く，より健康な反対パーソナリティ・メンバーが得難い場合，モデルメンバーとなるコセラピストを置く。

　オブザーバーは，家族療法の普及等によって馴染みが出て来ている一方，臨床家の中に安全空間の脅かしとして，頭から否定してしまう強い抵抗が出ることもある。家族療法と明瞭に異なるセッティングと共に，明確な対処が必要である。ここで取り扱う精神分析的集団精神療法におけるオブザーバーは，メンバー側から不可視の存在ではない。オブザーブは，メンバーと同じ空間を共有し，同じ部屋でただしグループの外に位置どり，メンバーの目に入る位置で成される。ビデオ，録音機器もオブザーバーの延長にあり，その所在は常に明瞭にしておき，ビデオコントロール室において隠れた観察はしないのが原則である。ビデオ録画録音に関しては，セラピストとメンバーが同等に見ることができるルールを持ってこれを実行するシステムとする。精神分析的集団精神療法は，精神世界の見えない力動を見えるものにしていく営みであるから，実験装置の組み立てと同じ原理で，道具立てにおいて見えないものやそれにまつわるノイズを決して増やさない統制をする重要な基本原理がここにある。

　以上の留意点をもとに綿密に組み立てられた構造設定の内容とその理由について，メンバー候補者が正当に理解できるようにセラピストは説明しなければならない。この点の説明責任そのものが，設定条件統制の重要な介入となり，セラピィ過程が始まった後も，これら構造に関わる統制管理はセラピストの責任となり，抵抗に対する介入の基盤にもなる。

　説明が充分に成されたなら，改めてセラピストは，参加メンバー個々の動機と参加責任の確認，基本ルールの共有，グループ構造の承認，個人目標の明確化をグループの場で承認し合い，その結果としてのグループ目標を全員で構成

して，集団精神療法契約を結ぶ。その際，この契約が二重構造となっていることを忘れてはならない。個人契約と集団契約である。個人契約は，セラピストとの間の相互協力の承認と責任の確認において成立し，集団契約は集団精神療法活動に関する集団メンバー相互協力の承認と責任の確認において成立する。集団の場で，個人契約と集団契約を明瞭に成すことによって，抵抗の個人力動と集団力動が交差する軸を，契約セッションにおいてグループ全体で確認するのである。

この本契約が参加者確定最後のスクリーニングとなり，契約にそって集団精神療法を始めることになる。

4．展開技法

集団精神療法について，目的や成果の様相，そして過程の力動について断片的に述べられているものは少なくないが，それらの展開を促す技法について述べられているものは多くない。個人の精神分析的心理療法と同じく，病理や障害の発生および成果に関わる力動や，防衛と抵抗の力動に関心が集中し，治療的プロセス展開の技法には多くの注意が向けられてはいない。極端な場合，体験グループの経験のみで，技法の表面をさらっただけで，実践に踏み切る臨床家が未だに少なくない。本格的な集団精神療法の実践には，集団力学における集団病理のみならず創造的，治療的展開を可能にする作業力動の原理とそれを促進する技法の学びは欠かせない。それは，コセラピスト体験による見習い学習のみでは不足である。理論的原理とその実践の体験的検討を伴う技術の精練が必要であり，ワークショップによる訓練の積み重ねが求められる。

訓練については，アメリカ集団精神療法学会が，1976年に最初にその基準を示し（AGPA, 1976），1978年ニューヨーク大学医学校ベルビュー病院において最初の学会公認訓練プログラムが開始され，1986年「公式アメリカ集団精神療法学会訓練プログラム」を確定している。それが本章注1に記したように，1994年に資格認定制度（CGP）の確立に至り，今や国際標準の資格として運用されている。理論と技法の間をつなぐ訓練システムの整備の歴史は，集団精神療法100年の歴史からするとまだ非常に浅いのである。

これら公式の体系化された訓練は，①理論，②臨床，③スーパーヴィジョン，④集団精神療法患者体験の4軸が基本となっている。国際基準のこれらの必要

訓練を満たすことは，わが国の目下の現状ではなかなか難しい。集団精神療法の患者体験から訓練を始め，身をもって集団病理，集団葛藤，集団転移，集団抵抗，集団内分析－被分析相互作用を体験し，その体験のもとに治療機序と介入原理の理論を理解し，臨床実習に臨む。そしてその全てのセッションについてスーパーヴィジョンを受ける。それでも，理論と技法を自身の介入において統合することは容易ではなく，ワークショップによる訓練を重ねる必要がある。

本章では，以上の基本的理解の上に，精神分析的集団精神療法の展開を促進する上で身につけるべき基本技法を記すこととする。

(1) モザイクメイトリックス技法

集団精神療法の大きな誤解を生む元になることであるから（小谷，1998），本書では何度も繰り返すことになるが，集団精神療法のエッセンスとして常に想起してほしい2点がある。第一が，「集団精神療法は，方法として集団の変化発達を追求するが，あくまで目的は個人の精神療法である」ということ。第二が，「集団精神療法の集団に患者やクライアントを入れるのではなく，個人の安全空間の確保が一義的に追求されるべきものである」ということである。モザイクメイトリックス技法とは，この譲ることのできない集団精神療法の2大エッセンスをそのまま追求する E. L. Pinney と筆者の集団精神療法におけるプライマリー技法である。

それは集団精神療法事態のあらゆる場において，個々のメンバーの基本的安全感を確保する個人の安全境界を護り，その維持を補助する技法である。最初は，対人，対世界関係における自我境界の著しい脆弱性を特徴とする統合失調症患者メンバーを，どのように閉鎖空間の集団に共在を可能にするかという難題に対する技法として，Pinney の教えをもとに小谷が公式化したものである（小谷，1994）。

技法のポイントは，集団会話の常識の反対を強調する所にある。定方晶によると，仏教哲学者ナーガールジュナの言葉として著名な「行くものは行かず」[注4]の名言がある。統合失調症者の安全空間をひも解くなら，この一見誰もが矛盾して感ずる名言が，分かりやすく納得のいくものとなることであろう。統合失調症者の会話に何も足さない，そして何も引かないことによって，「行くものは行かず」，出口なき迷妄に入らないで済む。通常の集団会話では，互いの話を繋ぎ，意味を通そうとして質問をし，コメントをし，コンセンサスをあるい

は結論を求める。誰もが「行くもの」になることが正しいと思い込んで会話をするか，そうしなければならないと思い込んでそのような会話に乗れないことに悲観し，あるいは逃避する社会傾向がある。そのような会話による相互作用は，必ず妥協を求めあるいは強制し，多かれ少なかれ個々の自我境界に脅威をもたらす揺さぶりを生む。侵入恐怖を刺激し，自我の護りを堅くさせ，安全感を脅かす。

モザイクメイトリックスとは，メンバー一人一人がモザイク図のように境界のある独立した空間領域を保持し，その空間を侵されることの決してない一片一片の図によって形成されているグループ全体の図を意味する。すなわち集団内で自然に生ずる個々人のエネルギーと情報によるメンバー間相互作用によって形成される心理学的場に，メンバーそれぞれが自分のままでいられることをセラピストが積極的に介入してできる，メンバー一人一人の自我境界の護りを一義的に強調した相互関係ネットワークの図式である。

セラピストの介入は，「メンバー個々の話の筋を繋ぐよりも，間をとる」，「話を噛み合わせるより，個々当人の話として括りをつける」，「コンセンサスよりも，個々の違いの受容をとる」，「話の内容（content）の処理よりも，話をしている今ここでの体験をとる」，ことを機軸にする。そうした展開によって生じる集団内コミュニケーションのメイトリックスを視覚化して見たとすると，そこには正にモザイク画が浮かび上がるであろう。メンバーそれぞれの話はぶつ切りに見え，話の展開は決して滑らかではなく，カクカクしているものの，一人一人の発言によって表わされる各メンバーの心理空間はそれぞれに独立して保持され，個々にバラバラの事柄を語っていながら，全体としてはいかなるストーリー展開（story making）も可能な遊び場のような大絵図が見えてこよう。このような「個人の安全な，誰にも不要に侵入されることのない空間が，発言を促されながら護られ，それがそのままにバラバラに孤立するのではなく，個々のメンバーの共在空間として様々な人生ストーリーを描く全体図柄のある」グループ図式が，モザイクメイトリックスである。

統合失調症の集団精神療法の研究から導き出した技法であるが，対象者の水準が精神病，パーソナリティ障害，神経症，ハイパフォーマーのいずれのものであれ，集団精神療法の作業空間の基底を護る技法である。グループが前に進まなくなった時，すなわちグループ抵抗に出合った時は常に，モザイク・グループ・メイトリックスを取り戻す作業に入らなければならない。

技法の基本技術を，以下5ポイントに絞って解説しておこう。

（a）対象者の防衛機制を積極的に受容し，さらに利用し，対象者固有の自我境界空間の線引きをする：特に否認，分裂，投影等の原始的防衛機制を積極的に使い，他メンバーとの安易なつながりに流れないように，話にカットインし，他者との間をとり，自己空間感覚の保持を維持する。
（b）沈黙を最小限にし，誰かが何かを発言するよう助け，グループに自由連想発言内容が常に飛び交っているようにする：セラピスト自身の自由連想を間つなぎに，それぞれのメンバーの間をとりながら順次発言を促す（go-around）。
（c）自発的発言がなく沈黙が生じる場合，誰もが乗れる大きな話題やテーマをセラピストがやはり自由連想によって提供し，間をとる。
（d）メンバー間の早すぎる直面化，個人的領域への侵入的質問には，間に入り，自己プレゼンテーションの相互確認によってそれぞれの集団内の拠点を認め合うことと，互いに安全距離を保つことの確認を助ける：反射（reflection），明確化（clarification），コンテイン（contain）が有効。
（e）各メンバーが自己の体験に根ざした，しかしお互いの間ではバラバラの話を展開した上で，大きな全体セラピィテーマを，メンバー個々の発言を使いながら包み上げる（wrap up）：グループシステムのホールディング（holding）技術。

（2）グループ発達と集団力動介入：コンテイニング／システミング／サミング

　精神分析的集団精神療法が集団精神療法らしくなるのは，集団力動が精神分析的に活性化することと，それが治療的人格変化力動を生み出すものへと展開していくことに尽きる。これらの展開を推進していく起点がセラピストの仕事にあるということが，Bionの基底的想定グループの仮説に見事に記述されている。セラピストの集団力動介入の十分な仕事がなされないなら，集団は快感原則（pleasure principle）のもとに退行優位の風土を生み，原始的自己破壊的力動に容易に至る。
　自我が弱まっている神経症状態，自我が弱い訳ではなくむしろ強いながらも

自我境界機能に偏りの強いパーソナリティ障害，生来の自我脆弱性を有する精神病者は，それぞれに集団場面への適応は困難である。したがって前にも述べたが，決して管理や説得によってそれらの患者を強いて集団に適応させようとして集団精神療法に導いてはならない。出発は常に前項で詳述した，集団のモザイクメイトリックス形成にあり，誰もが集団内に自分のままでいられるグループ態勢を作ることである。この態勢の最初の体験が，精神分析的集団精神療法のグループ発達（Tuckman, 1965; 小谷, 1990）が展開する第1位相「形成期（forming）」の基本態勢となる。この基本態勢ができれば，メンバーにグループにいることの安心感を得ることができ，グループ全体の安定感を自分のグループ内の安定感とすることができる。

　重篤な患者グループや，荒れたパーソナリティ障害，思春期のグループの場合，この位相に入るや否や，大きな揺れの「動乱期（storming）」の展開を生み，相当期間，形成期と動乱期の往復に終始する。この2位相のスイッチバック過程によりモザイクメイトリックス基盤が安定化すると，グループは個々の心理作業に取り組み始める。MacKenzie（1990）の言う契約（engagement），分化（differentiation）段階にあたる。そうして精神分析的集団精神療法事態のシステム化が進むと，すなわち治療装置としてのシステムが発達するなら，メンバーもグループもそれぞれに個人抵抗，グループ抵抗（Ormont, 1968）と直面し始め，心理作業機能を明瞭にする第3位相「活動期（norming）」の展開に至る。そうして精神分析的に言うなら，メンバーの個人自我と集団精神療法グループの集団自我の機能的乖離が解消し，相互に生産的に働き合うようになった時，グループメンバーそれぞれが自己課題に取り組む第4位相「遂行期（performing）」に至る。個人作業が成果を上げ，あるいは十分な成果がなくとも期限が尽き，集団としての仕事を終える第5位相「分離期（adjourning）」に至って，精神分析的集団精神療法の発達過程は閉じられることになる。

　集団発達の位相展開は，個人力動をその集合体としての集団力動が圧倒しがちであり，集団力動への介入が重要な展開起動力となる。とりわけグループ発達の活動期までは，すなわちグループがBionの言うところの「ワークグループ」位相に至るまでは個人力動を集団力動が吸収しがちであり有効な介入は，「個人力動をコンテインしながら集団力動の発達的展開を促す」ことにある。その介入技術の基本規則として筆者は，本項表題の「コンテイニング／システミング／サミング」の介入連鎖を置いている。

（a）コンテイン（containing）：メンバー個々の心的安全カプセルの補修をする介入。個々人の内的過程の動揺や混乱を掘り起こすことはせず，そのまま包み上げて一人一人の自我境界の安全感を保障する。象徴化，体験の肯定的チェック，肯定的リフレイミング，否認・分裂・投影機能使用の受容，セラピストによる問題の預かりの技術を用いる。

（b）システミング（systeming）：メンバーの護りの自我境界を緩め，メンバー間およびグループ全体との相互作用をサポートし，対人および対世界体験自我を活性化する介入。自我境界の比較的安定しているメンバーの連想を他のやはり自我境界の安定性の高いメンバーの連想に繋ぎ（bridging），さらに自発的に連想的発言を表すメンバーへと繋ぎ，感想やコメントをサポートする。グループ全体にも，連想を求め，自然に出てくる発話をサポートする。同一テーマの自由連想促進，共有話題（大きなテーマ）の投入，表面に見える集団内対人関係の記述・焦点化・明確化，グループムードの記述・焦点化・明確化，グループテーマ解釈の技術が有効。

（c）サミング（summing）：メンバーの自我境界を閉め，内的体験自我を活性化し，同時に観察自我をそれ以上にサポートする介入。他メンバーやグループのこと，さらにはグループ外のことよりも，今ここでの自己内の情緒的，認知的体験に意識や関心のシフトをし，自己領域を括り，その範囲内の自己理解作業をサポートする。体験記述，感情内的。外的フィードバック，自己解釈のサポートとそれに伴う共感の技術が有効。

この基本介入は，対象メンバーの人格機能水準によって，薬の調合のようにどの深さまでの体験を扱うのかという水準域を測りながら調節しなければならない。神経症水準の場合，この基本連鎖介入の安定した繰り返しによって，体験水準域は徐々に深まりグループ発達位相も展開するか，あるいは抵抗の明瞭化が進む。その展開によっては，比較的早くにコンテインの介入は不要となり活動期以降は，システミングとサミングの基本連鎖のみで進んでいく。パーソナリティ障害となると，性格防衛が固い分だけサミングによる内的世界への直面化は揺れを大きくし，内外への反応が強く逆にコンテイン介入が基軸となる。これを機軸として，体験領域が広がりすぎないように助けを随時出しながら，

システミング／サミングを補助自我的にそのメンバー自身の自我機能の体験学習として繰り返しサポートする（molding）ことによって，体験水準域を徐々に深めていく。精神病の場合は，安全空間保障の基調ダイナミックスのモザイクメイトリックスを安定させることが第一義的な介入となるので，システミング／サミングは補助的介入となり，体験水準域は自我境界域を中心とした所に留める。基本介入は，コンテインであり，自我境界の安定化の介入が主軸となり，自己同一性感覚を言葉にする閾値内でシステミング／サミング介入を生かし，内的世界の対象恒常性の増進を図る作業が中心となる。

（3）個人力動介入：自己体験フィードバック／直面化／解釈／共感的理解

心的安全空間（小谷，2004）が保障される集団精神療法装置が安定するまでは，モザイクメイトリックスの個人介入以外は，活動期以降の介入技法となる。他のメンバーと較べて，自我が強くマージナルマン（境界人）あるいはキャタリスト（触媒）[注5]として動く心的安全空間の個人保持能力の高いメンバーがいれば，集団力動変化のバイパスを作るために，早い時期でも彼らに対する個人力動介入はモデリングを兼ねて効果的となる。

集団精神療法の個人力動介入の原理は，常にその受け皿を集団力動に託す所にある。それ故に，探求的個人力動介入は集団力動の治療的展開機能が形成された後の活動期以降ということになる。探求的個人介入の技術そのものは，精神分析的心理療法のそれと同じである。それ故に，精神分析的集団精神療法のセラピストの基本用件が個人精神療法技能になるのである。介入技術の基本は，本項表題の通り，自己体験フィードバック（DER），直面化，解釈，共感的理解である（小谷，2008）。

（4）抵抗の扱い

グループ発達が展開しない所には，必ずグループ抵抗がある。集団精神療法は，グループ発達を促しその抵抗をメンバー全員で克服する過程にあると言ってよい。この抵抗の扱いの基本原理は，扱いの順序にある。以下の順序で抵抗現象を観察自覚し，その障害を徹底操作し，解除していく。

（a）　急性集団抵抗：急性個人抵抗がまず目につくことが多いが，急ぎ過ぎず集団抵抗の形を成すまで待って扱う。

(b) 急性個人抵抗：急性集団抵抗を解除していく過程で，連鎖的に急性個人抵抗の個々が露になる。連鎖の力動の中で解いていく。
(c) 慢性的集団抵抗：中核的な治療的個人作業に対する集団防衛はグループ発達過程において慢性化する。活動期に形成された集団システムに分ち持たれている個人機能を能動的にフルに働かせていく協働によって大抵は解消されるが，これに反復過程が必ず生じる。また解消されない負の展開になると，原始的なグループ様態の基底的想定グループへの反復的集団退行が生じる。
(d) 個人性格抵抗：遂行期のメンバー個人の徹底操作の基本テーマの一つであり，集団の治療同盟の安定によって徹底操作が可能になる。これによって人格構造の固さが緩み，再構成的な中核葛藤やパーソナリティ・スタイルのより柔軟な再編が可能となる。

5. 成果と課題

成果は，言うまでもなく目的に応じた結果である。臨床的に見出すことができている成果を挙げると，以下のように整理できる。

(a) グループ内適応：統合失調症の集団精神療法によって明らかな成果として現れるものであるが，見過ごされやすい。集団の中で生きられる体験，所属に安心できる体験は，ネアンデルタール人の大躍進をもたらしたものと一致するものと思われ，人間にとって仲間と生きる本質的な体験であり，実存的な生の体験の基礎になるものと思われる。重篤な精神病の人々にとっては，一生，何らかの集団精神療法的安全空間を必要とする。その空間において安心できる自己同一性体験による自己対象の内在化は，大きな他に変え難い成果である。
(b) 自我境界の強化と補正：自己同一性の保持とその揺れによる傷つきの修復を自分自身の力で行うことができる自我境界へのエネルギー備給と，発達早期からの自我境界機能の補修。
(c) 認知修正体験：防衛機制の高次化による認知の歪みの修整と，その個人内フィードバック機構と外的フィードバック機構の相補性の確立による現実吟味機能システムの安定化。

（d） 情動修正体験：体験自我と観察自我のフィードバック機構が，内的外的フィードバック協働機構との噛み合いを補正することによる，転移的固着，重要な対象関係におけるトラウマからの解放。
（e） 人格機能構造の再編：自我，超自我，イド，外的対象との関係におけるノイズが最小化に向かい，個人内のエネルギーの外部場への展開と外部場からの刺激の個人内エネルギー活性化の双方向ベクトル，数式 $\Delta F = A \Delta x$ のプロセシングがスムーズとなる（小谷，2011）。

精神分析的集団精神療法の成果は，文字通りネアンデルタール人の死との出合いに匹敵するレベルから，瞬時のパフォーマンスに世界記録や芸術空間を生み出すピアノ演奏を実現するような人格機能レベルにまで，豊かな広がりと深さを有している。正に人類の尽きない課題に出合わせてくれる集団精神療法のロマンがある，と言いたい。実際に，次章で示す重篤な症例に対するコンバインド・セラピィと合わせて精神分析的集団精神療法は，不可能を可能にする豊かな成果を上げるものである。しかしわが国では普及が今一歩という現実の中，成果の実証研究に十分なものが出て来ていない大きな課題がある。

❏ 文　献

Alonso, A. & Swiller, H. I. (Eds.) (1993) Group Therapy in Clinical Practice. American Psychiatric Press, Washington, D.C.
Bion, W. R. (1959) Experience in Groups. Basic Books, New York.
Buchele, B. J. & Spitz, H. I. (Eds.) (2004) Group Interventions for Treatment of Psychological Trauma. American Group Psychotherapy Association, New York.
Burrow T. (1928) The basis of group analysis, or the analysis of the reactions of normal and neurotic individuals, The British Journal of Medical Psychology, 8, 198-206.
Diamond, J. (1997) Guns, Germs and Steel: The Fates of Human Societies. Norton, New York.（倉骨彰訳（2000）銃・病原菌・鉄（下巻）1万3000年にわたる人類史の謎．草思社，東京．）
Durkin, H. E. (1957) Towards a common basics for group dynimaics. International Journal of Group Psychotherapy, 7, 115-130.
Durkin, H. E. (1972) General systems theory and group therapy: an introduction. International Journal of Group Psychotherapy, 22, 159-166.
Ezriel, H. (1950) A psychoanalytic approach to group treatment. British Journal of Medical Psychology, 23, 59-74
Fay, A. & Lazarus, A. A. (1993) On necessity and sufficiency in psychotherapy.

Psychotherapy in Private Practice, 12, 33-39.
Foulkes, S. H. (1957) Psychoanalytic concepts and object relations theory: comments on paper by Fairbairn. In E. Foulkes (Ed.) Selected papers of S. H. Foulkes. Karnac, London.
Foulkes, S. H. (1964) Therapeutic Group Analysis. Allen & Unwin, London.
Ganzarain, R. (1977) General systems and object-relations theories: Their usefulness in group psychotherapy. International Journal of Group Psychotherapy, 27, 441-456.
Grey, W., Duhl, F. J., & Rizo, N. D. (Eds.) (1969) General Systems Theory and Psychiatry. Little Brown & Company, Boston.
Grotjahn, M. (1977) The Art and Technique of Analytic Group Therapy. Jason Aronson, New York.
Kernberg, O. F. (1975) A systems approach to priority setting of intervention in groups. International Journal of Group Psychotherapy, 25, 251-275.
Kissen, M. (1976) From Group Dynamics to Group Psychoanalysis. Hemisphere Publishing. Co., Washington, D.C. (佐治守夫・都留春夫・小谷英文訳 (1996) 集団精神療法の理論：集団力学と精神分析学の統合. 誠信書房, 東京.)
Kissen, M. (1980) General systems theory: practical and theioretial implications for group intervention. Group, 2(4), 29-39.
Kissen, M. (1981) Exploring general systems process in group setting. Psychotherapy: Theory, Research and Practice, 18, 424-430.
Liff, Z. A. (1975) The Leader in the Group. Jason Aronson, New York.
Liff, Z. A. (1978) Group psychotherapy for the 1980s: psychoanalysis of pathological boundary structuring. Group, 2(3), 184-192.
Liff, Z. A. (1979) A General systems approach to group leadership of narcissistic and borderline patients. In L. R. Wolberg & H. L. Aronson (Eds.) (1979) Group Therapy: 1979 - An overview. Stratton International Medical Book, New York.
小谷英文 (1985) 集団精神療法：精神分析的システムズ・アプローチによる技法的体系化の試み (Ⅰ). 精神保健科学　広島大学保健管理センター研究論文集, 1, 19-27.
小谷英文 (1990) 集団心理療法. 福島章・小此木啓吾編：臨床心理学大系第7巻 心理療法1, 金子書房, 東京, 239-269.
小谷英文・小沢良子・井上直子 (1994) 力動的集団精神療法の手引き. 山口隆・浅田護・菊地寿奈美編：集団精神療法的アプローチ―治療集団と学習集団の続け方. 集団精神療法叢書, 東京, 41-52.
小谷英文 (1998) 集団精神療法に関する大きな誤解. 精神療法, 24(5), 464-466.
小谷英文編著 (2004) 心の安全空間. 現代のエスプリ別冊, 至文堂, 東京.
小谷英文 (2008) ダイナミックサイコセラピィ―心理空間技法―. 小谷英文編：ニューサイコセラピィ：グローバル社会における安全空間の創成. 風行社, 東京, 155-185.
MacKenzie, K. R. (1990) Introduction to Time-Limited Group Psychotherapy. American Psychiatric Press, Washington, D.C.

Mullan, H. & Rosenbaum, M. (1962) Group Psychotherapy: Theory and Practice. The Free Press, New York.

Ormont, L. (1968) Group resistance and the therapeutic contract. International Journal of Group Psychotherapy, 18(2), 147-154.

Pinney, E. L. (1956) Reactions of outpatient schizophrenics to group psychotherapy. International Journal of Group Psychotherapy, 6(2), 147-151.

Pinney, E. L. (1976) Psychological aspects of urination in renal failure patients. Psychosomatics, 17(1), 35-36.

Pinney, E. L. (1977) A First Group Psychotherapy Book. C.C. Thomas, Springfield.

Pinney, E. L. (1978) The beginning of group psychotherapy: Joseph Henry Pratt, M.D. and the Reverend Dr. Elwood Worchester. International Journal of Group Psychotherapy, 28, 109-114.

Rackman, A. W. (1995) Identity Group Therapy with Adolescents. Jason Aronson, Northvale.

Rogers, C. R. (1951) Client-Centered Therapy: Its Current Practice, Implications and Theory. Constable, London.

Rosenbaum, M. & Berger, M. (1968) Group Psychotherapy and Group Function. Basic Books, New York.

Rutan, J. S. & Stone, W. N. (1993) Psychodynamic Group Psychotherapy, 3rd Edition. Guilford Press, New York.

Salvendy, J. T. (1993) Selection and preparation of patients and organization of the group. In H. I. Kaplan & B. J. Sadock (Eds.) Comprehensive Group Psychotherapy. William & Wilkins, Baltimore.

Schilder, P. (1938) Psychotherapy. Norton, New York.

Schilder, P. (1939) Result and problems of group psychotherapy in severe neurosis. Mental Hygiene, 23, 87-91.

Scheidlinger, S. (1952) Psychoanalysis and Group Behavior: A Study of Freudian Group Psychology. Greenwood Press, Westport.

Scheidlinger, S. (1974) On the concept of the "mother-group". International Journal of group Psychotherapy, 24, 417-428.

Scheidlinger, S. (1980) Psychoanalytic Group Dynamics - Basic Readings. International Universities Press, New York.

Scheidlinger. S. (1982) Focus on Group Psychotherapy: Clinical Essays. International Universities Press, New York.

Scheidlinger, S. (1997) Group dynamics and group psychotherapy revised: Four decades later. International Journal of Group Psychotherapy, 47, 142-159.

Slavson, S. R. (1964) A Textbook in Analytic Group Psychotherapy. International Universities Press, New York.

Stapley, L. F. (2006) Individuals, Groups, and Organizations beneath the Surface: An

Introduction. Karnac, London.
Stone, W. N.（1996）Group Psychotherapy for People with Chronic Mental Illness. Guilford Press, New York.
Sutherland, J. D.（1952）Notes on psychoanalytic group therapy. I: Therapy and training. Psychiatry, 15, 111-117.
Tuckman, B. W.（1965）Developmental sequence in small groups. Psychological Bulletin, 63, 384-399.
Tuttman, S.（Ed.）（1991）Psychoanalytic Group Theory and Therapy. International Universities Press, New York.
von Bertalanffy, L.（1949/1960）Problems of Life. Harper Torchbooks, New York.
Wender, L.（1936）The dynamics of group psychotherapy and its application. Journal of Nervous and Mental Disease, 84(1), 54-60.
Wender, L.（1940）Group psychotherapy: A study of its application. Psychiatric Quarterly, 14(4), 708-718.
Wolf, A. & Schwartz, E. K.（1955）The psychoanalysis in groups: Implication for education. International Journal of Social Psychology, 1, 17-24.
Wolf, A. & Schwartz, E. K.（1962）Psychoanalysis in Groups. Grune and Stratton, New York.

❏ 注　釈
注１）本章は，小谷英文（1999）精神分析的集団精神療法．鈴木純一・近藤喬一編：集団精神療法ハンドブック．金剛出版，東京，121-130., 小谷英文（1990）集団療法．臨床心理学体系第７巻 心理療法１, 金子書房, 東京, 239-269., 小谷英文・小沢良子・井上直子（1994）力動的集団精神療法の手引き．山口隆・浅田護編，41-52. の３著述を現在の臨床・教育・訓練研究を基礎に再編，修正補記したものである。
注２）当学会によって全米公認および国際標準の集団精神療法師資格 CGP (Certified Group Psychotherapist; http://www.agpa.org/cgp-certification/) の認定，更新制度が運営されている。
注３）E. L. Pinney は，アメリカ集団精神療法学会がニューヨーク大学医学部に委託して行った，最初の学会公認集団精神療法訓練プログラムのオーガナイザーであり，筆者はその第１期生として彼に学び，コース修了後も指導を受けた後，共に訓練の仕事をした。本定義は 1994 年ウェスト・ヴァージニア州精神医学講習会で Pinney によって示された定義を，後に著者と共に再構成したものである。
注４）定方昱（1990）空と無我：仏教の言語感．講談社現代新書，講談社，東京．
注５）マージナルマンは「境界人」，キャタリストは「触媒」と訳されてもいる。前者は社会学で用いられる概念であり，後者は集団精神療法固有の技法概念である。前者は当該社会と外の世界の間を自由に行き来し，新しい情報や文化の刺激をもたらし，当該社会に変化を生み出す存在となる。後者は化学用語の「触媒」を適用した概念

であり，当人自身は変化しないが，集団や他のメンバーの変化刺激となるメンバーを意味する。そのメカニズムはマージナルマンの機能にある。

第8章

コンバインド・セラピィ

　コンバインド・セラピィは，厳密には個人精神療法と集団精神療法の組み合わせ（combined individual and group psychotherapy）と記される，文字通りの処方体系である。「同一のセラピストが，個人とグループの精神療法を組み合わせて同じ対象者に対して実施する総合的処方」をコンバインド・セラピィと言う。異なるセラピストによる方法は，技法が異なり，区別してコンジョイント・セラピィ（conjoint therapy）と呼ばれる。集団精神療法の合間に個人面接をセットする場合，逆に個人精神療法の過程で自我機能に弾みをつけたり，部分強化のために挿入される集団精神療法との組み合わせを，コンバインド・セラピィには含めない。

1．沿革と可能性

　コンバインド・セラピィに，系譜を辿るほど固有の歴史というものはないと言った方がよかろう。集団精神療法の普及に伴い，柔軟性のある精神分析家や個人心理力動に精通している臨床家が，それらの新しい接近法に興味を示すようになった所にその始まりがあるとされている（Bieber, 1972）。それぞれの個人精神療法に臨床手法としてのグループを取り入れる実験が始められ，そこに有効性が認められる展開が生じたのである。集団精神療法の開拓者の二人，L. WenderとA. Stein（1949）が，ニューヨーク州の外来クリニックにおいて実践したコンバインド・セラピィを紹介したのに続き，文字通りに有為の臨床家達がその有効性を追究して特有のアプローチを様々に展開していった。技法を検討した論文が，次々に出版されているが，決して多くはない。30を下るそれらの論文の主要テーマは，精神分析の中核理論，転移，逆転移，抵抗であった。集団精神療法原理そのものよりも，精神分析原理をもとに彼らにとって新しい心理学的場の利用を模索していたようである。

　1964年にアメリカ集団精神療法学会がこの新しいアプローチに着目してシンポジウムを企画し（Symposium on Combined Individual and Group Therapy,

1964), Alonso, Bieber, Cappon, Durkin, Rosenbaum, Stein と，当代の集団精神療法のリーダー達を集めてコンバインド・セラピィの有益性を検討確認している。歴史的には，コンバインド・セラピィの処方体系化の始まりをここに見ることができよう。シンポジウムのプロシーディングが，同学会誌，国際集団精神療法誌（International Journal of Group Psychotherapy）[注1] に掲載されているが，45年を経て2009年，同じ学会誌で特集が組まれ，改めてコンバインド・セラピィの処方モデルが理論と技法において再確認されている[注2]。

　他方'60年代のこの頃，第1章で述べたように，アメリカでは中国の文化大革命になぞらえられるほどのグループアプローチの大旋風が起きていた。人間回復運動（human potentiality movement）と呼ばれ，実践としての西海岸アプローチ，すなわちエンカウンター・グループが大きく花開いた。この新しいグループ旋風は，実存的な「今ここでの（here and now）」体験に心的世界を拡げ，そこに焦点化して人の変化と希望を見出そうとするアプローチであり，従来の社会心理学や行動科学および精神分析的アプローチにはない世界を切り開いた。時代の若者や知識人には，精神内的世界への関心を急激に高める衝撃であった。それはまた，それまでの転移，逆転移，抵抗の分析を軸とした精神分析的集団精神療法にも大きな揺れをもたらし，集団療法家達は解き放たれたかのように次々と大胆な実験グループを展開し，臨床手法の再検討に乱舞した。1970年代半ばに渡米し，新旧のグループアプローチの大きな渦の中に飛び込んでいた筆者も，それらの臨床家達の一人であった。

　そのような背景からだと思われるが，'70年代に発表された論文は多くはない。Bieber（1972）と Sadock（1975）が，この時代までの処方構成を明瞭化している。またこの頃，精神分析療法にとって困難患者とされる統合失調症やパーソナリティ障害等々の自己愛性患者に対する精神分析を，Spotnitz（1976）が積極的に進めていた。その治療技法を発展させ，集団精神療法における抵抗の理解とその取り扱いの技法を明示した Ormont が，セラピストが異なる個人と集団の並行処方をコンジョイント・セラピィ技法としてまとめあげた（Ormont & Strean, 1978）。これによって，個人と集団の並行処方が，臨床処方として明瞭に位置づけられた。困難患者に対する特異効果の新しい道が開かれたと言うこともできる。新旧のアプローチが入り乱れる渦の中で，ありとあらゆる可能性が試された'70年代の蓄積が，1980年代にコンバインド・セラピィの花を咲かせたと言うこともできよう。

この時期は，心理療法の時代とも言われた臨床心理学における心理療法黄金期に重なる。また境界例を皮切りにパーソナリティ障害の治療ニーズが急速に高まり始めた時期でもあった。パーソナリティ障害の困難患者に効果を生む（Wong, 1983），あるいは思春期，青年期の治療困難性に道を開く（Scheidlinger, 1982）処方として他にない地位を築いた。理論と技法の体系性は，その後も着実に進み（Scheidlinger & Porter, 1980; Stein, 1981; Alonso & Rutan, 1982; Wong, 1983; Caligor et al., 1984），今日に至っている。

　わが国では，このアプローチの実践と研究は，非常に片寄った展開のままであり，文献は限られたものしかない（小谷, 1981, 1989, 2012; 橋本, 2013; 永山, 2012）。いずれも，いわゆる困難患者に対する処方展開である。片寄った展開に留まっている理由は，集団精神療法そのものの本格的な普及を見ていない点が大きい。しかしながらニューヨーク大学医学校に開設されたアメリカ集団精神療法学会公認の集団精神療法コース一期生として精神分析的集団精神療法の訓練を受け，Spotnitz, Scheidlinger, Ormont の流れを汲む筆者が1979年日本に持ち帰って展開してきたコンバインド・セラピィ技法は，アメリカの隆盛期の流れに並行し，統合失調症・シゾイド障害・反社会性障害・青年期引きこもり（小谷 1981, 1989, 2011; Kotani, 2009, 2010），対人恐怖・発達障害（永山, 2012），学生相談（小谷, 1976, 1983），解離性心因反応（Kotani, 2004）の困難患者への適用に豊かな成果を見せている。

　1980年代とは異なり，統合失調症や境界例のような単に病理的に治療困難な患者（difficult to treat）のみならず，現代は治療を求めるものの心理療法に入り難い（difficult to be treated）自己破壊的な困難患者が増えている。自我の力は脆弱に過ぎることはないにも関わらず，治療を受ける能力が極めて弱い患者群，すなわち人格構造発達的には十分にエディプス水準にありながら，問題を起こす様態としてはプレエディパル水準と区別がつかないほどに甘えの二者関係枠から出ようとしない対象群である。このようなコンバインド・セラピィの効用が求められる厳しい臨床現実が目の前に横たわっている現代の日本社会において，"必要は発明の神"となり，この処方の可能性はさらなる広がりと深みを増していくことであろう。

2．原理と技法構造

　個人心理療法と集団精神療法を組み合わせて，より効果的な展開を狙うということは，単に両者の効果的機能の加算法でよいとは言えないことは言うまでもなかろう。それぞれの治療システムにおいて，転移と抵抗の力動があり，その展開メカニズムには異なるものがある。さらにそれらを統制していく技法も異なる。両システム体験の相互作用性を促進するということは，それぞれのシステム内において統制可能な閾値を超えた転移や抵抗の体験の活性化や異なった体験の重なり合いが生じ，統制すべき変数の混乱が容易に生じる。集団精神療法が個人心理療法の行動化を誘発し，個人心理療法が集団メイトリックスの断片化や基底的想定力動を誘発するということも生ずる。治療的展開の相乗効果（synergy effect）は，正にも負にも現れるということである。その正負の振幅が大きすぎることになると，それぞれのシステムにおける情報とエネルギーのエントロピィは一気に増大し，システム崩壊のみならず患者／クライアントの自己破壊性を促進することにもなる（Roth, 2009）。

　両治療手法を組み合わせることによって治療的効果を高めようとするなら，それぞれに特有な治療機能の相補性と相乗性を生むシステム編成が必要となる。以下に，両システム固有の特徴を整理した上で，相補・相乗機能，システム編成，そしてその過程モデルを明示する。

（1）サブシステム固有の特徴

　個人心理療法の目的は，個人的世界の深層に至るまでの精神内的探求にある。その特徴を最も追究しているのが精神分析的心理療法である。集団精神療法も，目的は個人療法と変わるものではないが，その作業領域の次元が個人内世界に加えて，対人世界領域が現実の外的対象を持って加わる点にシステムの特徴がある。それぞれの特徴一覧を表1にまとめた。

　個人心理療法は，精神内界の葛藤とそれに対応する人格機能の精査を専らとする。それは，$\Delta F = A\Delta x$ と数式化した第3章図3で示した身体動物的エネルギー（id）からのベクトル展開を制御する係数 A であり，言うまでもなく，無意識から，前意識，意識の領域の精査である（a）。また個人の体験を自己の広がりと奥行きにおいて探査することから，その機能は，今の自分の来し方か

表1　サブシステムの機能的特徴一覧

個人心理療法
　（a）意識レベルから前意識，無意識レベルの探求
　（b）過去－現在－未来にわたる時間軸における人格構造変化
　（c）抵抗と転移の徹底操作の焦点化と集中
　（d）秘密と恥に関わる葛藤の徹底操作
　（e）一者－二者－三者関係の精神内的－相互作用的人格構造の精査

集団精神療法
　（a）抵抗と転移の多元性
　（b）自己－自我境界機能の徹底操作
　（c）集団力動よる原始的退行からの情動修正体験
　（d）家族－小社会実験による徹底操作
　（e）三者力動およびリーダーシップの徹底操作

ら行く末までの時空に広がる（b）。そのような個人の磁場とも言うべき精神メイトリックス（mental matrix）の変化に関わる抵抗と転移の徹底的な探査と，新たな自己の時空への展開に集中するのが個人心理療法であり（c），個人の内的世界に集中するので，他と分かち合い難い「秘密」と「恥」の精査が可能になる（d）。そして転移対象が，セラピスト一人に焦点化されるため二者関係力動を基軸に，その来し方から行く末に向けて一者関係へのスイッチバックから三者関係への展開が図られる（e）。

集団精神療法は，心理療法を求める個人の集まりによって構成されるため，個人心理療法によって開かれる時空が数倍にもさらにその二乗三乗と広がる可能性のある所に特徴がある。それ故に，これを臨床的に統制することは不可能とする伝統的な精神分析家からは，強く反対された歴史がある。抵抗と転移の分析に関わる変数が多すぎるという危惧であった。抵抗と転移の分析に多様な道筋を用意するまぎれもない多元性の特徴がある（a）。これを治療的な展開に統制する鍵が，自我境界機能にあり，その徹底操作の作業が，集団精神療法の治療機序基軸となり，豊かな効果の源となっている（b）。また集団力動は，人を容易に原始的退行に導き，人格構造を大きく揺動する（Bion, 1959）。個人心理療法では見過ごされやすい，発達課題に関わる情動修正体験が可能になる所以である（c）。小集団事態は，昨今の日本における心理臨床ではまた特別な意味を持っている。女性の就労の価値づけばかりが強調され，主婦として家

庭に留まることの価値下げが横行し，保育園養育が国策的に進められる中，子どもが家庭で育つ環境は劣悪化している。1975年にピークを迎えた核家族化に加えて，家庭に父のみならず母親不在も普通のこととなった現在，第2章図1-Bで示された中（場）の自己を育てる家庭の喪失は，文化の力（cultural competence）の脆弱化を生む。集団精神療法は，家庭で育つはずの人格の力を育て直し，かつ帰るべきリトリートの安全拠点としての擬似家族をも形成することができる。さらに思春期から青年期にかけての社会的能動性の発揚のため，あるいはまたうつによって社会から一時的撤退をしている人々の社会復帰に向けての小社会実験機能も，集団精神療法特有のものである（d）。そして集団精神療法は，常に第三者がいる場における自己世界と対人関係力動の精査が行われる場である。自己を対象化した自己経営に加えて，集団社会におけるリーダーシップの能動性の錬磨機能も集団精神療法に特有である（e）。

（2）相補・相乗機能

　人は，自分の生（life）が世界や宇宙の領域にまで広がる他者や世界との関わりにおいて体験される「大きい自己」と，ただの人として，自分の内なるしかし深い世界を体験する「小さい自己」を有する。この二つの自己の繋がりに捻れが起きる時，われわれは「肥大した自己」「卑屈な自己」に追い込まれ，たびたび自己破壊的になるし，それがまた世界の破壊を生む。

　精神分析的な個人心理療法は，正にこの縮こまる卑屈さに自らを追いやる自分の世界を，豊かで自由な世界に回復する営みである。そして集団精神療法は，小さな自己と大きな自己を繋ぐ豊かな空間を生み出す。

　個人心理療法と集団精神療法の相補性と相乗性を分けて指摘する著者が多いが，力学的視点に立つなら両者は同時に生ずるものとして見る方が，より多くの情報とエネルギーを捉えられるであろう。端的に，両システム力学の相互作用により，単独処方では見えない領域を可視化する可能性が高まり，相補性は相乗性を生み，相乗性はまた相補性を高め，より多くの情報とエネルギーを扱えるようになる。それはまたその分，エントロピィを高める要因とも重なる。相補・相乗性は諸刃の刃である。情報とエネルギーのプロセシングを統合するシステム編成とその運転，すなわちシステム管理とその運用技法に適用性の大きな鍵がある。

　表2に示したように，相補・相乗機能は大きく三つの軸において現れ，それ

表2 相補・相乗機能一覧

①安全空間の多重保障機能
　セラピスト−クライアント
　クライアント−仲間集団
　個人拠点と集団拠点
②思考実験と社会実験の相乗機能
　転移の同時多元性
　擬似家族修正体験
　分離個体化の修正発達的体験学習
③自我−自己の相乗ミラー機能
　多様な自我機能学習
　対象関係と自己空間の広がり
　防衛と表現による自己の全体性とその平衡維持

に伴う技法がある。第1の安全空間保障については，個人心理療法の基本単位となるセラピスト−クライアント関係における安全保障を基軸に，集団事態における仲間関係サポートに加えて，集団精神療法グループそのものが独特の運命共同体的な所属感を生み，個人の秘密や痛みをコンテインしホールドして安全の多重保障を実現する。クライアントは，個人拠点と集団拠点の両方を駆使できる。ここに相乗効果を生む機能がある。個人と集団のそれぞれの心理療法装置が持つ安全空間形成とその維持機能が多重化することによって，クライアントは情動修正体験や重い中核葛藤に関わる徹底操作を豊かな遊びと冒険によって展開することができるのである。それが第2軸の相補・相乗機能へと繋がる。体験の豊かな実験性である。個人心理療法は，洞察療法であるために心理作業が思考実験に頼りがちになりやすい。これに集団精神療法が並行すると，第三者が見ている前で「今ここで」の現実の対象関係において様々な実験が可能になり，実験ごとの結果が出ることから，転移の同時多元性とそれに伴う複合抵抗のエントロピィを下げていく作業の積み重ねが可能になる。家族経験の脆弱性による，集団同一性および文化力の基盤となる家族同一性不全を補足するのもこの軸による作業である。そして個人と集団の心理療法システムの相補・相乗性の有益性を強く主張できるのが，修正発達徹底操作体験の起動展開力である。分離個体化から個性化への展開，すなわち前エディプスからエディプスそして潜伏期課題を踏まえての思春期・青年期エディプス課題の修正発達演習

コースを組み立てることができる。

　個人心理療法の早期母親転移から集団精神療法の擬似家族への分離，さらに集団精神療法の小集団社会適応における独立葛藤体験，そしてそれらの場の外の日常生活の能動的自立的葛藤体験の三段階にわたって自立する自己とそれを推進し支える自我が体験的に鍛えられその意味が精査される。文字通りに，個人と集団による治療装置の相補・相乗機能なくしては得られない体験がここにある。

　第3軸が，自己体験とそれを支え護りあるいは拡充する自我体験の相互作用にある。2章図1-Bの「内の自己」に留まりやすい個人事態で，自我と自己を分化してみることが難しくなることは珍しくない。それに対して自己空間を広く取り，あるいは拡げたり縮めたりの自由度の高い集団事態を並行させることで，自我感覚の覚醒が容易となり，多様な自我機能の覚知とその運用機能を辿ることができる。自己には本来広い牧場があり，そこを走り回る馬，すなわち自我がその空間を広く動き回ることにより自己空間を自分のものとして実感，覚知し，自己同一性を空間の広さと多様性において確かにする効用がある。その自己空間にある様々な隠れ場所，隠し物が，個人と集団のそれぞれに異なった角度と深さからの探求刺激が噛み合うことによって，相乗的にクライアントの表現と防衛が活性化し，自己の全体性とその平衡力動の安定が図られる。

（3）システム編成：コンバインドシステム

　システム編成は，契約の手続きによって始め，その後の個人心理療法および集団精神療法の治療装置形成過程において構成していく。元々個人心理療法も集団精神療法もそれぞれに独立した技法原理と，展開技術がある。それをそれぞれの特性を損ねることなく一つの統合システムを形成していかなければ，先に述べたように相補・相乗効果はマイナス方向への力学を生む。独立性を護りかつ連携力動を統制し調整するのは，両システムそれぞれの保有する情報とエネルギーのインプットとアウトプットを制御するバウンダリー・システム（境界機能）である。

　個人契約，集団契約のそれぞれにおいて表3のバウンダリー制御を，グランドルールとして定める。

　グランドルールの第一は，個人心理療法と集団精神療法の両者，コンバインドシステム全体にかかるセラピィ空間外部に対する内密性のルールである。「外

表3 バウンダリー・システム一覧

個人心理療法・集団精神療法→外部	閉鎖
個人心理療法→集団精神療法	閉鎖
集団精神療法→個人心理療法	限定開放

部者に対して，コンバインド・セラピィにおいて体験していることは口外しない」ルールである。

「個人心理療法と集団精神療法システム間のバウンダリーについて，個人心理療法から集団精神療法へのルートは閉鎖とする」のが，第二のルールである。これを崩すと，個人心理療法は基本的に成立し難いものとなるし，集団精神療法のバウンダリーさえ混乱させることになる。コンバインド・セラピィは個人セラピィも全員同じセラピストであるから，各メンバーとセラピストの個々の関係がグループ内にそのまま持ち出されるなら，各メンバーの個人セラピィ事象に他メンバーが意図しなくとも侵入する結果が多様に生じる。またグループ外で醸成されている各メンバーとセラピストの関係状況がグループにむやみに晒されるということは，無統制の集団精神療法外事象のインプットが生じることを意味し，集団精神療法のインプットバウンダリーが崩れる。それは，同じセラピストを同じ限られたフィールドで分かち合う発達過程に治療機序を見出す集団精神療法のグループ発達のエントロピィを上げ，集団精神療法効果を大きく損ねる。

第三のグランドルールが，「集団精神療法から個人心理療法へのルートのバウンダリーの限定的開放」である。各メンバーは個人心理療法において，集団精神療法の個人的体験を自分自身の自己探求の作業のために語ることは許され助けられもする。ただしグループで体験している葛藤解消のための開示は許されない。グループで体験している葛藤の個人心理療法内への開示は，集団精神療法のグランドルールを守ることとして集団精神療法バウンダリーの限定開放を，セラピストが制御する。その制御をすり抜けて個人心理療法の場にグループでの葛藤事象の持ち込みが成された場合は，セラピストはそれをコンテインし，葛藤解消の作業は集団精神療法に持ち帰ることを助け，限定開放のシステム化を図る。

コンバインド・セラピィにおけるセラピィシステムの発達は，セラピストに

よるバウンダリー・システム制御とそのシステム化が鍵となる。組織発達力動の基礎であるが，治療技法は治療システム間のバウンダリー・システム発達と個人のバウンダリー・システムのアイソモルフィックな修正発達の展開となる。

（4）展開過程モデル

　コンバインド・セラピィの過程は，大きくは病態水準や自我様態によって異なる。神経症水準のシンプルタイプは，基本的に個人心理療法のみでよい効果が出る。エネルギーが高く自我も強く，権威者への反抗あるいは仲間を作れない，あるいは逆に仲間行動（ギャング）に耽溺する，そうした力動故に行動化を繰り返す神経症水準の思春期・青年期の問題行動を有する者は，集団精神療法のみでよい効果を得ることができる。その意味でコンバインド・セラピィは，個人心理療法のみでは治療展開が見込めない困難患者が対象となる。

　精神病水準，パーソナリティ障害水準，そして神経症水準にありながらも何らかのトラウマを抱え自我様態に乱れが強く，それ故にアクトアウトあるいはアクトインが強く，一つの心理療法装置に収まらない場合，あるいは特別の効果を狙う場合の処方である。過程モデルと有効な対象群の一覧を次ページに示す。

　心理療法展開の基礎は，自己同一性の確保に基盤がある。その基盤を整えるため，自分の存在を護ってもらう所から始めるのが，タイプⅠである。自己同一性の安定すなわち自己同一性を自分自身の力で維持する自我機能が活性化するまでを個人心理療法によって進め，自我境界の明瞭化と強化の展開を狙ってコンバインド・セラピィの展開に入り，自我同一性の錬成を個人心理療法のみに戻って終結に至る展開である。

　タイプⅡは，自己同一性の脆さが顕著になっている場合の過程展開モデルである。集団の隠れる機能に頼り，互いを隠し合う安全操作をフルに使って，自己境界の安定化による自己同一性感覚を支持的環境の中で強め，自己存在の安全感を高めることができる。集団精神療法の原型，統合失調症の集団精神療法の原点である（小谷, 1995）。人の中に自分自身でいることの安全感を持てるようになるなら，妄想や幻聴の世界と現実の人の中にいる自分との間に助けがあると距離が持てるようになり，妄想，幻聴のアクトインはエスカレーションを起こさないで済むようになる。このような状態に達する前に，急性期あるいは低機能の統合失調症者や，受動攻撃性（passive aggressive）の強いパーソ

168　第Ⅲ部　集団精神療法技法

表4　過程モデル一覧

タイプⅠ	タイプⅡ	タイプⅢ
個人心理療法 ↓ コンバインド・セラピィ ↓ 個人心理療法	集団精神療法 ↓ コンバインド・セラピィ ↓ 集団精神療法	コンバインド・セラピィ
精神病高機能群	精神病低機能群	ハイパフォーマー
パーソナリティ障害 アクトアウトタイプ	パーソナリティ障害 アクトインタイプ	境界性パーソナリティ障害
思春期・青年期心因反応	災害トラウマ・PTSD	心因性うつ
引きこもり・PTSD・いじめ	虐待・依存症・犯罪加害	犯罪被害

ナリティ障害，トラウマ反応急性期の人々は，例え治療のためであれ，長い時間他者と閉じられた部屋に留まることはできない。無理をしてその場を持とうとすると，自他関係に脅威の混乱を起こし，病理的状態を悪化させることになる。集団の中で，集団全体が安全に護られ，その中で「かくれんぼ」が許され，安全を確かめながらそろりそろりと自分の姿を現す過程を経て，セラピストが自分を護ってくれる恒常性のある存在として自覚できるようになって（対象恒常性），二者関係の安定性を図る展開へと進む個人心理療法を並行させるコンバインド・セラピィ過程に連なる。正にFreudの言う「集団から個人が生まれる」過程である。このモデルの対象者は，自我の痛みに酷いものがあったり，あるいは元々の自我脆弱性があったりするため，安定した社会生活に至った後も擬似家族的サポートグループによる保護の必要があることが多い。コンバインド処方を終えた後も緩やかな安全保障の相互作用を維持する支持的集団精神療法（supportive group psychotherapy）に戻り，これを続けることが多い。

　自我が強く個人の内なる問題が対社会，対人葛藤と関わりがあると自覚できる高次の人格機能を発揮しているハイパフォーマーや，エネルギーが高く自我力も強い境界性パーソナリティ障害，動機づけの明瞭な心因性うつ，あるいは犯罪被害者の人々は，個人内変数と個人外変数の混乱に作用するコンバインド・セラピィの相補・相乗効果の機能を当初より発動させるタイプⅢが効果的であ

る。これにさらに第10章に示す多元統合集団精神療法を組み合わせて，短期集中の効果を追求することもできる。

3．事　例

（1）事例1：過程モデルⅠ

　20歳，大学3年次の男子学生が，指導教授の精神療法を受けさせたいとのたっての願いで連れて来られた。非常に優秀な学生でありながら，統合失調症で3カ月入院して退院した後，アパートに閉じこもり無為の生活を送っている。精神科投薬治療に加えて精神療法の可能性を，主治医から示唆されてのことであった。

　知的能力が高く，原語で哲学書や文学書を読み，指導教授との議論が大学での唯一の人間関係であった。家族は男3人兄弟の末っ子であり，地方の大きな農家の出身。古い土地柄の古い農家の実家と地域社会の封建制に押しつぶされる恐怖が妄想的域に達し，家出をするかのように，中央のエリート大学に進学した。しかし専門に進み研究室に入った所，大学も田舎以上に封建的であることの脅威を感じて失望し，抗議に向かった指導教授に理解を示され，かろうじて教授と議論できる関係の絆で，何とか所属を保っていた。しかし同じ研究室の同級生がドロップアウトし，大学を辞めたことをきっかけに，大学に対する信頼，社会に対する信頼を失うだけでなく被害感を強くし，妄想，幻聴，カタレプシーの反応を現し，入院となった。

　アセスメント・契約面接には，ソーシャルワーカーに伴われて来談した。依然強いカタレプシー症候を現し，突然動けなくなったり常同運動を繰り返したりするため，新しい場所にはたどり着けないことがたびたび生じていた故であった。アセスメント面接の間も，椅子が壊れんばかりに身体を前後に揺する常同運動，表情の常同変異が見られたが，とぎれとぎれとなるものの，質問に対する応答と彼の脅威対象に関わる妄想，不快感と外界の脅威に対抗する主張を語った。

　個人心理療法は，当初，無動症，無言症が現れるために，交わされる情報量は非常に限られ，ゆったりとした時間使用となった。その相互作用の中でも，彼の現実の対象関係における混乱を招く心理力動が明らかになるのに時間はかからなかった。脅威対象に関わる妄想に加え，思春期に抱えたトラウマによっ

て男子学生が語ることは，反権威の筋は明瞭にあるものの主張の内容にまとまりがないことと，反権威に対抗する求めの強さから，結果的に援助拒否的申立人（help rejecting complainer）となり，彼からの発話は常に二重拘束的となることが明瞭であった。彼は自分を理解できる対象を求めながら，自分を破壊しにかかると感じている対象に対する破壊を要求するからである。つまり彼から対象に向かうエネルギー展開のベクトル $\Delta F = A \Delta x$ において，ΔF のエネルギーに伴う情報が愛情と破壊の求めを交差させているために，情報は二重拘束的に繰り返されエネルギーが拡散することから，対象にベクトルは受け止められることなく，彼の脅威と怒りは空回りしていた。二人だけの閉じられた空間で，矛盾した情報よりもそれを運ぶキャリアーとしてのエネルギーがセラピストと同居する空間においてひとまとまりに受け取られることによって，男子学生は $\Delta F = A \Delta x$ のエネルギーフィードバックによる自己の存在感の外部場における ΔF のエネルギー感覚を自覚することができ，存在を外部場で認められる空間と対象を得た。二者の心理療法空間で自己の存在感が感じられると，その感覚を起点に対象のセラピストを認めることができ，二者間で彼の $\Delta F = A \Delta x$ のエネルギーフィードバックが繰り返される分だけ，常同運動や妄想は鎮静化し，セラピストに対する対象恒常性の感覚が安定していった。しかし保有情報およびエネルギーの意味変換の混乱は高いままであるから，彼の知の運用は葛藤を高め，安定化に対する反作用の力学を生みエントロピィは下がらない。

そこでセラピストの対象恒常性が体験されるようになった時点で，並行集団精神療法を導入しコンバインド・セラピィに入った。集団精神療法でも，彼は個人心理療法と同じように身体を揺する常同運動，その間の無言症と表情の常同変異があったが，その間も他メンバーの話は聞いていた。セラピストに促されると，セラピストに向けて自分の考えを語り，個人心理療法と同じ空間を他のメンバーの中にあって作っているかのようであった。しかしそうすることによって，彼は他のメンバーと直接繋がっている訳ではないもののグループ内に留まることができた。

やがて発話量がグループで増えるにつれ，常同運動症候は減少し，豊富な知識をもとに語る彼の語りは，グループ内に彼の地位を与えた。他メンバーは彼の話を聞くのを好み，彼も自分の知識をグループに提供することに喜びを感じた。グループに対する愛着とともに，彼の発する ΔF を受け取るグループが彼の安定した安全空間となっていった。この体験の展開によって，存在を保障す

る機能は個人心理療法から集団精神療法にまでおよび，彼は母子関係への依存から家族への依存に修正発達的に移行したようであった。末っ子で一人っ子のように育っていた彼が，グループでは最年長で慕われ，新たな家族を得たかのようであった。個人・集団精神療法の安全拠点を確保した彼は，まるで映画『レナードの朝』のように，個人史に欠けていた発達課題の仲間関係発達の体験，仕事と仕事仲間とのつきあいの体験を短い間に次々と体験して行った。

その後，急速な発達課題の再体験の後，『レナードの朝』と同様に，再びカタレプシー状態に戻り，個人心理療法のみに戻るが，その後また回復し社会経験をしてまたダウンし，また回復しダウンすることを繰り返しながら，自立した生活ができる現在に至っている。

(2) 事例2：過程モデルⅡ

26歳の演技性パーソナリティ障害の女性Rは，収入が不安定なまま学生時代からの演劇活動を続けていた。カーテンコールやおひねりが飛んで来るのを，何よりの喜びとしていた。知的能力は高く，教職の有力大学を卒業し，教職の免許も持っていたが，教職に就く意志はなかった。交遊関係は場当たり的で，演劇仲間がいるものの安定した友人と言える関係はなかった。「演劇で人々に注目されていると幸せなので，友達はいなくてもいいが，男性とトラブルになることが多い。どうしてそうなるのか分からない。私は皆に愛されたいだけなのに」と，訴えた。

演劇のワークショップとしてエンカウンター・グループを経験し，これにはまり，グループに出ては安心できる男性を見つけ，つきあい，トラブルを起こすことがエスカレートし，集団精神療法を求めた。この時点でその内情は語らなかったが，集団精神療法が始まりグループ内のアクトインとグループ外のアクトアウトを通じて，以下のことを明かした。彼女は，自分は奥手と言いながら，寂しくなると気に入った男性をホテルに誘い，抱かれて寝ることで安心を得ることを繰り返していた。しかし彼女には性行為の意図がある訳ではなかったため，相手の男性とトラブルになり暴力を振るわれることが多かった。

集団精神療法グループは，彼女の注目を求める欲求によく反応し，グループは毎回のように彼女の興奮した話から始まった。それが他メンバーにとっては助けになり，彼女の話に隠れて聴衆の一人になり，あるいは彼女の話しに乗って自分のパフォーマンスを引き出すことができた。彼女は，自分で表現した

「ジャンヌダルクのように」皆を助けていた。知的で話し上手の彼女を，メンバーは時折セラピストかと錯覚するほどであった。グループの形成期の彼女は刺激的で，エネルギーも高く，相互にセッションの時間を引き延ばそうとするほどにグループへのアクティングインが強く，セラピストは強い時間管理が必要であった。そのセラピストの時間管理に甘えを示しながら，メンバーは規定時間で終わることに反対し，無理やり終わらなければならないのなら，皆でどこかのラウンジで二次会をしようとか，飲み会をしようとかあからさまなグループ反抗を現した。その表のリーダーは，反社会性の30代の男性Mが取っていたが，その流れが生まれる中心にはいつも彼女がいた。グループには，水面下のプロセスが多量に流れていることは明らかであった。17回のセッション後の日曜日，水面下のプロセスはセラピストを排除した飲み会の共謀となって現れた。グループ契約違反である。その後RはMを誘いホテルに行った。「セックスはしなかったのでいい」と，それぞれに倒錯的防衛反応をもって沈黙を守るが，Rが20回目のセッションでそれを破り，不全感を語った。

　Rは来談時には言えなかった主訴の内情を集団精神療法過程のアクトアウトによって表明し，セラピストに改めて明瞭に助けを求め，コンバインド・セラピィの開始となった。これまで何人ものカウンセラーとのトラブルを繰り返し，そのたびごとに境界例の診断を得ていたことも明かした。

　集団精神療法における演技性パーソナリティスタイルをアクトインし，その安全感をベースに，彼女にしてはまた捨てられてしまう危険な個人心理療法に入ることができた。彼女は，助けを求めながら捨てられる前に自分がカウンセラーへの不信をぶつけ関係を切ってしまう（help-rejecting-complaining）反復強迫のアクトアウトを繰り返していたことを，個人心理療法の場で明かした。それが，彼女の父親，次いで母親からも捨てられたトラウマを探求する入り口であった。Rは幼い頃，父から母子ともに捨てられ，間もなく母にも捨てられ，裕福な祖母に育てられた過去を持っていた。個人心理療法により，対象関係の根幹となる母子，父子の喪失に関わる対象不信と自己不信，三者関係における同一視の乱れによる同一視編成不全を理解する作業に3年余りを要した。その間の揺れを支えたのが，集団精神療法であった。中核葛藤とそれ故の発達課題の不全や歪みの理解を受容するもがきを許す場として，またそのプロセスに対する抵抗のアクトアウト，反復強迫による傷つきの修復を繰り返し，新たな対象関係展開を実験する場として集団精神療法を使った。個人心理療法における

洞察は，言うまでもなく彼女の深い喪失に関わる恨みを数年で克服できるものではなく，彼女の長年抱えてきた痛みの受容と反復強迫の消失は重なるものではなかった。

個人心理療法終結後も，彼女は集団精神療法によるサポートを必要とし，その後2年間，集団精神療法を継続して結婚を機に終結した。

（3）事例3：過程モデルⅢ

45歳の男性。父母の経営する酒屋で広報を担当。実母が小4時に亡くなり，父親がすぐに店の若い従業員と結婚した頃から寡黙となり，両親との折り合いが悪いまま現在に至る。とりわけ継母との間で，異常な接近と回避の行動を取り，悪夢に驚愕し母のベッドに潜り込み，お風呂やトイレにまで密着して母を追う時があれば，部屋に閉じこもって母を怖れ避けるということが小5の頃からあった。中学，高校は，いじめを怖れクラブ活動や学校行事は極力避け，継母の車による送り迎えで始業ベルぎりぎりに教室に入り，終わりのベルと同時に教室を出て下校していた。大学ではスクールバス内で，他の学生や職員から見られることへの怖れやパラノイド不安を訴え，継母の知人を介して精神科にかかる。以降，名のある精神科医を訪ねては治療を求めるドクターショッピングを重ね，国内の著名医の多くに会い境界例の診断を受け，それが肩書きであるかのように自分を診るべきだという態度で来談した。著名医達の記した著書を読み，これ以上はもう誰も自分を治すことはできないとしてなお，「毎日が困る。とりわけ継母を何とかしてくださいよ」と，まるで著名医の指示書を持ってやって来たかのようであった。

アセスメント面接ですでに，慇懃無礼な尊大さと援助拒否的な要求に終始する強い依存を顕著に現し，これまでのドクターショッピングの治療関係がいずれも継続性の安定化に至らなかった現実から，コンバインド・セラピィを持ってセラピィ試行を開始した。

開始当初，集団精神療法では開始直前にやって来て，終わりを告げたとたんにどたどたと退出する。セッション中は，発言は少なく周りを見下しているかのような態度を見せ発言を促されると，にやにやして評論のような自分の知見を語り，誰も自分の論には異論は唱えられないだろうという態度を見せていた。統合失調症者と反社会，演技性，パラノイド性パーソナリティ障害のメンバーで構成されていたグループは，演技性の女性が「頭いいのね」と反応する

以外は，絡むことがなく，それが彼の中では「やはり誰も自分については来れないから」という尊大な態度の保証になっていた。グループでの幻想，妄想を，グループで滔々と語り，両セッションを合わせてセラピストに自分を認めさせて一息つくというパターンで，セラピィ体験は始まった。しかし3回目にはグループを無断欠席で休み，4回目にグループに出て「自分がいなくてグループは大変だったろう」と，自分の重要性を尊大に現し，個人セッションでは皆が自分を怖れて無視をするし，セラピストはそのことが分かっていない，仕事をしていないと怒って帰っていく。そして試行セッション最後の5回目のグループでは，著名医の診察を受けてきた話や彼らの著書の知識を披瀝し，「セラピストも勉強しているはずでしょ」と，グループやセラピストの価値下げをして勝ち誇ったように帰っていく。

　その後，最後の試行個人心理療法を欠席し，コンバインド・セラピィ本契約のセッションに来ることもなく，1カ月を経て突然に他の患者／クライアントで継続しているグループセッションにやって来る。試行面接の中断となったままの突然の来談は，受付で制止されセッションルームに入れてもらえずセッションが終わるまで待ち合いで待つようにいわれるが，怒って足下のくず入れを蹴飛ばして帰っていった。その夕刻，セラピストに大剣幕の電話をし，クレームを言い募り一方的に電話を切った。翌日，継母と共に菓子箱を抱えて来談し，前日とは打って変わった態度で，コンバインド・セラピィの継続を懇願する。その日のうちに，新たな契約の話をする時間を設けるが，その場でまたすぐに継続をなぜ認めないのかというクレームとなり，意志があるなら手順を踏むようにと伝えて日を改めることとした。

　このような特別扱いを求める本人と，それを懇願する継母とのやり取りが1年余り続いた後，やっと新たな試行コンバインド・セラピィの手順を踏むことができ，再度のコンバインド・セラピィが試みられるものの，試行5回の間に前回と同じ問題が繰り返され，本契約には至らなかった。継母－子でこの試行コンバインド止まりの繰り返しを3年余り続けた後，継母が一人セラピストを訪ね，迷惑かもしれないが，中断を繰り返しながらも彼が落ち着いていきていること，セラピストのことがたびたび話しに出てくること，地道な継続が難しいかもしれないが本契約で心理療法を受けたいと本人が訴えていることを切々と語り，家族としてセラピィ契約に責任を持つとの合意に至り，コンバインド・セラピィの本契約を本人と交わした。

本契約後もグループと個人のセッションの利用の仕方は，当初のパターンのままであったが，グループは突発的に休んだり，怒って退出したりということはあっても，個人心理療法は休むことなく続けるようになり，並行して酒屋の仕事にトラブルを起こしながらも毎日出るようになった。コンバインド・セラピィはその後，彼の生活の一部になった。

4．展望と課題：現代困難患者の治療展開仮説

　困難患者適用処方として，コンバインド・セラピィを特異ならしめているものは，明瞭である。それは，サブシステム間の相補・相乗機能により，個と集団の間の体験を広く取ることができる治療システムの特異性にある。呈示した3事例に共通し，とりわけ事例3を心理治療に乗せた点にそのことがよく見て取れるであろう。それは個としての個人のバウンダリー，すなわち自他世界を明瞭にする自己同一性と，自他の間で発達し人格機能の向上を図る自我機能による自我同一性の両者，すなわち自己境界と自我境界の両方に発達的障壁，固着とその修正発達展開機序が現出しやすい治療構造を有するという点にある。さらに事例1では，相補・相乗機能の機軸①，②が，事例2では，①，②に加えて，日常生活の落ち着きのために③が，そして事例3では，②，③による治療機序が不可欠であることが見て取れよう。

　1960年代から'70年代にかけて，反戦フォークから，学生運動，ロックフェスティヴァル，ヒッピーと若者の世界はすでにグローバル化の道を辿り始めていた。自由の求めとその行動化の文化は，経済文化の展開よりも早くに起動する。臨床的には，伝統的な対人恐怖症候群から，5月病，モラトリアム症候群，アパシーと，グループ依存（groupy），シンナー／薬物依存，家庭内暴力，といった展開から，思春期－青年期の社会人移行期における個々人の孤立現象が先鋭化の道を辿り，経済的グローバル化に入って，社会的には学校，社会への不参加，うつの蔓延化，引きこもりの慢性化，リストカットから自死にまで至る自己破壊的行動化の拡散と，教育の網はおろか臨床の網にもかからないし，かかったとしても，従来の教育，治療システムを使えない，いわゆる現代困難患者（difficult patient to be treated）の急増と蔓延化に至っている。青年期におけるかつての心理臨床的問題は，伝統的発達理論から大きく外れることは稀であり，自我境界発達に関わる自我同一性の問題が大勢を占めていた。それが今

や，自己同一性の揺れが敏感となり（Masterson, 1980, 1985），記述診断では安易にパーソナリティ障害や統合失調症とみなされる事例が珍しくない。人格発達理論のエディプスの山が崩れ落ちそうなのである。

コンバインド・セラピィは，Freud が困難と称した自己愛神経症や繰り返す行動化により自己破壊へと向かいかつ治療抵抗の取り扱いに格別の困難がある対象群に適用されてきた。行動化（acting-out）のタイプに，Kohut（1957）や Tarachow（1963），Greenson（1967）らによって問題にされた個人内行動化（acting-in）がある。その中にまた，言語的個人内劇化（verbal acting-in）があることを Ormont（1969）が指摘している。その中に，「ああ言えばこう言う」適応過剰と思われるほどの言語対応力を見せながら，現実世界への生産的応力を表すことなく，医療診断では双極性障害や境界例と看做され，発達的には前エディプス的な問題水準と見られてしまう一群がある。引きこもりの原型モデルの一つと言ってもよい，近年の青年期に増大しつつある現代困難患者である。

このような現代困難患者群に見過ごされやすい自我と自己の間の発達的統合過程の問題をコンバインド・セラピィの双眼鏡で見ることによって，心理療法および発達修正的心理教育の可能性を切り開いていくことができると，筆者は考える。引きこもりを典型例とする現代困難患者の原点は，文字通りに思春期－青年期に生じる自我と自己の間の空白の脅威と，そこにある繊細な創造性が，社会的な孤立によって無視されることからくる現代的な発達停滞ではなかろうか。コンバインド双眼鏡に見えてくるのが，その発達停滞を再起動する鍵である。前エディプス発達課題とエディプス発達課題を心理・身体・社会的に繋ぎ，新たな大人の対象関係に異性愛を現実化する「間の発達課題」である。近年注目が薄くなっている潜伏期の課題に新たな光を当てる必要がある（橋本, 2012）。潜伏期の身体社会的な自由で闊達な遊びの活動を経て，身体同一性，集団同一性を確かにする自我の再養育と鍛錬の課題である。コンバインド・セラピィの相補・相乗機能の第3軸，「多様な自我機能学習」「対象関係と自己空間の広がり」「防衛と表現による自己の全体性とその平衡維持」が正に，現代困難患者が潜伏期に逸している遊びの学習経験である。この潜伏期における発達課題の達成度が不十分であると，結局，両親や家族との二次的分離すなわち思春期の家族からの心理的独立が果たされず，安定した精神内エディプス関係が成立する条件となる同一視編成（Besser & Blatt, 2007）に大きな歪みが生ずる。ここに現代の心理・教育臨床の閉塞感を開放する鍵となる筆者の臨床仮

説がある。

❏ 文　献

Alonso, A. & Rutan, J. S.（1982）Group therapy, individual therapy, or both. International Journal of Group Psychotherapy, 32, 267-282.

Besser, A. & Blatt, S. J.（2007）Identity consolidation and internalizing and externalizing problem behaviors in early adolescence. Psychoanalytic Psychology, 24, 126-149.

Bieber, T. B.（1972）Combined individual and group psychotherapy, In H. I. Kaplan, & B. J. Sadock（Eds.）New Models for Group Therapy. E. P. Dutton & Co., New York, 35-51.

Bion, W. R.（1959）Experience in Groups. Basic Books, New York.

Caligor, J., Fieldsteel, N. D. & Brok, A. J.（1984）Individual and Group Therapy: Combining Psychoanalytic Treatments. Basic books, New York.

Greenson, R. R.（1967）The Technique and Practice of Psychoanalysis, vol. 1. International Universities Press, New York.

橋本和典（2013）青年期退行性困難患者における自己破壊性脱却機序．国際基督教大学大学院教育学研究科博士課程学位論文．

小谷英文（1981）コンバインド・セラピィ：技法的意味と留意点の検討その１．広島心理療法研究, 3(3), 1-11.

小谷英文（1989）学生相談におけるコンバインドセラピィの意味．第22回学生相談研究会議仙台シンポジウム報告書, 101-104.

小谷英文（1995）精神分裂病を中心とした慢性的精神障害者の集団精神療法：基本枠組みと技法構成．集団精神療法, 11(2), 127-137.

小谷英文（2012）シゾイド性現代困難患者の心理療法機序―引きこもりの原型と力動的治療原理．岡本裕子・兒玉憲一編：臨床心理学．ミネルヴァ書房, 京都, 78-102.

Kotani, H.（2004）Group psychotherapy as a means of creating safe space beyond culture. International Journal of Counseling and Psychotherapy, 2, 105-118.

Kotani, H.（2009）Amae as a treatment key for psychosis and other difficult patients: Madness, dependency, and safe space. Intenational Journal of Counseling and Psychotherapy, 7, 11-27.

Kotani, H.（2010）East meets west: Safe space for quantum transition. International Journal of Group Psychotherapy, 8, 21-33.

Kohut,（1957）Panel: clinical and theoretical aspects of resistance. Journal of American Psychoanalytic. Association., 5, 548-555.

Liff, Z. A.（Ed.）（1975）The Leader in the Group. Jason Aronson, New York.

Masterson, J. F.（1980）From Borderline Adolescent to Functioning Adult: The Test of Time. Brunner/Mazel, New York.

Msterson, J. F.（1985）The Real Self: A Developmental, Self, and Object Relations Approach. Bruner/Mazel, New York.

永山智之（2012）個人療法と集団療法を併用した心理療法的アプローチの可能性―対人恐怖と発達障害を中心に―. 京都大学大学院教育学研究科紀要, 58, 247-259.

Ormont, L. R. (1968) Group resistance and the therapeutic contract. International Journal of Group Psychotherapy, 18(2), 147-154.

Ormont, L. R. (1969) Acting in and the therapeutic contract in group psychoanalysis. International Journal of Group Psychotherapy, 19(4), 420-432.

Ormont, L. R. & Strean, H. (1978) The Practice of Conjoint Therapy: Combining individual and Group Treatment. Human Scences Press, New York.

Porter, K.(1993)Combined individual and group psychotherapy. In A. Alonso & Swiller, H. I. (Eds.) Group Therapy in Practice. American Psychiatric Press, Washington, D.C., 309-341.

Roth, B. (2009) Some problems with treatment: Destructive enactment in combined therapy. International Journal of Group Psychotherapy, 59(1), 67-84.

Sadock, B.(1975)Combined individual and group psychotherapy. In A. M. Freedman & H. I. Kaplan (Eds.) Comprehensive Textbook of Psychiatry II, vol. 2, Williams & Wilkins, Baltimore, 1877-1881.

Sadock, B. (1985) Group Psychotherapy, combined individual and group psychotherapy, and psychodrama. In H. I. Kaplan, & B. J. Sadock (Eds.) Comprehensive Textbook of Psychiatry IV, Williams & Wilkins, Baltimore, 1403-1427.

Spotnitz, H. (1976) Psychotherapy of Preoedipal Conditions. Jason Aronson, New York.

Stein, A. (1981) Indications for concurrent (combined and conjoint) individual and group psychotherapy. In M. L. Wolberg & M. L. Aronson (Eds.), Group and Family Therapy, Brunner/Mazel, New York.

Scheidlinger, S. (1982) Focus on Group Psychotherapy: Clinical Essays. International Universities Press, New York.

Scheidlinger, S. & Porter, K. (1980) Group therapy combined with individual psychotherapy. In T. Karasu & L. Bellak (Eds.) Specialized Techniques in Individual Psychotherapy.

Swiller, H. (1988) Alexithymia: Treatment utilizing combined individual and group psychotherapy. International Journal of Group Psychotherapy, 38, 47-61.

Tarachow, S. (1963) An Introduction to Psychotherapy. International Universities Press, New York.

Wender, L. & Stein, A. (1949) Group psychotherapy as an aid to outpatient treatment in a psychiatric clinic. Psychiatric Quarterly, 23, 415-424.

Wong, N. (1981) Rationale for the heterogeneous group - Combined treatment format of borderline and narcissistic patients. In T. Saretsky (Ed.) Resolving Treatment Impasses: The Difficult Patient. Human Sciences Press, New York, 223-244.

Wong, N. (1983) Combined individual and group psychotherapy. In H. I. Kaplan & B. J. Sadock (Eds.) Comprehensive Group Psychotherapy, 2nd Edition, Williams & Wilkins,

Baltimore, 73-83.

❏ **注　釈**

注1) International Journal of Group Psychotherapy, 1964, 14, 403-454.
注2) Special Issue, International Journal of Group Psychotherapy, 2009, Vol. 1, Models of Combined Psychotherapy: Current Trends of Theory and Technique.

第9章

プレセラピィ集団精神療法

"Goodbye" said the fox. "And now here is my secret, a very simple secret. It is only with the heart that one can see rightly. What is essential is invisible to the eye." ……

And the little prince added, "But eyes are blind. You have to look with the heart." ……

"The most beautiful things in the world cannot be seen or touched, they are felt with the heart."

——Antoine de Saint-Exupéry, The Little Prince

　引きこもりや様々な自己破壊的症候群、あるいは様々な原因によるトラウマ症候群は、精神的な混乱の閾値が超えるなら精神科薬物治療が施され、加えて生活、活動療法を支える認知行動療法（CBT）が施される。薬物療法とCBTの組み合わせによる効果が認められて以降、医療における精神療法、教育・学生相談や開業心理臨床における心理療法（いずれも原語はpsychotherapy）の効果的実践は、後退してしまったかのようである。とりわけわが国においては、その傾向が顕著であるように見える。

　他方で、実際の臨床場面では病理的に治療困難な（difficult to treat）重度のパーソナリティ障害や精神病でなくとも、症候や病理の慢性化による治療に乗り難い現代困難患者（difficult patient）の問題が深刻化していることを、これまでの章で述べてきた。心の問題が化学反応と認知機能および行動の問題で片づくと期待される中で、見落とされる重要なものがある。Saint-Exupéryの星の王子様の言葉が理解できなくなる問題である。もっと古くは、Samuel Smiles（1812-1904）の著書『自助論』の序文に添えられた"Heaven helps those who help themselves."（天は自らを助くる者を助く）という言葉が、遠く虚しくなってしまっている問題である。

　薬も認知学習も、行動学習も利かない困難患者に、彼らだけでなく普通の子どもや大人にも、心の感覚が遠くなっているなら精神療法が必要である。とこ

ろが心をほぐし，癒し，逞しくする求めはあっても実際に精神療法に乗れない多くの人々がいる。プレセラピィは，それらの人々に精神療法や心理療法への道を開くものである（小谷・武山，2010）。

1．問　題

　精神療法あるいは心理療法に乗れない，そしてそれらを提供できないという問題が深刻化するなら，それは人間が人間らしくなくなっていく大きな問題の警告ともなる。われわれは，2011年3月11日，未曾有の大災害と言われた東日本大震災に遭遇した。肉親を失い，友を，家を，コミュニティを失い，生きる時間と空間の大きな混乱を，被災地域の子どもから大人までが2年近くなる月日の中で未だに大きく重く背負っている。心理療法家として支援を続けてきたわれわれが，抗うことのできない数々の喪失に向き合う人々との間で体験してきていることは，大災害後の心理支援の困難さは言うに及ばないが，ミレニアムを超えて後の精神療法および心理療法が抱えている問題が凝縮して現れたようにも思える。
　精神療法あるいは心理療法に乗れないということはどういうことか，その問題を臨床心理学的に具体化してみよう。
　「初めに言（ことば）があった。言は神と共にあった。言は神であった。この言は初めに神と共にあった。万物は言によって成った。成ったもので言によらず成ったものは何一つなかった。言の内に命があった。命は人間を照らす光であった。光は暗闇の中で輝いている。暗闇は光を理解しなかった。」（ヨハネの福音書1・1-5）
　ヨハネによる福音書の第1章1節は創世記の第1節と同じ表現となっている。そのまま精神療法あるいは心理療法の第1章1節に当てることもできる。精神療法，最もオーソドックスな精神分析的心理療法を誠に美しく描いている文章と言ってもいいくらいに，その本質を言い当てている。
　自己を池と例えるなら，そこにポンと投げ入れる小石のように言葉を投げ入れると，その水面と水面下に波紋が広がり自己内の小さな揺動が，自己内の情報を運ぶ種々の連想を生む。自己を成している万物がこの言葉によって見えてくる。言葉は自己内の万物を在らしめかつ可視化する働きをする。その言葉の波紋は，身体の内なるエネルギーの源なる命を揺らす。言葉のうちに命が見え

るのである。この命に触れると，人は輝く。その光は，何も見えない暗闇の中で輝いている。暗闇は光を理解しない。

　精神分析的心理療法は，文字通りに上述の言葉の働きによって成立する命の再活性化の営みである。言葉が運ぶエネルギーと情報が，自己に内在する万物とそれを繋ぎ動かす自我にもたらされ，命が，例え周囲の誰もが，家族さえもが無視する暗闇の中でも，輝き始めるのである。ところが，自分の言葉を持たない，持っても使わないで，言葉が自己から遊離することを長く続けていると，言葉が引き起こす波紋が自分を揺さぶるのを怖がるようになり，どんどん言葉を自己体験（experiencing）とは無関係なものとしてしまう。やがては精神病理にまで発展する隔離（isolation），解離（dissociation），分裂（splitting）を導き，命の輝きを暗闇の中に閉じ込めてしまう。言葉を放棄しあるいは失い，その危険を本能的にキャッチする思春期の女子達は，自らの身体を傷つけるリストカットや，食べないあるいは際限なく食べることによって，男子達は，暴力や危険行為によって，暗闇の中に潜みかかっている自らの命の感覚を繋ごうとする。

　身体は，言葉で繋げない命の光に直接繋がる実存であり，今ここにいる，今ここで呼吸をしている自分にセラピストは，働きかける。だが言葉だけでなく，自分の身体を異化していると，これも暗闇の中の命を繋ぐ灯台たり得ない。自分の身体を異化して，実存感覚を遠くにしていると身の回りの対象もその存在感を失う。自分を照らす対象を得られないあるいは失うと，自他の区別はなくなり，対象は単に異物として不快刺激にしかならない。その結果は悲惨であり，自分の安全な居場所の感覚もやがては時間さえ意味がなくなり，精神療法や心理療法のゲートウェイを提供するセラピストのいかなる試みも水泡でしかなくなる。

　以上，オーソドックスな精神療法および心理療法に乗れなくなる様相を見て行くと，冒頭に述べたように文字通りに人が人間らしさを失っていく状況に等しいことが見えてこようか。このような状況を生む要因が表5に示すように5点あり，逆に言うなら，原始的であれこれら5要素を使うことができることが精神療法／心理療法を始めることができる必要条件であると言うことができる。

　精神分析的に，④，⑤の喪失は精神病理ともなる自我の防衛とも言うことができ，精神病特異の症状でもある。①，②，③のそれぞれは，人格発達的に思春期－青年期の一過性の症候として現れやすいものであり，それ故に思春期－

表5　精神療法に乗れない5要因
①言葉：自己体験からの言葉の遊離
②身体：身体の異化
③対象：意味ある対象関係を持てない
④空間：自己空間が保持できない
⑤時間：自己と時間が遊離

青年期の臨床に困難が多くなる訳であり，かつまたこの時期に精神病の発病が生じやすいことに連なる。

ところがミレニアムの山を越えて以降，世界の生活様式はIT革命を機に大きく変わり，人々の文化と存在様式をも根底から変えつつある。13万年前から4万年前，ネアンデルタール人が死者を埋葬し，心の伝達を始めて今日に至る「身体と対象性のある所に言葉ありき」のコミュニケーション方法が変わっているのである。当然，そこに関与する空間と時間は，個人の認識を超えてしまった。インターネットは，瞬時のうちに世界を走り，共時，共在空間はグローバル次元のマクロ世界に一気に広がってしまうのである。その瞬間にわれわれの身体性，対象性は薄くなり，言葉は自己から遠く遊離してしまう。

すなわち精神療法の基本要素は，すでに日常生活の常識ではなくなっているのである。この事実はさらに，次章の多元統合療法を必要とする人間の安全の保障に欠かせない文化の崩壊と再構築の問題に連なる。さらなる検討課題として取り組んで行くこととして，プレセラピィの必要性の現実に戻ろう。

認知行動療法，ナラティヴセラピィ，箱庭療法，絵画療法，積み木療法，ダンス療法，活動療法，臨床美術療法，等々，今日求められているセラピィを振り返ってみるなら，失われた精神療法基本要素のそれぞれを取り戻す上で必然の要があるものであることに気づかれるのではなかろうか。効果研究で成果が出るのも当然に思える。

実際に，臨床現場では精神療法の必要条件5要因は，困難患者に欠けているだけではない。医療機関から特別に精神療法の紹介を持って訪れる患者さんだけでなく，心理的ストレスによって学校や会社へ行きづらくなった飛び込みの臨床例においてさえ，そしてクライアントご本人だけでなく，両親や付き添いの会社関係者さえも，①，②，③の要因を理解するのに時間を要する。子ども

の引きこもりの問題を持ち込み，子どもの大変さを訴えるのではなく，どれくらいで治るのですか，何か未知の病気ではないのか，自分に問題はないので子どもだけ診てくれればいいとか，子どものことが心配という言葉は全くご自身の自己からは遊離し（5要因の①），子どもの心情を伺い知る意欲は全くと言っていいほど見せない親御さんが非常に多い。自分の性だけでなく，夫の性もあるいは子どもの性も，また薬物，自傷，他者の殺傷，一人一人生身の大事な身体の反応という感覚がなく，映像のように突き放して乱暴に扱う（5要因の②）。その結果，外に出すとハラスメントとして罰せられることが，家庭や企業，組織の中では平然と行われる。これら5要因の①，②は，相談する相手のセラピストをも，暴力，虐待，いじめに関わる問題を放り込む便利箱のように扱い，問題に関わる対象を意味ある存在として見ない（5要因の③）ということに連なる。したがって子どもの心配，部下の心配は，全く身が入っていないままのすれ違いを治療者や協力者との間で生むだけになる。普通に生活しているように見える多くの人々が，それがカウンセラーや医師，教師であってさえも，これらの要因を自らが意識しないままに持っているのが現代日本社会の病巣と言っても決して言い過ぎではないであろう。うつの蔓延化が止むことがないのは自明の理である。

2．プレセラピィグループ

　患者や問題の当事者が精神療法や心理療法を利用するクライアントになることそのものに，プロセスがあり，力のいることであることを別所で述べた（小谷, 2010, pp. 52-55）。実際に心理療法への準備態勢を整えクライアントになることは容易ではなく，人によっては準備のための処方が必要であり，その処方をプレセラピィと本章緒言において位置づけた。
　プレセラピィに類することは，通常は学校や企業，地域において心理教育あるいはアドヴォカシー（advocacy）として，心理療法の種々なるアプローチを紹介する形で，1回性のワークショップの形式で行われることが多い。心の働きに関する講演，箱庭グループ，絵本読み，夢語り，構成的エンカウンター・グループ，体験サイコドラマ，禅，ヨガ，太極拳，空手，相撲，呼吸法，等々，様々な工夫による心理療法へのレディネスを高める方法が用いられる。だがそれらは，必ずしも明確にプレセラピィとしての目標を定めて行われているとは

限らない。
　プレセラピィは，前掲書に述べたように心理療法への動機づけが弱いポテンシャル・クライアントだけでなく，心理療法を始めたものの心理療法の処方に乗れないクライアントに，ガイダンスやコンサルテーションの結論として構成される処方である。

プレセラピィグループの基本原理

　前著においてプレセラピィの原理を示した際には（小谷，2010, pp. 149-154），二つの要件を満たす処方とした。「1）助けの求め，自分自身の変化の求めを能動的に自覚すること，2）変化のために何ができるということの根拠となるものをつかむこと」である。さらにこの2要件を満たす基礎として，身体，心（人格），そして対象を繋ぐ生物エネルギーのベクトル方程式 $\Delta F = A \Delta x$ で現される身体エネルギー Δx が，身体の外の外部場に自分自身そしてそこに居合わせる対象に確かに覚知できる ΔF として伝わることを明示した。この条件が整うならば，自己体験の外部場におけるメンタルメイトリックス $\Delta F_{1, 2, 3, \cdots, n}$ に一定量のエネルギーが保持され，そこに自らがあるいは対象から言葉が置かれるなら，まるでヒッグス粒子が素粒子に質量を与えるように，その場のメイトリックスとその言葉の間に相互作用が生じ，言葉にエネルギーが生じたように体験される。すなわち自己体験と言葉の遊離あるいは隔離（5要因の①）は解ける。Δx から ΔF へとエネルギーベクトルが通るということは身体性が高まることになり（5要因の②），そのエネルギーを受ける対象が存在しさえすれば，エネルギーが交換される意味ある対象関係展開（5要因の③）のレディネスが成立する。このベクトル覚醒がプレセラピィの基本目標である。そのベクトル覚醒を図る絶対必要条件は，前書で示した通り，自己の安全空間感覚の覚醒と自我機能の覚醒である（小谷，2008）。換言すれば，自己同一性感覚の揺るぎない保障である（Masterson, 1985）。
　われわれの経験知であるが，臨床的にプレセラピィは個人処方として行うよりも集団処方の方が高い効果を生む。覚醒するヒッグス粒子（場）の力学に似た場の力学によって，自己のエネルギー，身体同一性，自己と対象，の感覚が覚醒する原理からすると，理論的には1対1の二者の場（メイトリックス）よりもグループ・メイトリックスの方が圧倒的に場の交互作用が強い道理であり，経験知は理論的に支持されるものである。

3. プレセラピィグループの実際

基本は，集団精神療法のワークショップの形式を取る。ガイダンスあるいはコンサルテーションにおいてアセスメントがなされ，そこから目的の明確化により個人目標を構成し，プログラムが推薦される。プログラムを体験し，そのフィードバックにより成果が確認されると，その成果をもとに精神療法もしくは心理療法への橋渡しが成される。

ここでは，筆者の精神分析的システムズアプローチによる「精神療法に乗れない5要因」を修復するミクロとマクロの代表的アプローチを紹介する。

(1) セット (Socio-Energetic Training; SET)

セットとは，眠りがちで能動的な機動力の弱い自我にエネルギーを充填するプログラムとして，元は自我起動鍛錬プログラムと名づけたものである。エスリン研究所 (Esalen) を中心にネオライヒアン，Alexander Lowen の理論 (1975) によって展開された生物エネルギー分析 (bioenergetic analysis) のワークショップにヒントを得た筆者らのチームで開発したアプローチである (河崎, 2004；中村他, 2014)。開発チームリーダーによる東日本大震災によるPTSD治療のプレセラピィ・プログラム案内が分かりやすいので引用してみよう。キャッチコピーは，「自分が生きている実感を持とう」「心を声にする楽しさを体験しよう」となっている。説明は次のように続く。

> セットは，自分の内奥の心身エネルギーを運ぶ自我を覚醒させる訓練であることから，自我起動鍛錬プログラムと名付け，通称セットと呼ばれているものです。自分の腹の底にある力に触れ，それを絞り出す訓練です。丹田の力を感じることができるようになると，人は能動的な重みのある，感情，情熱をあるがままに表現できるようになります。それが自分自身の心を健やかにし，また表現を受ける人にさわやかさと同時に存在感を高め，コミュニケーションはすっきりしたものになります。震災以後「自分の被害はたいしたことないから」と沈黙を続けてきた方々は，話したくとも，いざ声を出そうと思っても，言葉が出てこない，声は人に届かない，話ができなくなっているということはありませんか。PTSD の一つのサインでもあります。

SETでは何をするの？

　自分の内側にあるエネルギーを出し入れして，心の風通しを良くする体験から始めます。粋な映画の一場面，日常の危機場面の対話，対決のスクリプトを用意しています。それを使って，自分の内にある気持ちやエネルギーを外に出す練習，相手に届ける練習をします。自分の気持ち，エネルギー体験を微分して感知する，他にない体験から自分の心の芯を発見していきます。$\Delta F = A \Delta x$ のベクトル方程式の解が，元気をくれます[注1]。

　プログラムは大きく3段階で構成されています。

① 心を感じる：心を感じるのは難しくありません。コツは「考えないこと」です。身体感覚で「生きている」「エネルギーがある」実感をもつことができます。
② 心を動かす：心はいつも動いています。でも時折，心が止まっているかのように感じることがあるでしょう。「うつ」の状態がその一つの例です。心が瞬間，瞬間動いているという体験をします。
③ 心をシンプルにする：心が動かないと感じている時には，エネルギーを運び出す心の蛇口に過剰に負荷がかかっています。心の蛇口を楽に，シンプルにしていく作業をします。

　セットは，心身のエネルギーベクトル方程式による身体感覚の覚知のフィードバックを基本に，自己の身体内にあるエネルギーを映画の名場面や危機的場面に構成されたスクリプトを読みながら，その台詞に乗せて相手役に届けるエクササイズである。言葉と自己感覚，身体の自己感覚，そして対象とのエネルギーの交換の現実は常に，瞬間の捉えが基礎にある。それが日常において瞬間瞬間のエネルギー感を意識しなくなるので，通常の自己感や身体同一性，対象関係，そしてその間を繋ぐ言葉のエネルギーとの関係は，マクロの文脈の中でしか意識しなくなる。しかしそれらの覚知（awareness）そのものは，神経系のスピードに拠っているので正に瞬時の体験であり，体験プロセスを微分的に捉えるしかない。それが $\Delta F_{1, 2, 3, \ldots, n}$ のベクトル方程式で捉えようとしている所以である。

（2）事例1

　クライアントは，17歳，統合失調症発症の疑いで，心理臨床的な対応可能性のコンサルテーションとしての相談が親からあった。中学期の海外を含めて児童期より転校が続き，高校入学後周囲との関係が取れなくなり，適応可能性を探し小規模校への転校を試みるも改善なく，むしろ統合失調症を疑わせる時間，空間認識（5要因の④，⑤）の脆弱性を高めた結果の精神科診断であった。

　心理療法導入の可能性を検討する心理アセスメントでも，時間，空間認識の弱さが認められ，自分で訴えをまとめて語ることはできず，セラピストの心理的接触（psychological contact）が連続する相互作用も展開しなかった。言葉と自己体験が繋がらない感情の隔離（isolation）が明らかであり，身体感覚も対象感覚も薄く，助けの求めのベクトル性は認められなかった。統合失調症の可能性は否定できないものの，海外を含めての転校の連続による潜伏期発達の不安定な環境等々の生育歴から，彼の「自己－身体－対象」感覚の不明瞭さ，経験記憶の曖昧さや居場所の実在感には，何らかのトラウマを防衛する解離があるのではないかと思われた。彼の心的エネルギーの低さ，一見して見える自我の力のなさが精神病性のものか否かを見定める必要のあることは精神科診断と一致し，家族とも友達とも交流ができない彼にセットのグループ・プログラムを試みることを提案した。

　セットグループでは，セラピストの指示でパートナーと組み，エクササイズを展開する。彼は，家庭でも学校でもどこでも居場所がなく，人の中での不適合感を拡散させていた。しかしセットでは，セラピストが構成するエクササイズをすること（就業）で他の参加者と共にいることができ，不適合感を引き起こす外からの刺激は少ない。スクリプトを読むエクササイズでは，当初は声も小さくなかなか乗れなかったが，セラピストの手順にそってグループでエクササイズを繰り返していく過程で，怒りのやり取りのスクリプトで大声を出せるようになった。怒りの感情や情動をスクリプトに乗せることはできなかったが，大声が出せるようになったことは彼には大きな変化ではあった。解離が疑われる生育歴の記憶のない領域や時期は明確になり，自己の凝集感は高まり，心理療法に取り組みたい意志と自分をどうにかしたいという動機づけは明瞭になった。ミクロの自己体験が活性化することで，マクロの流れを取り戻し，新たな自分の人生を組み立てる心理療法を自ら求めて始めることができた。心理療法を始めた後も，自分で時折求めてセットプログラムに出ては自己感覚を高め，

自己凝集感を求める動きも出た。その後，個人心理療法を機軸に次章の多元統合集団療法にも参加し自我感覚も覚醒させ，個人心理療法を続けながら2年後には大学入学も果たし，社会生活を取り戻した。

(3) SMG (Story Making Group)

マクロのプレセラピィを代表するSMGは，文字通りに必要の神様によって，筆者らの震災特別支援チームで開発したものである（橋本ら，2013）。東日本大震災のトラウマ治療は様々な理由で，非常に多くの困難が重なった。トラウマとPTSD治療の深刻なセラピスト不足と被災者のトラウマやPTSDの否認が重なり，さらに部外者による「東北の人々は我慢強く，地域の絆が強いので外からの支援など必要はないし，問題はない」といった無責任な常識論が時宜にかなう直接の対応を妨げた。半年を経ても，被災体験を語らない人の方が圧倒的に多く，1年，1年半，1年9カ月を経て震度7の余震に揺さぶられてやっと話しをし始める人がぽつぽつと出て来る実態があった。時宜を得た対応のないトラウマ被害は，心の回復のマクロ的な流れの中に隠れてトラウマの痛みを治めるが，解離を生み，震災前後の経験を見失わせてしまいPTSDを定着させてしまう危険が高い。

　震災体験のみならず，虐待，DV，性被害によるトラウマ治療において，解離や抑圧に否認が伴う被害体験を徹底操作し傷を癒す作業は，痛みと治癒の関係が非常にパラドクシカルであり，困難である。この困難を打破するために，ミクロ処方のセットとは反対に，SMGは，クライアントの自己空間を想像による物語作りによって拡げるマクロの体験空間を作る。メンバーは5名以内とし，参加者は作家になって主人公を定め，現在を軸に過去と未来の時間軸を置いて，個々に物語作りをすることを求められる。その上で個々の物語を崩すことなく，それぞれのストーリーを生かしながらグループ全員で一つのグループストーリーの編纂をする。

　この作業を通じて参加者は，空想，象徴化，否認，分裂，同一視，取り入れ，投影，打ち消し，隔離，置き換え，合理化，知性化，補償，昇華，の自我の防衛機制と自我の体験総合機能を使い，活性化する体験をする。その体験を，メンバーそれぞれがそれぞれのストーリーを媒介にして行うので，個々のメンバーは三重に隠れる安全保障を得て作業を楽しむことができる。自分の作り話に自分の真の姿を隠せるし，グループ合議でグループストーリーを編纂する場

で他メンバーにも，他メンバーのストーリーにも隠れることができる。
　この体験を通じて，メンバーは自分の作った話，グループで編纂した話の様々な登場人物をそれぞれに体験し，アイソモルフィックにマクロな自分の過去，現在，未来を繋ぐ体験をすることになる。それは自分が何だか愛おしくなる感覚や，自分の来し方への親しみ，すなわち歴史的同一性の感覚への親しみを生み，マクロレベルで時間，空間と自分の関係を大事に思え，対象関係，身体性，そして自分の言葉の感覚を強めることになる。

（4）事例2

　40歳のDV被害経験のあるカウンセラー女性が，危機介入で自分自身にパニック発作が起きることに困っていたが，自分自身のカウンセリングは続かずコンサルテーションを受けても，自分の問題を焦点化することができず進展がなかった。実際には，DVトラウマに自ら触れることができず，事実の記憶を辿ることができない彼女は，カウンセリングも心理療法も求めを持ちながらも回避的にしか関わっていなかった。自分自身にどうにもならない問題があることは分かっていながら，実際に助けを求める話をし始めると話は曖昧さを極め，結局は要領を得ないままに終わることを繰り返していた。
　彼女のDV以降の経験記憶の秩序には乱れがあり，安定してそれを語ることはできなかった。直接の被害はなかったものの東日本大震災の地震やその他の自分のパニックについて語る際には，自己体験と言葉の結びつきが悪く，身体性の遊離，対象関係の拡散があり，意志，感情，行動のまとまりの悪さが目立った。
　自分で勉強してSMGに期待を持てた彼女は，連続してプログラムに参加した後，SMGを実施したセラピストにSMGによる継続治療を求めた。SMGなら，自分にまとまりがつく実感が持てるということであった。マクロな自己体験空間において自我の働きを実感し，彼女には自分のトラウマ領域においても自分で自分を動かす感覚が持てる気がしたようであった。SMGはトラウマの直接治療手法でない。彼女はセラピストのコンサルテーションを得て，自分が何にどう取り組むべきかを検討し，主体的自我機能使用により心理療法のクライアントになるための動機づけを明瞭にするコーチングへと進んだ。

むすび

　世の中で最も美しいものが見えなくなっている時，触れられず，感じられなくなっている時，それは私自身を見ること，触れること，感じることができなくなっている故である。星の王子様の問いかけが，より鮮明に届くようになったであろうか。

❏ 文　献

河﨑一郎（2004）主張訓練 SET（Socio-Energetic Training）．小谷英文編著：グループセラピィの現在．至文堂／ぎょうせい，東京，146-157．

橋本麻耶・花井俊紀・足立智昭・西浦和樹（2014）Story Making Group. 2012 国際力動的心理療法研究会第 18 回年次大会論文集所収：国際力動的心理療法研究会．東京(印刷中)．

小谷英文（2008）ダイナミックサイコセラピィ─心理空間技法─．小谷英文編：ニューサイコセラピィ：グローバル社会における安全空間の創成．風行社，東京，155-185．

小谷英文（2010）クライアント．小谷英文編著：現代心理療法入門，PAS 心理教育研究所出版部，東京，52-55．

小谷英文・武山芸英（2010）プレセラピィ．小谷英文編著：現代心理療法入門．PAS 心理教育研究所出版部，東京，149-154．

Lowen, A. (1975) Bioenergetics. Penguin, London.

Masterson, J. F. (1985) The Real Self: A Developmental, Self, and Object Relations Approach. Brunner-Routledge, London.

中村有希・小谷英文・伊藤裕子・荻本快（2014）自我起動鍛錬プログラム（Socio-Energetic Training: SET）．2012 国際力動的心理療法研究会第 18 回年次大会論文集所収：国際力動的心理療法研究会．東京（印刷中）．

❏ 注　釈

注 1 ）中村有希　震災復興心理・教育臨床センター（宮城学院女子大学内）プログラム案内 p.5「心の芯を強めるセット Socio-Energetic Training」より抜粋

第10章

多元統合集団精神療法[注1]

　多元統合集団精神療法（multi-dimensional-integrated psychotherapy）は，ユニークに筆者のオリジナルな集団療法アプローチである。1970年代から'80年代にかけて，米国では心理療法の黄金期を迎え，コンバインドおよびコンジョイント・セラピィの展開から，複次統合療法が20世紀の集団精神療法の到達点の一つとして理想的な治療様式として描かれた（小谷, 1997）。しかしその後の，アメリカの精神療法に関わる医療経済学的混乱から，このリッチな手法の面影は発祥の地では薄くなっているが，どっこいここ日本にしぶとく生き残っている処方である。

1．伝統と原型

　わが国には，森田療法の伝統があり，湯治療法があり，日常生活からのリトリートの側面をも有する合宿の伝統もある。生活をともにし，治療だけでなく特定活動や教育，訓練を集中的に行う手法は，心身の練成会，林間・臨海学校，部活，プロ野球キャンプ，相撲部屋と多彩であり，「同じ屋根の下，同じ釜の飯」の伝統としても親しまれている。

　山口・増野（1983）がKnoblochとKnobloch（1979）のヨーロッパの試みを紹介したが，この種のアプローチには世界には二つの大きな伝統がある。一つは，ヨーロッパにおけるMain（1989），Jones（1968）の治療共同体である。病院における社会，集団生活を治療的場として構成し展開した流れである。新大陸における他方の流れが，第4章で述べたエンカウンター・ムーヴメントである。元々は復員軍人の社会復帰心理サービスの必要性から始まったものであるが，一般人を広く巻き込んだグロース・グループから自己実現に向けてのグループ・アプローチへと文化大革命のごとくに旋風を起こした。それはカウンセラー養成，普通の人々の創造性開発，高じてヒッピーから新興宗教にまで，世界に広く強い刺激を与えた。第三極ともいうべきアプローチであったが，わが国では，先述の合宿錬成会の伝統に加え，医療の地域，生活臨床（台，

1978）の地道な伝統もある．

　実に東西にわたって多様な伝統があるが，それらの伝統がそのまま多元統合療法に発展した訳ではない．生活療法と集中療法の効果的統合が成るなら，個人の人格の成長や治療的変化に豊かな影響を及ぼす理論的期待は大きい．他方で，多様な機能を統合する実践技法展開が容易ではないことも重い事実である．多種多元機能のコンフリクトを解決し生産的にする，高次の介在統制機能が必要となるからである．

　1980年代当初より筆者らは，多元統合集団精神療法を展開し，現在は英語に翻訳し戻すことが難しい「多元統合同時並行異方向的アプローチ」と称して，これをほぼ40年来実践してきている．その意味を国際的に共有し研究を進めるために，国際基督教大学を拠点としたCOE「平和・安全・共生」研究の『心的安全空間力動生成』の社会実験を，2005年に東京，2007年ハワイ島と2回にわたって国際公募による参加者を集めて行った．さらにハワイ実験の参加者の呼びかけにより，2008年には沖縄で改めて国内社会実験研究を行った．

　原型は，複次統合療法（pluralistic-integrated therapy）にあったが（小谷，1997），それは現在の多元統合集団精神療法として展開されているものほどのイメージはなく，当初から現在の形が追求されたわけではない．思春期集団精神療法の開拓者S. Scheidlingerが，とりわけこのアプローチを強調したことに着目すると，その意味は分かりやすい．幼稚園での学級崩壊から，1年生問題，不登校，自己破壊性症候群，等々，現代の子ども達の問題は，少子化の加速度現象とともに家庭の凝集性の喪失が重なり，3歳から10歳までの間，子どもとして練られ一人前になる過程が拡散し，希薄化している問題が非常に大きい．したがって問題が発覚し，治療をしようとしても治療に耐える自我の力が十分に鍛えられていないことの弊害が大き過ぎ，治療の入り口で挫折し，引きこもりや身体反応に埋もれてしまうことが非常に多く，治療より先に，発達過程の各課題を踏まえた再養育が必要となる．前章でも述べたように，筆者らが，現代は心理療法を適用するにも，その前にプレセラピィ・プログラムの展開が必要であるとした所以である（小谷，2011）．

　今や多くの心の手当ては，プレセラピィに繋ぐにも再養育の種々の手当てが必要であり，時間ばかりがかかり，心理療法や精神療法にまでなかなかたどり着かない現状にある．治療と再養育を統合する療育の必然を理解できても，その処方に行き当たらない現実があると言い換えることもできよう．またこれら

2種の介入は，当然のこととして相互補完的な噛み合いを追究していくものであるが，狙いの異なるこれら二つのアプローチは，コンフリクトを起こしがちとなる。この問題を，複次統合療法が解決する方法であるとして注目してみるなら，その原点がより深く理解できるであろう。

先に合宿という用語を引き合いに出した。そこには生活を共にする意味と，特定目的の錬磨という二つの課題の組み合わせがある。前者には訓育のラインがあり後者には訓練ないしは治療のラインがある。自己の内と外の生活を共にする空間を持つことで，内と外のニーズの違いの間で現実と向かい合い自分を運営する作法を学ぶ再養育の大きな集団コンテナに抱えられ，より厳しい治療作業を，はみ出しや失敗を怖れることなく展開する場を得る。そしてその場の力を最大限利用して人格の創造的再編を図る。これが，多元統合集団精神療法のエッセンスである。

2．定義と技法

人間の成長と発達には，様々な次元を通る様々なラインがある。それらの織りなす綾が，悲喜こもごもの人生である。心理療法は，それら様々な次元やラインにおける特定の問題に関わるつまずきにおいて，それらの修復やそれらを創造的に克服する理論が技法化されたものである。

多元統合集団精神療法は，そのような人生の多元多重構造の特徴を現実として，治療構造をその構造に合わせて組み立てるものである。その組み立ては，依って立つ理論によって様々な可能性がある。筆者は，自身の精神分析的システムズ理論の立場から（小谷，2008a），横軸のシステム間力動と縦軸の無意識から意識までの精神内力動が作用し合い展開する螺旋力学に眼目を置く。本章では，その基本ラインで組み立てを描いて行くが，一般的処方としての定義は，簡潔である。

個人の特定の問題や課題に対して，精神内的，対人的，対集団・組織・社会的フィールドにおける全人格的成長を促進することに，多元統合集団精神療法の目的はある。この目的遂行によって，当該参加者の精神的問題，創造性や特定課題の克服に寄与する。目的に沿って複数の異なった心理療法手法を組み合わせた複次統合療法の一つの形が多元統合集団精神療法であり，集中合宿方式を基本とする。

（1）構　造

　基本構造は，1975 年，C. R. Rogers が世界のサイコロジストに呼びかけてサンフランシスコ郊外で行った第 1 回 PCA ワークショップのデザインにある（Rogers, 1977）。小集団，大集団，個人活動，自発的グループ活動，コミュニティ・ビルディングの組み合わせである。合宿のみならず，情緒障害児短期治療施設や特定治療目標を置いた特別病棟において，デザインすることもできる。

　中核手法を小集団に置き，小集団精神療法の標準技法に則り，バウンダリーを小集団内活動の内密性遵守のグランドルールによって確保する。大集団は，小集団をコンテインする構造となり，始まりと，小集団の 2 から 3 セッションに 1 回位の割合で配置され，最後も大集団で括られる。大集団のバウンダリーも生活場面やコミュニティ場面との間に明瞭に置かれ，大集団に関わることをその場を離れた所で語り合うことは禁止される。大集団にも内密性のグランドルールが設定される。ただし，多元統合療法のシステム間力動の創造性を活かすために，大集団のプロセスを小集団で振り返り，そこでの発見や消化不良プロセスを語ることは許され，大集団から小集団への内密性は解除される。そしてそこで語られたことの内密性は，小集団バウンダリーによって守られるので，そこでのプロセス内容が再度大集団に戻されることはない。つまり大集団から小集団への内密性バウンダリーは開かれており，小集団から大集団へのバウンダリーは閉じられる。

　これら全ての活動はまた，参加者，セラピスト，生活スタッフ全員を含めたコミュニティによってコンテインされ，期間を通じて全員でコミュニティを作り上げていくことになる。その間の様々な活動は，コミュニティを豊かにしていく活動として，個人活動，自発的グループ活動，さらには全員で取り組まなければできないような運動会，ピクニックあるいは祭り等の企画が奨励される。それらの情報や，全体の動きに関わる決定はコミュニティ・ミーティングによってなされ，自発的な社交，集団活動，組織形成，コミュニティ運営におけるリーダーシップを含む様々な役割体験が奨励される。

　この多元的なグループセラピィシステム全体の基本軸を示し，安全と全体の治療的，創造的展開のバウンダリー管理者として，コミュニティ全体のセラピストが配置される。大集団セラピストがこれを兼ねるが，独立して全体の流れを統括するセラピストを配置することもできる。

　構造上最も特徴的で重要なことは，合宿方式とクローズドグループ方式にあ

る。合宿方式とする意味は二つある。多元統合集団精神療法はすでに述べたように全人的アプローチであるから，セラピストは生活療法的に参加者を全方位的活動領域に見る。合宿により生活空間を同じくするのはそのためであり，またその方がクローズドグループ方式を徹底しやすい。クローズドグループを厳しく徹底する所に，多元統合集団精神療法を成功に導く鍵があると言ってよい。

　一般的臨床技法としての複次統合療法に，コンバインド・セラピィ（本書第8章）やコンジョイント・セラピィがある。これら個人セラピィとグループセラピィの二つの組み合わせだけでも，噛み合いのインターフェースには正負のシナジー効果を生む力動が働く。シナジー力動に関わる変数は，多元統合集団精神療法の場合ははるかに多くなるので，それぞれの力動要因のコンテナとしてのシステムが明瞭である必要がある。そのために，個々のセラピィシステムのバウンダリーのみならず，セッションごとのプロセスバウンダリーも明瞭にしておく必要がある。これは科学実験における条件統制に等しく，これによって変数の乱れを防ぐ。またそれだけ多くの変数を扱うということは，集中力も要する。同じメンバーで始め同じメンバーで終わるクローズドグループによって変数統制をすると同時に，短期合宿にすることで，参加者もセラピストも集中力を維持統制できる枠内で効果的に仕事を果たすのである。

(2) 対　象

　治療契約あるいは課題契約が成立する限りにおいて，統合失調症からうつ，パーソナリティ障害，普通の人々，プロの職業人，子どもから大人，老齢者まで，誰もが対象になり得る。統合失調症，パーソナリティ障害，思春期妄想等，日常に大きなトラブルを抱える人々も，担当セラピストとの連携による準備によって参加を重ね成果を挙げた例が多々ある。2歳から5歳まで親子で参加し，発達障害の心配を克服した例もある。目標が何に置かれるかによって，参加者構成は様々なヴァリエーションが可能であるが，年齢，抱えている問題の多様性が原則である。活用できる力動や対象関係を豊かにするからである。禁忌は，多元統合集団精神療法管理セラピストの対処能力を超える病理性や行動化を現す参加者を入れることである。

(3) 原　理

　先に紹介されている小集団療法，大集団療法それぞれの技法原理，加えてマ

イクロコズムとしてのコミュニティ力動の原理，そして個人システム変化の原理を提供するサイコセラピィの原理が，下位の要素原理となる。これらのサブシステム原理を，多元治療システムのネットワークに展開する原理が，ここで問題となる多元統合集団精神療法に特異的な原理である。したがってこれらの原理は，定義の項で触れたように，個々のサブシステム手法をどのような理論的オリエンテーションによるもので配置するかによって厳密には異なってくる。ここでは先に著者の立場として示した精神分析的システムズ理論に基づく多元統合集団精神療法の原理を示すことにするが，細かな原理を網羅する紙幅はないので基本4原理に止める。

(a) 原理1：アイソモルフィック・プロセス

　　個人の精神内力動，小集団力動，大集団力動，コミュニティ力動には，アイソモルフィすなわち異型同質あるいは同形異質の階層間の力動が働く。

(b) 原理2：バウンダリー力動

　　システム内，システム間，階層間力動は，システムバウンダリーの開閉力動によって変化する。システム閉鎖は，システム間相互作用を抑えシステム内凝集性を高めて，内圧を上げる。システム開放は，内圧を下げ，システム内フィールドを拡げ，システム間相互作用を高める。

(c) 原理3：揺動的平衡力動

　　システムズ理論（Grey et al., 1969）では，エントロピィの原理で知られている。システム変化の原理であり，システムは一定の状態を保つことによってその同一性を確保するものであり，様々な自己保存力動によってある一定の幅を持って定常状態を保つ。したがってシステムの変化には必ず正常に抵抗が働く。その調節機能の基本に原理2がある。変化を引き起こす上で不可欠な必要条件は，現状維持に固くなっているシステム機能の秩序性を緩める，すなわちある一定の無秩序性を許容することである。この無秩序性の測度をエントロピィと言う。エントロピィが上がるということは，システムが定常状態からの揺れを大きくするということであり，このエントロピィが上がりシステム秩序を乱すことを「揺動」と言う。エントロピィが上がり揺動が始まると，システムは崩壊の死を避け同一性保持のために定常状態を

保つバランスを取り戻そうとする。エントロピィの程度によって元の秩序維持に戻るか，あるいは新しい秩序の力動を産み出すかの分水嶺がここに生ずる。バウンダリー開放によって，新たなシステム力動のための情報やエネルギーを適切に取り込むことができるかどうかに鍵がある。エントロピィの匙加減が，システムの変化と抵抗を決める。

（d）原理4：コンテイニング

　　システムは，バウンダリー内に保留，貯蔵できないエネルギーと情報を常に有する。人間個人システム，その小さな集まりの小集団システム，大きな集まりの大集団システム，さらにコミュニティ・システムのどのシステムであれ，システムで保有しきらないエネルギーと情報は，一部，意識レベルで表現や行動によってシステム外に持ち出され，他は，前意識，無意識レベルで流出する。個人システムの場合，このような流出をわれわれは表出と言うことにしている。ここでの流出は意識の外の事象であるから，流出物が外のシステムには覚知されたり認識されたりできても当該システムには捉えることはできず，したがってその知覚は当該システムのフィードバックサイクルに乗らない。

　　個人や小集団から流出した情報やエネルギーが，外のシステムにキャッチされるか，あるいは流出した側が無意識的であれ外のシスムにそれをかぶせたり擦り付けたりするなら，それらのエネルギーや情報はその外システムに保有される。これが外システムに意識化され，その固有のシステム内に保持される時に，その一連のプロセスをコンテイニングと言う。このプロセシングは，当該システムの取り扱えきれない情報・エネルギーに対して安全空間供与の機能を持ち，当該システムの安全制御機能を補助すると同時に，使用不能のエネルギーや情報の活用プロセシングを可能にするアウトソーシング・システムの起動力も有する。

　　後者の仕組みを，説明しておこう。コンテイニングは，そのプロセスを担うシステムすなわちコンテナがコンテインされたエネルギーや情報を何らかの形で貯留することを意味する。その貯留されたものをコンテインドと言う。コンテナとしての外システムが，これを十分に意識しているなら，コンテインドを分析抽出することによって，コン

テインドの元の保有者にその流出したエネルギーと情報を送り返すことができる。これがフィードバックシステムのアウトソーシングであり，システムズ理論で言う外的フィードバックである。

(4) 技　法

　技法は，セラピィシステム全体に先の基本4原理を具現化する技術の体系である。小集団，大集団，コミュニティセラピィの技法が要素技法になることは言うまでもない。また目標に応じて，参加者構成をデザインし，先に示した基本構造枠を基にグループ構造とセッション構造をデザインするのも要素技法である。小集団技法は，第7章に準拠するものであり，ここでは大集団とその外回りとなるコミュニティをもって多元統合集団精神療法全体を進めていく「運営共通基盤技法：PFAIモデル」のみに絞って記述する。

　PFAIモデルとは，プロモーティング－ファシリティティング－アナライジング－インテグレイティングの4技術のスパイラル連鎖を言う。

　プロモーティングは，短期成果を出すコーチングに欠かせない技術である。メンバーの「今ここでの体験」に焦点を当てて，第3章図3の衝動→情動／感情→意志の繋がりを活性化する自我に協働して，気持ちと意志の結びつきを高めていく介入である。自分の気持ちが内から外に向かい，自分自身のエネルギーを集団の場や人に届くことを自覚し，そこに何らかの意志があることを見出していくプロセスを助けるのである。技術的ポイントは，瞬時瞬時の $\Delta F = A\Delta x$ の展開に言葉を当てて行くことである。これによって集団の場における自他のバウンダリーがはっきりしてくると同時に，自分の欲求の方向性が明瞭になっていく。多元統合集団精神療法においては，バウンダリー原理を最大限活かす処方であることから，欠かせない展開である。この技術は，処方への動機づけを情報レベルからエネルギーレベルに相転移（質的転換）させようとするものであり，「here and now（今ここ）」技術によるものである。今ここで，説明（知的）レベルで作業参加をするのではなく，それを体験レベルの参加に変える転換である。その際たびたび，熱（temperature）という表現がなされるが，単なる記述性のコミュニケーションから参加者の心理学的心性に熱が入り，それが稼働し始めると表現してよい。参加者が発する言葉，聞く言葉を熱のあるものとして体験化し，そこに展開する心理学的フィールドの実感，すなわちグループ・メイトリックスを体感し，その場の心的プロセシング（第3章図3）を辿り，

さらにそこに生じる熱が処方目標に向かうベクトル性を帯びてくるなら，プロモーティングは果たされたと見てよい。ただし先にスパイラルモデルと称したように，プロモーティングは一度果たされたからよいというものではなく，参加者の体験性が落ちるごとに介入を必要とする種類のものである。またこのプロモーティングは，本来参加者自身の機能を意味し，リーダーやセラピストの技法とはこれを起動活性化させる介入を意味する。

ファシリティティングは，心理臨床的態度の基本であり，参加者に心理学的心性が豊かなセラピストの積極的関心を向け，参加者との間で作業同盟を実体化していくことである。言い換えれば，よく知られている安全空間保障の技法である（小谷, 2008b）。対象者には自由連想発話の安全感として体験される。

アナライジングは，精神分析の典型基本技法であり，連想－直面化－解釈の3要素よりなり，体験の意味の探求を進めることを言う。

インテグレイティングは，参加者の変化や学習が正確にフィードバックされ，揺動的平衡の収まりどころを自分自身が確認することを言う。成果のバランスをほどよいものに調節し（モールディング），自己のメイトリックスの新たなマップを明瞭にして，獲得した情報とエネルギーの新たな課題の言語化，そのダイナミズムの言語化が形となる過程を言う。この過程が展開すると，フィードバックは定常状態を保つためのネガティヴ・フィードバックから変化を検討するポジティヴ・フィードバックへと展開し始める Goldsmith（2007）言う所のフィードフォワードが機能し始める。これらは全て参加者自身の機能であり，それを助ける介入技術の総体が技法である。

技法の詳細な明示は機会を改めなければならないが，多元統合集団精神療法における PFAI のスパイラル連鎖の焦点は，空間形成と保持にある。小集団，大集団，活動集団，コミュニティ，セラピストチーム，そしてセラピストや生活スタッフも含めた参加者個々人の固有のバウンダリーを守り，安全空間を確保する一点において，全体セラピストは常に，多元統合同時並行異方向的にPFAI 機能を果たしていけばよい。

3．効　用

多元統合集団精神療法には様々な効用がある。したがって参加者もそれぞれの動機で様々である。最も多いのが，文字通りに青年期からヤングアダルトの

野心がありながら現在の自分に満足できず，自らのアイデンティティを問い，存在感を増したいと思う 20 歳代から 30 歳代の世代である。これに加えて人生の新たな転機となる 50 歳代の男女が続く。臨床群としては，対人・社会恐怖，引きこもりやうつ，パーソナリティ障害各種，青年期，自己破壊症候群や安定期の統合失調症あるいは虐待，DV 等々，何らかの家族の危機から脱却し，新たに社会と繋がりたい人々，しばらくの病気療養から再出発のためのアイデンティティ確認，専門職や企業リーダーの内的世界からの能力開発を求めての参加が多い。詳細はまた別所に譲るとして，具体例によって効用を概観しておこう。

（1）事例 1：エリートコンプレックスの 23 歳青年

　出身校を言うだけで畏敬の目で見られ，学業だけではない所をスポーツや音楽の実績でも見せ，将来の仕事にも野心満々であるが，仲間関係の適応感やリーダーシップにコンプレックスを持ち，時折パニック発作に近いブラックアウトがあった。知性化に長け，どのような場でも自分の論理でその場に自分の存在を知らしめることには絶対的な自信を持ちながら，それが結局は孤立を生むパラドクシカルな，彼からすると決して解けないコンプレックスになっていた。誰よりも優れていたいが決して突出して孤立してはいけないという二重拘束（double-bind）的縛りを自分自身にかけ，それは絶対に解けないものとしていた。

　そのコンプレックスは大集団にそのまま表面化した。プログラム責任者でもある大集団セラピストに向け，自慢の論理展開で持論をぶつけた所，「何を躊躇しているのか言いたいことは言い切ればいい」と直面化され，彼は自分の二重拘束コンプレックスを披瀝した。セラピストは彼の説明にはおかまいなく，「知の論理に自信があると言うが，私には君が知を使っているとは思えない。自分の論理に自信があるのなら，徹底して私を納得させることを帰るまでに言って帰れ。皆が証人になってくれる。」とさらなる直面化を進めた。彼は，驚きの戸惑いのうちに小さなブラックアウトも経験し，大グループを終えた。その後小集団，アクティヴィティ・グループ，コミュニティ活動の全てを使って，自分が言うほどに知的なことでさえやり切っていないことへの直面化に対抗する取り組みをした。知的能力の高さの故にできるマクロのパフォーマンスで自分が人よりできるとし，余剰エネルギーのエントロピィを上げていた彼には新鮮な体験であった。マクロでできると思っていたことに，何かと大集団セ

ラピストから，それで精一杯か，そんなものではないだろう。」と，飽くことなく直面化を受けることで本気になることは気持ちがいいことかもしれないという新しい感覚を得て，合宿多元統合集団精神療法を終えた。その後，残りの課題を完了したいとする目標を明瞭にして心理療法に取り組んだ。

(2) 事例2：分離不全4歳男児

養育不安，自分が子どもを虐待してしまうのではないかと自信を持って養育にあたれない母親と共に参加した4歳児は，まだおむつをしていた。大集団およびコミュニティの長をしていたセラピストに抱っこされ，おしっこが出そうになったらおじさんに言え，恥ずかしくなかったら子どもセラピストに言えと言われて，きょとんとしていた。そのことが母親に告げられ，母親は手を出さないでいいので，食事と寝る時以外は子どもから離れて，自分自身のために多元統合集団精神療法に専心するよう指示された。

4日間の間，彼は他の女性セラピストとの間では，トイレでおしっこすることはなかったが，大集団セラピストが声をかけ促されるとトイレに行くことができた。最初に促されてトイレに行った時は，言われるままに行ったようであり，おしっこは出なかったがトイレの使い方を教えてもらい，次にはできた。

朝と夜，母と一緒の間はおむつを濡らし，大集団セラピストから離れ子どもセラピストと遊んでいる時には失敗があったが，大集団セラピストが声をかけてトイレに行く時はできるようになった。

合宿後，母親はトイレットトレーニングを始めることができ，激昂しないでしつけができることを学んだことを喜び，子育てを大家族と地域でする感覚で，彼が小学校に入るまで共に多元統合集団精神療法に，毎年やって来た。

(3) 事例3：発達障害とされていた小学4年生男児

それまで発達障害と見なされていた本児の遊びや活動および親面接を通じて，彼は発達障害ではなく，分離不安とエディプス葛藤の混乱によるしがみつき反応が長引く中，非常に高い能力を持て余しているとアセスメントがされ，さらなる観察と詳細アセスメントのため，父子で多元統合集団精神療法に参加した。

子どもグループを本拠地として，コミュニティで大勢の大人との接触を得ながらの生活を過ごすことで多重バウンダリーの安全感とバウンダリー通過の経験による多様な刺激が，自我機能の活性化を助けた。極端な偏食により食事を

皆で取れなかった彼は，4日目の最後の朝食を仲間と共に完食し，村長（大集団セラピスト）に報告し褒められる大きな体験をした。この短期間での自我機能展開から，発達障害よりも児童神経症とみなされ，これを契機に心理療法を受け，中学入学までに正常発達範囲に戻る。

（4）事例4：14歳女子思春期引きこもり（統合失調症発症の疑い）

主治医の許可を得ての参加であったが，統合失調症の疑いを診断された様態は合宿が始まるやすぐに明らかな表出を見せた。子どもグループの小集団および大集団では，特異な発想をむしろ他の子をリードするかのように話せた。少し話し過ぎの嫌いがあり，セラピストの支援は必要であったが楽しんでもいた。しかし小集団や大集団療法グループ以外の時間，皆が自由に過ごすコミュニティで落ち着かなかった。空間的なバウンダリーがまるでないかのように，さまよい歩いて非現実的な不安をつぶやいては周りを困らせた。それは数人で泊まる居室に帰っても続いた。自己の拡散と喪失の不安が高く，空想と現実の間が広がり，それを自分で治めることができず退行しているとみなされ，担当者が寄り添いバウンダリーの補助となるモールディングと不安で語る事柄のコンテインメントによって落ち着いた。

担当セラピストが寄り添うと安定する対象関係の安定性が見られたことから，彷徨徘徊も広場恐怖的な側面としてみることができ，妄想的発言は思春期妄想反応と見ることもできた。主治医との連絡で，そのアセスメントに添う方針で参加を続けることとし，コミュニティの広場には四方を応急のついたて壁で囲む空間を作って彼女が時折こもることができる場所を保障し，物理的なバウンダリー調整も加えることで，次第にシゾイド的な自分の空間から出たり入ったり（in-and-out program）する安全感を得た。生まれて初めての合宿で，また生まれて初めての多くの大人に囲まれて助けられ，関心を持たれて，安心する経験をして帰って行った。この経験から，自分で出かけて助けが得られる安心を得て心理療法に入り，大学に入学し心理療法を終える。

（5）事例5：喪失の悲嘆に耐えながら会社経営に奔走する青年実業家

会社経営の危機に奔走している渦中に愛する人の急死に遭い，悲嘆の中で仕事を続けていたところ，食べることも眠ることもできなくなる。心理療法によりある程度の安定を得たが，喪失に関わる罪悪感と怒りがいかんともし難く，

危機を乗り越える仕事への勢いが出ないとの訴えに、セラピストに勧められて参加する。

　自分で思った以上に、人の中に隠れること、リーダーシップを取らないでいいこと、話したい時に話したいことを話すことの面白さを体験し、生活の中で自分の気持ちを他者の気持ちと区別して置くことの意味を強く感じたと言う。短い期間に、小集団、活動グループ、大集団、自由なつきあいと、異なった人との距離に自分を自然に置くことができたことで、いつの間にか周囲に対していつも同じ自分でしかいなかったことに気がついた。それによって喪失の悲嘆も急いで荷下ろしをしなければいけないということではなく、逃げたりかくれたりしながらやってもいいのだと思えるようになった。一人の人として他の参加者それぞれから、それぞれの理解の仕方で自分という人間に触れてもらったことで、自分が広がった気がするとして、これをもって心理療法を卒業した。

　短期集中で多元的な場が交差する立体的な体験の彩を、いくらか垣間みることができたであろう。多元性の組み合わせがそれぞれの人に様々に影響し、心理療法さらには人生の凝縮した空間が作られ、参加者の体験に個々それぞれの固有の味が出る。ここに挙げた事例だけでも共通の治療的要因が、見て取れよう。病気の診断を得ていようといまいと、喪失やいじめの苦しみを抱えていようといまいと、一人一人が異なる固有の存在としてのバウンダリーが護られるモザイクメイトリックスと多くの人から得られる反応性（responsiveness）が、参加者の息を吹き返す力となっているようである。その効用はとりわけ子ども達や、傷ついている人々に顕著である。若い頃の自らの反社会的行為による傷つきで、人の温もりに交わることが決してできない反社会性パーソナリティ障害の女性が、たびたび反社会的なルール違反をしながらも、20数年間欠かすことなく参加して自分の人生に道をつけている。8章で例に引いた統合失調症の彼も、今は山里でひっそりと芸術活動に人生の意味を追求しているが、同じく20数年来、毎年この多元統合集団精神療法に参加することで1年のリズムを作っている。これらの点からも、このアプローチが人生の凝縮した時間と空間を確保するものであると言うことができそうである。

むすび

　8章でも述べたように，個人療法と集団療法を組み合わせるコンバインド・セラピィがアメリカ集団精神療法学会（AGPA）の学会誌2009年1号の全ての頁を独占して特集されている。人が人の中で生きて行く上で，自分の心と集団の関わり合いの中で影響し合う心の問題は，グローバル化の波に揉まれ，まだまだ難しい未知の問題が多様に現れる可能性がある。合宿の限られた時間と空間を共にし，集団精神療法の叡智を参加者自らが最大限活用して，己と集団の資源を点検，開発し，相互に創造的な力を育み鍛える多元統合集団精神療法は，老若男女，新時代に向けてのノアの方舟を体験できるもの，と言うと言い過ぎになるであろうか。

❏ 文　献

Goldsmith, M.（2007）What Got You Here Won't Get You There: How Successful People Become Even More Successful. Hyperion, New York.

Gray, W., Duhl, F. J., & Rizzo, N. S.（Eds.）（1969）General Systems Theory and Psychiatry. Little, Brown & Company, Boston.

Jones, M.（1968）Beyond the Therapeutic Community. Yale University Press. New Haven.（M. ジョーンズ　鈴木純一 訳（1976）治療共同体を超えて. 岩崎学術出版社, 東京.）

小谷英文（1997）集団精神療法の進歩：単独処方から多元統合療法へ. 最新新精神医学, 2(6), 527-533.

小谷英文（2008a）ダイナミックサイコセラピィ―心理空間技法―. 小谷英文編：ニューサイコセラピィ：グローバル社会における安全空間の創成. 風行社, 東京, 第8章, 155-185.

小谷英文（2008b）安全空間創成の面接法. 小谷英文編：ニューサイコセラピィ：グローバル社会における安全空間の創成. 風行社, 東京, 第5章, 91-116.

Knobloch, F. & Knobloch, J.（1979）Integrated Psychotherapy. Jason Aronson, New York.（山口隆・増野肇訳（1983）統合精神療法. 星和書店, 東京.）

Main, T.（1989）The Ailment and Other Psychoanalytic Essays. Free Association Books, London.

Rogers, C. R.（1977）Personal Power Inner Strength and its Revolutionary Impact. Delacorte Press, New York.

台弘編（1978）分裂病の生活臨床. 創造出版, 東京.

❏注　釈
注1）本章は，小谷英文編（2009）グループセラピィの現在．至文堂／ぎょうせい．pp.85-94.「多元統合療法」をベースに書き改めたものである。

第Ⅳ部

人格機能水準と集団精神療法

第11章

統合失調症者の集団精神療法

　統合失調症の集団精神療法は，精神分析的集団精神療法の原点であると言っても言い過ぎではない。歴史的な展開は，Anthony（1971）と Scheidlinger（1993）に詳しい。統合失調症に絞った集団精神療法の成り立ちについては，先に技法の基本を再構成した拙論に記した（小谷，1995）。統合失調症は難病であり，精神医学の中核病理を現す文字通りに精神の病とみなされることから，Freud 自身は治療対象から外したものの，これと向かい合うことは研究的にも臨床的にも精神病理の本質，すなわち人間存在の本質に立ち会うことに他ならない。その歴史に立ち会うことから始めよう。

1．統合失調症者のための精神力動的集団精神療法の成り立ち

　Pratt が始めた教授的集団精神療法（Pratt, 1922）を，Lazell がワシントンのエリザベス病院において精神分析理論を用いて統合失調症に応用したのが本格的集団精神療法の先駆であった（Lazell, 1921）。10年後，Marsh が入院患者に対する今で言う支持的環境療法の先鞭をつけた（Marsh, 1931）。この初期のアプローチは，統合失調症に生物学的器質的要因があるという前提のもとで，それによって生ずる現実的問題に対処することをセラピストは教え，励まし，メンバーが互いに話し合いながら学び合う所に眼目があった。相前後してアメリカ精神分析学会の設立者の一人 Burrow が，患者のみならず家族や同僚も交えたグループアナリシスを始めたが，それは行動分析の域に留まっていた（Burrow, 1927）。技法は，問題解決技術に絞られ，隠れた無意識の問題や転移は焦点から外れていた。その後 Wender が，Freud の集団心理学（1921）を適用し，グループの家族転移を問題にしたが（Wender, 1936），十分に体系的な技法には至らなかった。

　その意味では，統合失調症の精神分析的な集団精神療法は Schilder（1939）に始まり，彼に続いた Semrad と彼の同僚達（Semrad, 1948; Standish & Semrad, 1951），そしてブルックリン州立病院で積極的な臨床展開を図った

Lawton (1951) と Pinney (1956) の仕事がその後の基礎になったと言ってよいであろう。筆者の師であったPinneyは,訓練でもスーパーヴィジョンでも「精神病理は対人病理だ」と繰り返し諭していた。彼らの立場は,精神科医として統合失調症の生物学的器質的要因は決して無視しないが,発達早期からの心理的な問題が統合失調症にはあるとする所に基礎があった。すなわち早期からの発達的問題が独特の傷つきやすさを生み,それがこの障害特異な特徴と症候をもたらすという観点を治療の前提としたのである。したがって Pinney の口癖の言わんとする所は明瞭である。精神力動的な統合失調症の集団精神療法の焦点は,治療的場における心理学的な問題にある。治療の目的は,患者の自我機能を改善し,分裂的病理のプロセスにほどよく抗することができるよう患者の成長を助けることにある。患者の人格機能上の障害や発達的問題をもたらす葛藤の核を,患者が理解することを助けるのである。そのために無意識と転移の問題にも取り組み,過去と現在を往き来するというものである。

　進歩した現在の集団精神療法の到達点からして,この草創期の治療公式に加えることはただ一つ,過去と現在に加えて未来の次元を置くことである。これら時間の3次元を相遷移（機能的向上）,あるいは相転移（質的転換）して往き来する心理作業を治療過程とするのが,現代の集団精神療法である。このことも Pinney と共に探求したことであるが,その事象をより可視化に向けて理解するために,自我心理学（Giovacchini, 1976, 1979; Rockland, 1986）,対象関係論（Kernberg, 1976）,一般システムズ理論（Grey et al., 1977; Ganzarain, 1977）に加えて物理学の熱力学や量子力学の理論（小谷, 2009, 2010）の説明力が進み,さらに臨床理論としての技法（Day & Semrad, 1972; Spotnitz, 1976; Kanas, 1991; Kibel, 1981, 1987, 1991; Stone, 1996; 小谷他, 1993；小谷, 1994, 1995）が洗練されてきている。

2．治療機序の可視化

　第3章図3によって示した物理学によるベクトル方程式 $\Delta F = A \Delta x$ を,ここで想起しておこう。人の生きるエネルギーは時々刻々に身体で消費され,外界にエネルギーを情報と共に放出し新たなエネルギーと情報を交換し,生体の維持と生産を果たしている。この時々刻々のエネルギー使用のひとまとまりが,何らかの言動,行動となってわれわれには感知され（aware）,目に見えるこ

とになる。このまとまった言動，行動の病理と言われる統合失調症者の外界への反応様式が一気に変わることはないが，時々刻々のエネルギーと情報展開は一様ではなく変化に満ち，方向も強さもバラバラと言っていいほどに拡散し，あるいは身体にほとんどのエネルギーが吸収され，外界にはエネルギーは寡少にしか出ないということも生ずる。前者が，妄想や幻覚によって自己が拡散肥大化して断片化し，極端な情報の歪曲化を現す精神病的様態であり，後者が常同行動やカタトニーの様態である。したがって集団精神療法装置は，瞬間瞬間の内的エネルギーを現す Δx が，身体と人格構造の係数 A において拡散，歪曲あるいは吸収される比率を下げる機能を持つものにならなければならない。それは第3章図3に示したベクトル方程式の自我による「id⇒欲求⇒願望⇒意志⇒表現／行動」の展開プロセシング機能によって現実化していく。そしてその機能を遂行する自我諸機能の錬磨とその安定化を図る自己と身体全体の再体制化を図っていくのを促進するのである。このように理論図式が整理されると，目には見えない治療機序が見えてくるようになる。このことを力動の可視化と言うのだが，実際に治療的展開が明らかに目に見えるのは，すなわち患者の言動と共にもたらされる ΔF の強弱である。患者の外部場すなわちグループの場に患者の内から運ばれるエネルギー量が上がり，これがほどよい強さで維持される展開は目に見える。モザイクメイトリックス技法により，すぐには理解できない情報に惑わされることなく患者の自己境界にパテを当て境界を明瞭にする（molding）なら，拡散する Δx は少なくとも内部と外部場の所在が明瞭になり，対象に向かうベクトル性も明瞭になる。またカタトニー状態にある患者の硬直化の破れの瞬間瞬間に，Δx が外部場に表出として出るが，セラピスト自身がこのエネルギーを無条件に受け止められるその瞬間の安全な空間を対象として提供するなら（holding），患者はまるで外界の現実と遮断されていた状況から世界と安全に繋がる自己体験を始めるのである。統合失調症の心理療法展開機序である。

　臨床の実際の中でこれらの理論と技法を明瞭にしていこう。

3．集団精神療法の始め方

　始めるには，用意周到な準備が必要である。技法としてのグループ設計の基本構造と展開過程については，本書第7章と筆者のこれまでの諸論文に繰り返

し記し，説明を加えているので省略する（小谷, 1990, 1992, 1993, 1994, 1995, 1998）。ここでは，担当者が個々の患者に会い，アセスメントに沿いグループデザインをして，実際にセッションを始める所からの技法を示すことにする。

　セッション時間は 45 分。統合失調症者が初めて集団精神療法を受ける患者のグループである。セッション時間中は，原則セッションルームに拘束されるので，初めての場合それが無理な患者もいる可能性があり，最少時間の 45 分としている。セラピストは 1 名であり，第 3 項を明瞭に置くためビデオ録画と相互のやり取りを残す録音を参加予定者全員の承諾を得て取ることとしている。メンバーは 8 名。統合失調症の場合，様々な理由でメンバーの中断が生じる。そうした事態が生じても，小グループが崩れないことを見込んだ数である。グループメンバーは固定だが，終了者もしくは中断者が出ると新たなメンバーを受け容れるオープン方式である。統合失調症の集団精神療法の基本型である（Day & Semarad, 1972; Stone, 1996）。セラピストの介入アプローチは，セラピスト中心のグループダイナミック・アプローチ[注1]である。一昔前のセラピスト中心のグループ中心アプローチ[注2]（Borriero, 1972）の精神分析的システムズ理論による現代版である。友人の Kibel（1991）は，オーケストラの交響曲演奏の指揮者に例えている。

　集団精神療法の目的と技法原理は，先に記したとおりである。①患者の自我機能を改善し，分裂的病理のプロセスにほどよく抗することができるよう患者の成長を助ける。②それによって患者の人格機能上の障害や発達的問題をもたらす葛藤の核を患者が理解することを助ける。そのために技法的には，無意識と転移の問題に取り組み，過去と現在に加えて未来を往き来する。

　以下，実際のセッションを始める所から見てみよう。典型的な統合失調症グループの始め方である。逐語例は，許可を得て，筆者の自験例を思い起こして固有名称や固有事象を変え，再編再構成してみたものである。

Th.K1　始めましょう。皆さんが楽しみにしていた集団精神療法です。……名札が用意してあります。お互いの名前がよくわかるように……みんなつけましょう。それから，事前にお願いした記録のために，ビデオとテープも回っています。カメラがありますね。テープは真ん中に，見えますね。
　　いいですね。
　　さて，あらためて私がセラピストのKです。皆さんと今日のためにそれ

ぞれとお話をしましたね。Mさんですね。お元気でしたか。
M1　あー，……はい。僕はいやです。話したくない。(*ΔF* のエネルギーが覚知されたとたんに，バウンダリーを閉じるシゾイド反応を示すことはよく起こる)
Th.K2　おやおや，分かりました。それでもよくいらっしゃいました。嬉しいです。そしてそのお隣がOさん。(シゾイド反応は無視し，受けた *ΔF* による繋がりのみを協調し，安易に引きこもる反復的反応を薄める)
O1　ハイ。Oです。私は記憶喪失なんです。私はこれ出るって言いました？
Th.K3　はい，Oさんおっしゃいましたよ。よくいらっしゃいましたね。そして……
T1　Tです。私は，
Th.K4　そうTさんですね。Tさんはたくさん話しがある。(*K3*, *K4* ともに内部と外部場の境界の安全な明瞭化のみを行うモザイクメイトリックス技法である)
T2　はい。主治医にも看護師さんにも，もっともっと話しがしたい。
Th.K5　ここではたくさん話ができますからね。その前に，皆さんとの顔合わせです。(場所と時間による空間の境界を明示するモザイクメイトリックス技法である)
T3　はい。
S1　僕も話しをしなければ。主治医の先生とあまり話しができていないので。いつも同じ話しになる。
Th.K6　はいSさんです。Sさんもたくさん話をしたいそうです。いいですね。皆でたくさん話をしましょう。そして
I1　私はいやです。話せない。(話せないと言って話している。グループ・メイトリックスがヒッグス粒子の場のようにIさんに質量のあるエネルギーをもたらし，その場のメイトリックスへの参加を生み出している。*K7* は，Iさんのエネルギーに反応したプロモーションの介入である)
Th.K7　Iさんです。はいIさん話しができるようになりたいんですね。ご自分から声を出してくれてありがとう。お隣がNさんです。
N1　僕の場合は，……みんなの……話を聞いて，できるだけ話したい。……話べただけど，……それも，話してみないと……わからないし。(明らかにグループ・メイトリックスの力動に反応している)

Th.K8　話しべただけど話してみよう。いいですね。集団精神療法は，そういう人のためです。Nさんです。(Nさんへのプロモーションをしながら，同時にグループ全体へのプロモーションを目論んでいる。後に説明される観見の目付を表現したものである)

D3　話が，……下手というか，……好きでは……ない。どうしても……話しているうちに……変になる。(Nさんへのレゾナンスが発言の助けになっている)

Th.K9　ゆっくり話して行きましょう。Dさん。ゆっくり話せば，皆も聞いているので，大丈夫です。

N2　Dさんは，……話べたというけど，……僕なんかにしたら……世の中……嫌だなー……という感じだけれど，力を……発揮する人ですね。

Th.K10　Nさん，いいですね。そんな感じでゆっくりゆっくり話して行きましょうね。

A1　僕は，前，……僕は……口べたじゃない。主治医に言われて，……断るのがK先生が気の毒だったから，出ただけです。来週……退院するから (D, N, Aとレゾナンスが生じグループ・メイトリックスと個人のメイトリックスが相互作用を起こしているのが見える。その中で自分というモザイク図の一図片も明瞭に見せている。ここで注目されるのは，言語内容よりも個々の患者がその存在を主張していることを，セラピストが受け取っているエネルギーによってフィードバックできるということである)

Th.K11　ありがとうAさん。私を助けてくださったんですね。よく来てくださいました。これで全員です。Mさん，Oさん，Tさん，Aさん，Dさん，Sさん，Nさん，Iさんです。名札もあるので，分かりやすいですね。

　それでは，これからいろいろな話しをしていきましょう。どうして入院したのか。入院治療の具合はどうか。家族とはいい話しができているか。これからどんなになりたいか。また入院しないようにどんなことをしたらいいか，といったことを話します。

　思ったことは何でも言葉にできるといいですね。ここでどんなことでも話し合い，お互い相談し合い，治療をいい形で皆さんが進めていけるようになることが目的です。そこで，パネルを見てください。私たちのこのグループの基本ルールです。このルールを守って，このグループを皆さんの気持ちのいい場所にしていきましょう。

表6　集団精神療法基本ルール（パネル）

①毎回出席のこと	（活動境界機能）
②集合時間を守ること	（時間境界形成機能）
③時間内はグループの部屋にいること	（時間／空間境界機能）
④思うこと，考えること，困ったこと，何でも言葉にしてみること	（ベクトル展開起動）
⑤他の人が話している時は聴くこと	（相互作用起動）
⑥他の人の話しには感想や，意見を言ってみること	（フィードバック機能）
⑦グループでの飲食，威嚇，叫び声，暴力，器物破損の禁止	（禁欲）
⑧グループ内のことを外で話さないこと	（自我境界機能）

（注）一覧中の（　）内は本論の説明のためであり，患者用には記さない。

　前に一人一人とお会いした時に，説明したことですね。今日はもう一度それを思い出しながら，皆の居心地のよいグループを作っていくために必要な基本ルールを確認する所から，このグループを始めます。皆さんの治療が気持ちよく進むように，このグループで皆が助け合います。話しをすることで落ち着けるようになれること，困った時にどうしたらいいか，自分で考えて実行できるようになること，それが難しい時には身近な人に相談できるようになれること。それがこのグループの目標です。
　では基本ルールの難しいなと思うこと，自分にはできないと思うことを皆で言い合ってどう助け合えるか，そこから始めて，基本ルールを皆が理解できるようになりましょう。皆で読んで行きましょう。Ｏさん１番から読んでくれますか。

　序説に述べた集団精神療法の大きな誤解は，「集団で生きられない人を集団に入れるな……」という至極もっともな見解からきている。文字通りに人の中で生きることが最も困難な病理の人々を集団に，しかも相互作用性の高い小集団に入れて，SchilderやPinneyが主張した自分自身の葛藤の理解を図ることを狙うというのであるから，強い反対にあって不思議ではない。日本集団精神療法学会の草創の期には，時代の重鎮精神科医からも顰蹙を買った。今なお，その現実が大きく変わっている訳ではない。

しかし Pratt から始まり Marsh, Schilder, そして Pinney, Tuttman, Kernberg, Ganzarain, Day, Kanas, Kibel, Stone と歴々のマスターセラピストたちの働きによって，アメリカ集団精神療法学会が発展させて来た患者の安全と生命力のエネルギーを高める技法は，統合失調症の人々を小集団の精神療法装置に招き入れるに十分な理論と技術を蓄積している。筆者は，Pinney に師事して後，Tuttman, Ganzarain, Day, Kibel, Stone の各先駆者達から多くを学んだ。Pinney を始めとして共通しているのは，常識に囚われない連想，思考力の広さと深さ，情緒の幅の広さであった。Kibel と筆者の合い言葉は，未だに"bakayaro"と"konoyaro"である。お互い滅多に会えない怒りの言葉が愛情表現になったものである。広い自己空間を，異なる情緒を抱えて動き回る感覚の遊びである。なかなかこの遊びを生活の中で共にできる相手は得難いものである。先の患者とのやり取りに似たものがあることに気づかれよう。始めようとセラピストが言ったとたんに「嫌だ」という応えが帰ってくるのである。これも bakayaro と同じ関わりの言葉と理解できるなら，楽しみな展開になる。

　セラピストの広い自己空間とその中を広く深く自由に動き回る精神内活動をベースに，患者一人一人の病理に反応するのではなく，その存在空間を護ることを第一タスクとして一人一人の自己境界を護り，自我が機能する安全空間を確保する絶え間ない働きによって（relentless healer），ヒッグス粒子の場に似たグループ・メイトリックスの場ができる（Pinney, 1994）。この仕事に徹することによって，統合失調症の患者とセラピストの間に精神分析的システムズ力動の治療装置を造り出せる。統合失調症の精神療法は，終わりがない。集団精神療法の構造も，オープン方式であり彼らの生活の一部となっていくものである。したがって治療装置を作るまで，すなわち集団精神療法過程論でいう形成期（小谷, 1998）が，勝負と言っても過言ではない。詳細を確認できるよう，再構成逐語録を詳しく見ていこう。

（1）セラピストの介入スタンス

　技法の基本，セラピスト中心のグループダイナミック・アプローチの前半の呼称部分は分かりやすいであろう。セラピストの発言が一番多い。目立った特徴である。エンカウンターグループや，神経症のグループとは対照的に異なる（小谷, 1994）。統合失調症のセラピストは，患者が発するエントロピィ的な力

を，グループや個人が破壊されるものではないものに加工する技法的工夫が必要である。歴史的に，PrattやMarshらの時代には講義やゴスペルがその工夫であった。現代は，対象関係論の理解が進み，前エディプス葛藤の原始的なエネルギーの溢れに対して，ホールディングやコンティニング技法が彼らの成長に必要であることが分かっている。自我境界が脆弱であり，容易に自己同一性の安全枠が崩されてしまう統合失調症者の治療過程においては，彼らが内から何かを発するなら，それが何であれ彼らの生命エネルギー Δx から出て来るものであり，そのエネルギーを感ずることが彼らを感ずることであり，また彼ら自身が自分を感ずることである。

セラピストは，メンバーから発せられる可能性のあるエネルギーのどのようなものにもアンプリファイアー（増幅器）として働く。その介入をプロモーションと言う（小谷, 2008）。それら放出されるエネルギーの反射弓として，セラピストは活動領域を広く深く取り，メンバーの誰の目からも耳からも五感を超えて第六感からも，メンバーのエネルギーを感知し可能な限り反射していく。反射弓であるということは各メンバーから同時並行異方向的に発せられ拡散するエネルギーの集積器としても働く訳であるから，発言は当然最も多くなるし最も目立つ存在になる。そこにエネルギーのベクトルが向かなければならないので，目立ち注目を受ける存在のエネルギーを出しておかなければならない。それがセラピスト中心（therapist-centered）のスタンスの意味である。

とりわけまだグループが成立していない最初のセッションで，セラピストの発言は多くなる。セラピストは，第一義的に，安全のために目に見えるものの全てに光を当てる灯台である。そして過去と現在をつなぐスナフキンのような旅人である（Th.K₁）。統合失調症者がOさんのように過去と現在を繋がないことは，頻繁に起こる。分裂（split）は時間軸でも働くからである。それぞれのメンバーが，互いの関係をないものとして（splitting），それぞれの反応をするため，グループは治療装置としてのシステムができるまでは，エネルギーが異方向に常に拡散しているので，光が分散し例えて言うならそこは光がない暗い状態である。そこでセラピストは，誰がどこにどんな風にいるかが見えるように，メンバーに光を当てていく（Th.K₁₋₂）。しかしこのスポットライトは長く当て続けるものではない。それは彼らが未知の対象群から見られるためのものではなく，自分の存在を感じるためのものである。拡散しているにせよ，自分がエネルギーを発しているのを受け止めてもらえることを示すためのもの

であるからである（Th.K3-4-5）。自分，自分の外に出るエネルギー，反射弓となる他者，という人の人間としての学習が始まる三項関係の要素を照らすためである。

この短いスポットライトは，統合失調症者をグループに入れることに反対する常識に応える第一の鍵となる技術である。飽くまでメンバーをグループの場に誘い出す介入ではなく，メンバーが自分を自覚する（self-awareness）ことを助けるものであり，したがって短く切ることで自我感覚を刺激する。すなわち自我境界のモールディング（感覚補助）であり，慣れない所で自分を過剰に晒さないことへの体系的な体験学習の第一歩の補助となる。すなわち神経症の患者に対するものと根本的に異なる技術による（Frank, 1955; Day & Semrad, 1972; Barr, 1986; Kanas, 1991）患者の自我体験学習を助けるものである。筆者の技法，モザイクメイトリックスの基本介入技術の一つである（小谷，1991，1994）。

短いスポットライトによる，メンバーからの短いまとまった刺激は他の患者のエントロピィを上げることなく，ほどよい刺激の閾値を保つので，他のメンバー発言の呼び水になる（$T_{1-2-3} \rightarrow S_1$）。$S_1$ の発言は，明らかに T の話しによるレソナンスである。これに対して Th.K$_6$ は，この時点における S のネガティブな欲求不満の文脈には反応しないで，話をしたい欲求のベクトルだけを取り上げてスポットライトを移している。患者のスプリットの利用という技術（Kibel, 1991）であるが，やはりモザイクメイトリックス技法の基礎技術である。理由は二つある。この場面の時間の次元と，エントロピィの操作に関わる二点である。治療装置の形成期という時点は，葛藤を扱える時期ではない。安全保障の装置もなければ患者のその作業にあたる自我機能も準備されていない。そのような場面でネガティブなベクトルを取り上げるなら，当該患者自身のエントロピィが上がると同時にその反応体としてのグループのエントロピィも上がる。この時点は，患者個々の存在感覚を高め，集団精神療法グループという場に，それぞれの自己境界によって分けられるモザイク画（グループ）の各片（個人）を明瞭にする段階にある。その個人の存在をアンプリファイ（増幅）させようとするならエントロピィの高い不満の領域よりも欲求（話したい）の方が，ベクトル性が明瞭である。よってこちらを取り上げ，他のラインの反応はここではセラピストがスプリットを使い否認しているのである。

この繊細な刺激の相互作用が，S_1 の直後に，I_1, N_1, D_3, N_2, A_1, と続いている。

このような小さな不満や不安刺激が患者のレソナンスの敏感な相互作用を引き起こす。いずれも個々の患者において刺激による自己のエントロピィ上昇に対する対応ができない展開が生じているのである。セラピストは，不安の展開には一切応じず，①情報を増やさない，②過去に戻らない，③未来（目標）を第3項として使い（今→未来；Th.K6-10），そしてAのセラピストへの関わりのベクトルをポジティブにアンプリファイしている（Th.K11）。

いずれも統合失調症患者の自我の統合性の弱さによる，情報の拡散と不満が容易に攻撃性と混乱を起こし，傷つきに関わる反復強迫が生じること，ひいてはパラノイドポジションへの退行が容易に生じることに対する，小さな技術的対応である。容易に退行を許さないことは，困難患者の精神療法に欠かせない条件である（Tuttman, 1979）。これらのことから，統合失調症者をグループに入れることが決して虎の檻に入れることではないことは理解できるであろう。そしてまたそのためにセラピストが休みなく働く（relentless healer）セラピスト中心の意味も，具体性を持って理解できることであろう。ここで言うセラピスト中心とは，クライアント中心と対比してのセラピストの体験が中心という意味ではない。セラピィ体験という意味では，クライアント中心であることに変わりはない。セラピスト中心のアプローチは，セラピィ活動展開を患者やクライアントに無条件に任さない。セラピストは，クライアント中心のセラピィ活動を自由に展開する場をセラピストが作り，常時その場の維持のために働く。Pinneyの言う集団精神療法装置の設計，装置作りそしてその運転をし，運転が始まると装置のメインテナンスの仕事をする。これらの働きの全ては，セラピストがセラピストの責任において果たすことであり，このことをセラピスト中心と言うのである。そしてこれらの働きが，結局グループダイナミックなアプローチの基礎となるということも次第に明瞭になってくるであろう。その展開が，治療装置造りそのものでもある。もう少し始まりの逐語で見ていこう。

（2）治療装置造り

Th.K11までのセラピストの態度，8人の患者へのプロモーション・サービスで何を連想するだろうか。自分の食卓に客を招いて得意料理を振る舞うシェフ？　あるいはワークショップを開いて何か特別の技法を教えるセラピスト？

自分の拡げている絨毯の上に座っている招待客の一人一人を，丁寧にその場の皆が分かるようにかつ互いの相互作用反応性が高まるように，その場でこれ

から行うイベントに招き入れる。確かにパーティあるいはワークショップ主宰者のようではなかろうか。セラピスト中心の空間である。その空間をサービスし，その空間に参加者を自由に放つまでが，治療装置造りであり，それは参加者をその場に招き入れる所から始まる。治療装置はそこにいる参加者全員で造る，すなわち全員が当事者であり，その相互作用性を護って装置を作っていくグループダイナミックな作業が各自の就業となるタスクである。グループダイナミックな作業体そのものが，治療装置なのである。その装置の具体性がまずは生産の目標によって示され（Th.K$_{11}$），ほころびが出るごとに時宜にかなった目標が示される。

　次に示される具体性が，基本ルール（ground rule）である。そしてこれを理解し共有する作業が，セラピストのリードによって声を出して言ってみて質疑応答をする相互作用によって展開する。そこには，ルールの内容を伝え理解すると同時に，「このグループは全てのことがこの要領で進められますよ」と，それぞれのメンバーの機能の仕方そのものを体験的に伝えていくという狙いもある。言葉にする（describe），理解するあるいは感じる（explain/express），そして自分の反応を体験する（respond）機能を，一つ一つ体験学習するよう，セラピストは患者を助ける。患者の自己体験のフィードバックの補助自我として，患者の機能を刺激し反応の形を整える（molding）ことを，セラピストは最初から行うのである。

　さて改めて，基本ルールの一つ一つの内容は，治療装置が成立する必要条件となっていることが了解できるだろうか。そしてその一つ一つが，患者が人と共に何らかの活動をする時に，すなわち生活する上で必要な基本自我機能となっていることがパネルの各項目の括弧内に示されている。

　したがってこれらの基本ルールを患者メンバーが，それぞれの自我によって維持できるようになるなら，そこに集団自我形成が生じ集団自我が治療装置を維持する展開になる。そうなるとセラピストの役割は，「その集団自我の営みを見守り，時折生じる装置の不具合の点検修理をするエンジニアの仕事になる」。Pinney の教えである。

（3）治療的相互作用の展開

　治療的相互作用の具体例を見てみよう。統合失調症の集団力動には，独特の面白さがある。神経症性パーソナリティや境界性パーソナリティの場合，抵抗

の相互作用が頑固に強く，その片がつくまではなかなか治療的相互作用に至らないというプロセスの特徴がある．対して統合失調症者の集団力動では，時を問わず突然に治療的相互作用が現れる．

初動プロセスを少し飛ばし，T_5 の突然の主張からの展開を見てみよう．

T_5　一つ，いいたいことがある．院外作業をやめた．景色を真っ黒にされてしまう．重労働，やらされる．3回やって，3回ともやられた．主治医は，我慢が足りないと言うけど，我慢にも限界がある．僕の場合……

S_7　最初は，きつい．やたら命令したりして，頭にきちゃうんだよね．

T_6　僕の場合はね．

S_8　眼鏡，落とした．眼鏡が，くもって，そこに重いやつを持ってくるんだから，真冬だった．それがしかも，両手が塞がって，眼鏡なおせないでしょ．

T_7　僕の場合，肉体がつらいだけだったら，我慢できる．主治医は，3カ月か，4カ月かで，真っ黒なところから抜けられるんじゃないかと言うんだけれど．……また変な話だけど，車が，誰かの局部の毛に見えたりすることもある．そういうことが，誰かに伝わっちゃうと困るから．

M_2　木を植えていると，目の前，真っ黒になっちゃって，木を植えているのか，草を植えているのか？

I_3　私も，25歳の頃，車の免許を持っていた．

T_8　黒いものが，気になってしまうんです．やられているなと思う．やっているのは自民党なんだけれど，作業所の人は，自民党員だし……

I_4　僕は，院外作業に行ったんですけど，退院する前に，6カ月．

N_6　僕も行った．できる人，できない人，区別してくれたらいいのに．一緒に考えちゃうんだよね．

T_9　この前やったのは，田植え．苗を植えた．それが辛かった．

O_4　ちゃんと最後まで，できるんですか……仕事は？

T_{10}　ここでやめたら，半月分にされてしまうと思って．

Th.K_{14}　Tさん，3回目の院外作業？　3回目ということですね．よく頑張っているんですね．続けていると,その話をいろいろしないと,苦痛だけになってしまう．主治医の先生によくやっている所を認めて欲しかったのに……

T_{11}　主治医は，理解してくれない．我慢が足りないと言って……もう限界なんですよね．

Th.K15　でも続けて出ることにしているんですね。真っ黒から抜け出せそうな気もしている。
T12　困らされてるんです。
M3　また同じ職人さんと一緒なんですよ。
Th.K16　そう，結構みんな苦労している。Sさん，Iさん，Nさん，Mさん，Tさん，苦労しながら院外作業やっているんだね。男は辛いね，仕事を続けるのは，大変ですね。確かに。なかなか他人には分かってもらえない。ここでは分かってもらえそうだし，いろいろ話しを聴いてもらいたいんですね。

　統合失調症に特有な治療的相互作用である。一つの発言の中に生じる文脈の切れや飛び，あるいは妄想／幻覚的な内容に囚われないでいると，T_5からM_3までセラピストを間に挟むことなく相互作用が展開する。文脈は個人の中でもメンバー間でも繋がりが悪いが，大きく広い空間で聴いていると，Tさんから発せられた「困っていること」が共通して流れていることが分かる。ロボット工学の「動歩行」をイメージすると分かりやすい。一人一人の患者さんの揺れを揺れが出るたびに止めないで，すなわち「静歩行」のように一言，一言毎に同じ「リアリティ」という重心に患者の体験を戻そうとしないで，セラピストは，揺れの中に安定を見る揺動的平衡力動をこのプロセスに見るのである。
　ここには，筆者が注目している統合失調症の精神療法に本質的な力動がある。「静的には不安定だが動的には安定する」繊細な揺動的平衡力動である。端的には，カタレプシーと常同運動からカタレプシーと饒舌へと統合失調症の安定化力動が変わる所にそれが見られ（Kotani, 2010），ここに例を引いた逐語録のプロセスは，意味は不明なことが多くとも患者同士が揺れながら（意味不明において）相互に語り合うことで安定する力動展開である。動的に安全空間生成をするモザイクメイトリックス・プロセスである。
　神経症やパーソナリティ障害の集団精神療法では，初回にグループ契約を結ぶためにメンバーがセラピストに促されて主訴を言い合う所から始めるが，統合失調症者は常に主訴にあたる脅威や怖れあるいは怒りに溢れているので，不安定な「静歩行」では言葉にしないが，「動歩行」の安定が生じれば容易にそれらを言葉にする。
　このように個々に不快や怖れあるいは怒りに揺れながら，対象関係的なバウンダリーは閉じつつ，一見，人間関係の展開はないままに相互には繋がらない

それぞれの固有の文脈の内に，自分の対処できない不快な問題を相互の刺激で語る展開が繰り返されていく。これがそのまま，人の中で支え合いながら生きていく治療的プロセスとなる。直接的な言葉の意味が繋がる相互作用の展開がなくとも，先に例示したようにそれぞれが固有の表現や表出によってその場に上がるエネルギーの相互作用によって，繋がる所は繋がり，切る所は容赦なく切った形の展開が生ずる。

　毎回のセッションで各患者がそのような体験をし始めるなら，治療装置ができたということになる。

4．集団精神療法の展開の仕方

　統合失調症，とりわけ慢性患者の集団精神療法は，決して退屈なものでもセラピストの無力感を引き出す絶望的なものでもない。逆にその展開は，先の初回でさえ微細な力動を見ていくなら，治療的展開が乗じる様を見て取ることができる。ただセラピストには，集団の場と個々の患者メンバーに生じる事象に繊細かつ緻密な感知，観察能力と言語化の能力が求められる。

　治療装置を作った後は，先の介入スタンスの基本を繰り返しながら，(1)装置のエンジニアリングと環境保全のための他の治療スタッフとの調整を図る(2)リエゾン外交，を継続的に果たしていかなければならない。これらの作業は，マクロ的視野すなわちニュートン力学に基づく従来の心理学的対応において果たせるものである。

　しかし心理療法展開のために，統合失調症特有の力学を見るだけでなく感知して促進的プロセスを助けていくためには，それだけでは足りない。改めて量子力学的ミクロの視野も必要になる。宮本武蔵が強調した(3)観見の目付が，その観察技法を照らしてくれる。そしてこれらの仕事をセラピストが果たし続けることによって，治療装置そのものが変化していく(4)グループ発達が生じ，その展開に応じて(5)治療目標が随時，達成されていく。

（1）装置のエンジニアリング

　治療装置としての集団精神療法システムのエンジニアリングとは，具体的に以下の作業を意味する。

①装置の準備：部屋の準備（椅子，録音器具等々の配置），使用用具（セッションアンケート他），参加メンバーの事前出欠連絡等の処理をする。
②装置の起動：時間を厳守し，明瞭にスタートを告げ，問題があればその場で明瞭な指示をし，グループを始める。最初の動きをはっきりと示す。
③装置のメインテナンス：起動と同時に，グランドルールが運用されているか，グループ・バウンダリーとグループ内の安全保障の保護管理を明瞭に行う。
④装置のエンジン停止：終わりは決まった時間に，あっさりと終わりの宣言をし，グループを閉じる。話しの途中でも括りをつけ，しっかり終わりを示す。
⑤装置の事後点検と整備：始まりから終わりまでのプロセスを振り返り，流れの転回点を押さえ，ルールや治療的過程の逸脱度を確認し，次回の起動の際の調整の要を押さえて記録に残す（カルテの作成）。

（2）リエゾン外交

　リエゾン外交の必要要件となるのが，前項⑤の集団精神療法の現況の分析と理解になる。統合失調症の人々にとって，集団精神療法装置のエンジンがかかると非常にパワフルな影響を生むようになる。関与している他の処方よりも強くかつ早い展開が生じやすい。また治療的要因および患者理解の要因も多い分だけ，患者の行動予測に関するデータも多く得られる。心理的影響を治療全体に有効に生かし，治療的あるいは破壊的行動に関わる予見を治療チーム全体および組織やコミュニティにプラスに反映させるために，セラピストは関係責任者やリーダーとの間で，治療環境の維持と発展のための外交交渉を随時展開する必要がある。チーム医療や地域医療あるいは家族心理教育の展開において，集団力動の分析と介入のプロとして，関連諸システムとの間の有機的機能展開のためのリーダーシップを促進する働きも担う。積極的なリエゾン外交手腕が集団精神療法装置の外回りの環境を整え，自我自律性に弱く自我境界の脆弱な行動化の多い患者群に対して恒常性のある安全空間を保障する環境治療要因（holding environment）を実現することになる。

（3）観見の目付

　統合失調症のアセスメントは，個人においてもグループにおいても心的事象

の微細な，しかも早い反応が同時並行異方向的に生じるので，捉え難く病理かそうでないか，あるいは現実か非現実かと言った二元論に分裂して扱われることが多い。それは，患者の分裂の病理に対するセラピストの逆転移の結果と言ってもよい。言い換えるなら患者の言が一瞬にして意味のないものになり，実は意味のあるものであるといった，量子力学の思考実験モデルとして提出された猫（患者の言）が，死んでいるが生きてもいるという，同時に二つの状態が重ね合わさっている「シュレディンガーの猫」[注3] 状態にたびたびなる。そして周囲は，刀（外界）を前にした死んだ猫（死んだ状態の内界からの言）のみに目を向け，理解をしようとすることを捨て去るということにたびたび陥ってしまう。それは量子力学的なミクロの目で見るなら，結果的に，セラピストが刀（外界の敵）を前にした患者のトポスに自らも入り込み，そこで死んでいる猫（患者の内界）に同一視し，自らを無力化し何もできない死んだ猫に同化してしまうことを起こし，そのことにまた気づかないということでもある。個々に生じている事象を見，理解するには正に死を越える目付が必要である。宮本武蔵の『五輪書』に記された術理は，実に物理学的と言われる。統合失調症者の極端に分かりにくい眼前の言動に，それを生み出している彼／彼女の心的態勢（mental matrix）の全体が見えなくなることが容易に起こる。武蔵の言う刀の脅威に囚われて，相手を見失うのである。心の輻輳的な乱れの前面に立ち，相手の存在をホールドしてその隠れた声を聴くことを生業とするセラピストに必要な目は，武蔵の兵法の基礎となる「観見の目付」に等しい。

　眼の付け様は，大きに広く付るなり。観見の二つあり，観の目つよく，見の目よわく，遠き所を近く見，近き所を遠く見ること，兵法の専なり。敵の太刀を知り，聊かも敵の太刀を見ずと云事，兵法の大事なり。工夫あるべし。此眼付，小さき兵法にも，大なる兵法にも同じ事なり。目の玉動かずして，両脇を見ること肝要なり。か様のこと，急がしき時，俄にわきまへがたし。此書付を覚え，常住此眼付になりて，何事にも眼付のかはらざる処，能々吟味有べきものなり。（宮本武蔵『五輪書』第三節　兵法の目付といふ事）

　先に示した逐語に明らかなように，突然に目の前に理解不能の情報が現れ，振る舞いが現れ，その理解に目や耳を留めているなら，同時に起こる他メンバーそれぞれの反応の集合であるグループ全体と，自らがいる位置が見失われ

る。逆にグループ全体のみを見ていると，個々の患者の繊細な反応やメッセージが見えず聴こえずになってしまう。武蔵の言うように，大なるグループの兵法のみならず，個人の反応においてさえ，個人の瞬間，瞬間で途切れがちに捉え難い意味不明の反応と，その存在全体で起きている事象についても同じである。集団においても個人においても，観見の目付による通常の視野では捉え難い微細な情報，エネルギーのミクロの動きと，それだけでは空間や時間が飛んで居場所を失ってしまう患者あるいはグループの今ここのマクロの空間を同時並行に見る目付を働かせエンジニアリングを展開していく。

(4) グループ発達

統合失調症のグループは，グループとしてのまとまりにおいて独特である。まとまりがなくまとまりがある。一人一人バラバラであり，バラバラのままに独特の共鳴もある。グループ発達も独特であり，それを描いているのはPinneyによるものしかない（小谷, 1995）。

表7　グループ発達メイトリックスモデル（by E. L. Pinney and H. Kotani）

modeling	molding	patterning	shaping
モデリング	型どり	模造	練り上げ
表出………表現…………吟味…………表現の再構成………探求……表出の再構成			
			（表現の深化）

①モデリング：セラピストをモデルにして，メンバーがそれぞれにまとまりのないままであるが，自己のメイトリックスの一部を言葉にする表現を展開する。

②型どり：個人メイトリックスの安定が増し，セラピストの助けにより表現のフィードバックが可能となり，表現内容全体像の型が整えられるようになる。

③模造：型どりによって自分の発する事柄ひいては自己像が，凝集性を増し，揺動しながらもまとまったものになって，相互に刺激し合うようになる。

④練り上げ：揺動の中に表現や自己同一性が安定してくると，表出を生み出す無意識との境界も薄い内的体験と外の世界の差異はより明瞭になり，表出の元になっている言葉にならない体験とのコンタクトもつきやすくなる。表出の表現化が進み表現が練り上げられるようになり，自我感覚が明瞭になると同時に相互作用による自我同一性の確認や安定化が図られるようになる。

まとめると，セラピストを対象恒常性の軸として，自己の体験の灯台としモデルとして同一視の感覚を覚醒する場に馴染み，自己感を型どり，固有の形を模造し，そのあり方を練り上げる場へとグループの場を，ゆっくりゆっくりとかつスイッチバックを重ねて展開する。

（5）治療目標
　目標は，上記のグループ発達のスパイラルな過程において，小さな目標から大きな，人生をどう生きるかの目標へと展開していく。

　①精神病的脅威に対する対処について話しができる場を得ること
　②存在的保護と実存的存在感の体験
　③対人関係改善の体験
　④自己理解と人格構造の再修正発達
　⑤自分の生き方をつかむこと

　目標は，セラピストとの間に常に第三項を置き協力関係を維持発達させる機軸となるものであり，発達過程の転回起点にもなる力学的な意味を持つものである。

おわりに

　統合失調症の心の動きは，あまりに敏感なため瞬間の変化があり，当事者自身捉え難く，ましてやその相手となるものにはその動きをいわゆるニュートン力学的視野では捉えることができない。むしろ分子や原子が常に動き続けているミクロの世界の量子力学的な論理が，その不可解な力学に光を与えてくれる。

そのような科学理論の大きな転回と生物化学的進歩による投薬治療の展開によって，不治の病が常識となっていた時代は過去になりつつある。統合失調症の治療は，成功裡に展開する時代に入っている。成功の条件は，的確な治療と安定した治癒の過程の保障にある。的確な治療は，主治医とセラピストの厳密な診断とアセスメントの治療的介入によって成され，治癒は，その治療的介入を患者の体験に根づかせていく粘り強い繰り返しの過程（relentless healing）にある。的確な治療が成されても，後者の治癒過程を安定して維持できるかどうかが，現代の統合失調症治療の社会的課題と言ってよかろう。

集団精神療法は，治療と治癒の間をつなぎ，治癒過程の安定基盤を確立する処方として有効性の高いものである。長い治癒過程を必要とする統合失調症者にとって集団精神療法は，単に治療手法としてだけでなく社会化を助ける生活療法的手法の社会システムとして発展することが望まれる。統合失調症者の人格構造は，第1章の図2で示した外的境界の発達に問題がある。非常に拡散するかあるいは逆にそれがないに等しい状態が容易に生ずる。通常の日本人は，確かな養育を施す家族同一性の発達過程において，図1-B の「中の自己」を育て，その内在化によって安定した外的境界を発達させる。そしてそれを共有する文化において，攻撃や過剰な愛情の求めに関わるバッファー効果によるむやみな自己の傷つきが護られる。統合失調症者の治癒過程から社会生活復帰の過程で，集団精神療法装置は「中の自己」空間の体験機会を保障し，その内在化による内的自我境界の生成を助けるものとなる。その具体的過程の力学は，また別所で述べることにする。

❏ 文　献

Anthony, E. J.（1971）The history of group psychotherapy. In H. I. Kaplan & B. Sadock（Eds.）Comprehensive Group Psychotherapy, 1st Edition. William & Wilkins, Baltimore.

Barr, M. A.（1986）Homogeneous groups with acutely psychotic schizophrenics. Group, 10(1), 7-12.

Borriero, J. F.（1972）Leadership in the therapist-centered group-as-a-whole psychotherapy approach. International Journal of Group Psychotherapy, 22, 159-166.

Burrow, T.（1927）The group method of analysis. Psychoanalytic Review, XIV(3), 268-280.

Day, M. & Semrad, E.（1972）Group therapy with neurotic and psychosis. In H. I. Kaplan & B. J. Sadock（Eds.）Group Treatment of Mental Illness. E. P. Dutton & Co.,

New York, 78-91.
Frank, J. D.（1955）Group Therapy in the Mental Hospital. American Mental Hospital Service, Washington, D.C.
Freud, S.（1921）（1921）J. Strachey（Ed. & Trans.）（1965）Group Psychology and the Analysis of the Ego, 69-143.
Ganzarain, R.（1977）General systems and object-relations theories: Their usefulness in group psychotherapy. International Journal of Group Psychotherapy, 27, 441-456.
Giovaccini, P. L.（1976）Ego pathology: Diagnostic and treatment implications. Contemporary Psychoanalysis, 12, 173-185.
Giovaccini, P. L.（1979）Treatment of Primitive Metal States. Jason Aronson, New York.
Grey, W., Duhl, F. J., & Rizo, N. D.（Eds.）（1969）General Systems Theory and Psychiatry. Little Brown & Company, Boston.
Kanas, N.（1991）Group therapy with schizophrenics: Short-term homogeneous approach. International Journal of Group Psychotherapy, 41(1), 33-48.
Kernberg, O. F.（1976）Object Relations Theory and Clinical Psychoanalysis. Jason Aronson, New York.
Kibel, H.（1981）A conceptual model for short-term impatient group. American Journal of Psychiatry, 138, 74-80.
Kibel. H.（1987）Impatient group psychotherapy: Where treatment philosophies converge. In R. Langs（Ed.）The Yearbook of Psychoanalysis and Psychotherapy. Gardner Press, New York, 94-116.
Kibel. H.（1991）The therapeutic use of splitting: The role of the mother-group in therapeutic differentiation and practicing. In S. Tuttman,（Ed.）Psychoanalytic Group Theory and Therapy: Essays in Honor of Saul Scheidlinger. American Group Psychotherapy Association monograph series, Monograph 7, International Universities Press, Madison, 113-132.
小谷英文（1990）集団心理療法．福島章・小此木啓吾編，臨床心理学大系第7巻 心理療法1，金子書房，東京, 239-269.
小谷英文（1991）難治性患者のおけるシゾイド循環プロセスからの脱却と集団力動．集団精神療法, 7(1), 21-28.
小谷英文（1992）精神分裂病の集団精神療法：Kanas 論文へのコメント．集団精神療法, 8(1), 93-96.
小谷英文（1994）精神分裂病の集団精神療法技法―治療過程転回点の力動と技法．集団精神療法, 10(1), 39-47.
小谷英文（1995）精神分裂病を中心とした慢性的精神障害者の集団精神療法：基本枠組みと技法構成．集団精神療法, 11(2), 127-137.
小谷英文（1998）小集団精神療法の臨床的基礎．集団精神療法, 14(1), 20-30.
小谷英文（2008）ダイナミック・コーチング―個人と組織の変革―．PAS心理教育研究所出版部，東京．

小谷英文編著（2009）グループセラピィの現在：精神疾患集団精神療法から組織開発タスクフォースまで．現代のエスプリ504, 至文堂／ぎょうせい，東京．
小谷英文編著（2010）現代心理療法入門．PAS心理教育研究所出版部，東京．
Kotani, H.（2010）East meets west: Safe space for quantum transition. International Journal of Group Psychotherapy, 8, 21-33.
小谷英文・小沢良子・安部能成（1993）精神分裂病者に対する期間制限集団精神療法―技法構成と効果の検討―．集団精神療法, 9(1), 48-56.
Lawton, J. J.（1951）The expanding horizon of group psychotherapy in schizophrenic convalescence. International Journal of Group Psychotherapy 1, 218-224.
Lazell, E. W.（1921）The group treatment of dementia praecox. Psychoanalytic Review, 8, 168-179.
Marsh, L. C.（1931）Group treatment of the psychoses by the psychological equivalent of the revival. Mental Hygiene in New York, 15, 328-349.
Pinney, E. L.（1956）Reactions of outpatient schizophrenics to group psychotherapy. International Journal of Group Psychotherapy, 6, 147-151.
Pinney, E. L.（1994）The matrix-interactive approach for group psychotherapy. International Forum of Group Psychotherapy, 3(3), 7-10.
Pratt, J. H.（1922）The principles of class treatment and their application to various chronic diseases. Hospital Social Services, 6, 401-417.
Rockland, L. H.（1986）Supportive Therapy: A Psychodynamic Approach. Basic Books, New York.
Scheidlinger, S.（1993）History of group psychotherapy. In H. I. Kaplan & B. J. Sadock（Eds.）Comprehensive Group Psychotherapy, 3rd Edition. Williams & Wilkins, Baltimore.
Semrad, E. V.（1948）Psychotherapy of the psychoses in a state hospital. Diseases of the Nervous System, 9(4), 105-111.
Schilder, P.（1939）Results and problems of group psychotherapy in severe neurosis. Mental Hygiene, 23, 87-91.
Spotnitz, H.（1976）Psychotherapy of Preoedipal Conditions: Schizophrenia and Severe Character Disorders. Jason Aronson, New York.
Standish, C. T. & Semrad, E. V.（1951）Group psychotherapy with psychotics. Journal of Psychiatric Social Work, 20, 143-150.
Stone, W. N.（1996）Group Psychotherapy for People with Chronic Mental Illness. Guilford Press, New York.
Tuttman, S.（1979）Regression: is it necessary or desirable? Journal of the American Academy of Psychoanalysis, 7(1), 111-133.
Wender, L.（1936）The dynamics of group psychotherapy and its application. Journal of Nervous and Mental Disorders, 84, 54-60.

❏ 注　釈
注１) therapist-centered group dynamic approach
注２) therapist-centered group-as-a-whole approach
注３) シュレディンガーの猫（観測問題）：外からは中を見ることのできない，鉄の箱の中で放射性元素の原子核崩壊が生じると，毒薬入りの瓶を割るスイッチが入り，瓶が割れると有毒ガスが発生し猫が死ぬ。放射性元素の原子核崩壊が起きる確立を50％とすると，ある時間を経て猫の状態はどうなっているか。箱を開ければ生死は明白であるが，その前の状態は，どうなっているか。「原子核崩壊を起こしている状態と起こしていない状態が半々に重ね合わさっていることになる。量子論における思考実験問題であるが，古澤（2012）は，「ミクロの世界の物体の重ね合わせの状態を，猫のようなマクロな物体の重ね合わせの状態として導けるのか？　偉大な両物理学者（シュレディンガーとアインシュタイン）は出来ないと考えた。それが今「出来る」と言う実験結果が示された」と，述べている（古澤明（2012）「『シュレディンガーの猫』のパラドックスが解けた！　生きていて死んでいる状態をつくる」ブルーバックス　講談社）。

第12章

パーソナリティ障害の集団精神療法

　同じメンバーで始め同じメンバーで終わるグループを，クローズドグループ方式と言う。対してグループの展開によって，メンバーの誰かが去り新しいメンバーが加わりながら一定のメンバー数が確保され，何年も続けるものをオープングループ方式と言う。日本では，後者のオープングループ方式と言うと，グループへの参加が自由であり，来たりこなかったりあるいは途中で抜けてもいい，いわゆるフリーグループと混同される。精神療法の伝統がなく，未だ集団精神療法の普及を見ない本邦の実情である。生活訓練グループワークの延長に置かれ，集団精神療法と称されても精神療法部分は抜け落ちてしまいがちであるが，あくまで集団精神療法は，精神療法としてのグループバウンダリーが明瞭であり，終結まで欠席することなく参加し，セッション中の出入りもなしの基本枠組みは揺るがないものである。

　クローズドグループは，訓練や研究に適しているだけでなく，青年期やヤングアダルト，主婦，あるいは専門職プロの集中的処方に，そして本章のパーソナリティ障害の慢性化した困難患者の転機を生み出す処方としての効用に高いものがある。社会不適応が慢性化し，かつ能力があるが故に欲求不満過多となるストレスの自家中毒的な揺れに当人も周囲も揺さぶられ続ける引きこもり，あるいは自己破壊的症候を多様に抱える困難患者にとっては，前章でも指摘した治療以上に，治癒過程および人格変化を定着させる過程に困難な長い期間を費やす。

　パーソナリティ障害による治療や社会復帰の停滞する困難患者に対してこそが，集団精神療法の出番であると，1970年代から言われているが，技法構成は単純なものではない。危機介入も含めた基軸となる個人精神療法をベースに，短期のクローズドグループと終結に至るまでの長期にわたるオープングループの様々な組み合わせによる工夫が必要となる。治療の必要が明らかでありながら効を奏する治療機会が得られない困難患者の問題は，すでに社会的無力感に連なり見過ごされる流れにあるように思える。心理療法の明解で多様な組み合わせによる確かな成果は，言うまでもなく新たな希望となる（小谷, 1997,

2012; Kotani, 2009)。

　短期のクローズドグループに治療展開機序を見出し，あるいは個人の治療計画のコンサルテーションから長期の展望を置いて，個人精神療法，個人と集団のコンバインド・セラピィ（第8章）と繋ぎ，間に短期集中的なクローズドグループを入れて積極的な治療展開を図るのが，インテンシヴな心理療法の標準デザインである。

　前章と同じく，集団精神療法臨床の実践展開の中にその可能性と課題を見ていこう。

1．始め方

　パーソナリティ障害，統合失調症やうつ病あるいは双極性障害の人々は，主治医との相性や環境状況等々の様々な要因によって治療コースとその環境が安定して得られないことが多い。世界の中で自分の位置をつかめない混沌とした場所（トポス）と時間の中で，慢性的精神障害に苦しみ，社会から置き去りにされるのは不条理なことである。精神病のようであり，パーソナリティ障害あるいは発達障害，いや神経症に違いないと，いろいろに言われながら自分が何者かの問いが見えなくなるのである。このような人々に可能な治療的援助として，正に救いの処方を提供したのが集団精神療法であり（Pinney, 1977; Stone, 1996; Azima, 1993），皆で集まる混沌の空間こそが治療的空間になる，パラドクシカルな妙がそこには確かにある。

　以下，匿名性を護る固有事象と名称の変更を加えて公表することの許可を得た録音記録と不明部分の再構成記録から，パーソナリティ障害水準の集団精神療法の始まりからその展開の妙を探してみよう。

メンバー　7名（仮名：女性には下線を付す）
　山中（男）：パラノイド性障害（21歳）　　花田（女）：自己愛性障害（25歳）
　川田（女）：反社会性障害（22歳）　　　　平田（男）：統合失調症（27歳）
　木田（女）：演技性障害（26歳）　井上（男）：シゾイド性障害（24歳）
　大石（男）：境界性障害（25歳）　Th.K（男）：37歳　（下線は女性）

Th.K₁　Kです。よくいらっしゃいました。〈全員頷く〉事前にそれぞれに話

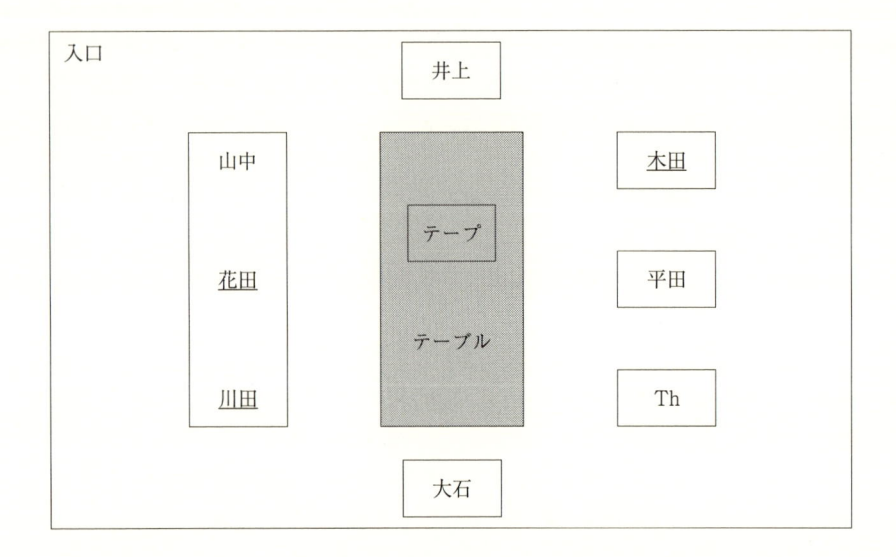

```
┌─────────────────────────────────────────────┐
│ 入口                 ┌─────┐                 │
│                     │ 井上 │                 │
│                     └─────┘                 │
│  ┌─────┐         ░░░░░░░░░░░   ┌─────┐     │
│  │ 山中 │         ░┌───────┐░   │ 木田 │     │
│  │     │         ░│ テープ │░   └─────┘     │
│  │ 花田 │         ░└───────┘░   ┌─────┐     │
│  │     │         ░ テーブル ░   │ 平田 │     │
│  │ 川田 │         ░░░░░░░░░░░   └─────┘     │
│  └─────┘                       ┌─────┐     │
│                                │ Th  │     │
│                                └─────┘     │
│                     ┌─────┐                 │
│                     │ 大石 │                 │
│                     └─────┘                 │
└─────────────────────────────────────────────┘
```

　　しましたように，ここにテープがあります。話がもつれたり，何か大事な経験があって振り返ってみたい時に利用できるよう，そして私がグループの治療的な流れを検討するために録ります。私の方でテープは管理します。このグループのメンバー以外はこのテープは誰も聞けないことにします。〈全員頷く〉……いいですね。何か，聞いてみたいこと，確かめておきたいこととかありますか。

山中1　〈少し顔を赤らめ周囲を気にするような目配りをしながら，若干きつい口調で〉あのー，本当に誰にも聞かせないんでしょうね。

Th.K2　はい聞かせません。このグループの人だけです。〈短い沈黙〉

大石1　本当ですか〈にやりとして〉

Th.K3　嫌みかい？

大石2　いやまー。

花田1　人数はこれだけですか。

Th.K4　はい……少ないという感じですか

花田2　もう少し多いのかと思いました。……

Th.K5　それぞれに準備して，今回は最終的にこの人数になりました。……この人数でこれから毎週1回ここに集まります。時間は90分です。開始の時間に遅れないようにしましょう。時間がきたら，全員揃っていなくても始めま

す。時間を守る約束をしておきましょう。〈それぞれに頷く〉欠席もしないように，スケジュール調整をして，決まった日には必ず参加してください。欠席せざるを得ないことが起きた時には，事前に私の方まで連絡して下さい。〈全員頷く〉……それからここで話すこと，起こることについては，ここだけのことにします。お互いに何でも自由にここでは話せるように，ここで話し合われる事柄の内密性を皆で護ります。例外なしです。ここでのことは外では喋らない。ここ以外でここにいる人の名前を口に出さない。そうするとここでのことをうっかり外で話してしまうということをかなり防げると思います。それから，もう一つの約束ですが，ここで集団精神療法をやっている間は個別にここ以外で付き合うようなことはしないと，約束して下さい。それをすると，問題が見えないところで処理されてしまい，この場では肝心な話がされず，見えない所でいろいろな動きが出てくるようになって，この場の活動が薄められてしまうからです。集団精神療法が終わるまで個人的な付き合いはなしです。それからもう一つ，集団精神療法の期間中，何か特に個人的な問題が生じた場合，一人で問題を抱え込まないように私に声をかけて下さい。そのような時には一緒に考える時間を個別に取ります。いいですね。〈全員それぞれに頷く〉……

　では，……ここではまず第1に頭に浮かんだことは何でも言葉にして話してみること，そうして誰かが話すのをよく聴いてみること，そして聴いたら，それに対してまた頭に浮かんでくることを口にしてみることを約束とします。そうすることでお互いのことが分かったり，自分のことが分かったり，いろいろな経験ができると思います。それがここでの精神療法の主な活動です。

　始めましょう。

花田3　〈横を向いて〉名前を教えてください。
山中2　山中と言います。
花田4　山中さん。〈さらにその横を向く〉
川田1　〈小さい声で，表情は硬いまま〉川田と言います。
花田5　川…？さん？
川田2　川田。
花田6　川田さん。私，花田と言います。小学校の教師です。
大石3　〈意地悪そうに〉僕には聞いてくれそうにないので，大石です。
花田7　え，大石さん。大石さんは何する人。

大石4　横暴ですねー。いきなりでうるさい。〈境界例者の突然の怒りは珍しくない〉
花田8　私，皆が気になるんです。〈意に介さず自分の思いで進むのが自己愛者の特徴〉
山中3　あ，僕，学生です。〈先に動いて緊張感に割って入るのはパラノイドの特徴〉
川田3　無職です。
大石5　僕は言わない。
花田9　〈川田の方を向いて〉あー，でも何かどこかで見たような。大学は？
川田4　出たばかりです。
花田10　どこかで会ったかしら。
川田5　いいえ，私は……ないと思います。
大石6　また無視した。
花田11　言わないんでしょ。
大石7　言わない。……フン
Th.K6　2人は仲がいいのかい？
大石8　またー
花田12　ほら，だから……〈右横を向いて〉どんなことがきっかけで。
山中4　はー？　ここ？
花田13　えー。どれくらい前から？〈自己愛性の特徴であり，いきなり侵入的に関わる〉
山中5　こ，今年。〈怒りと依存の混ざった目でThの方を見る。Th，頷く〉
花田14　〈さらに川田の方を向いて〉あなたはどのくらい，どのくらい前から？
川田6　私？　あーっとー4カ月くらいと……よく分からない感じだけど。
花田15　〈Thの方を向いて〉いろんな人に会えると楽しいから。
Th.K7　フム
大石9　嘘でしょう。何が楽しい。
花田16　私は，すごく楽しみにしていたんです。〈強い口調で〉
Th.K8　フム。〈まだ話していない右側半分の方を向いて〉どうしたかなー何かしら緊張してる？〈笑いが出る。花田，川田に向かって〉知り合いなんですか？
大石10　みんな知り合いだったりして！

Th.K9　大石君はみんな初めてだね。
大石11　そうですよ。
Th.K10　よく来ましたね。
花田17　大学が一緒。
川田7　ええ，さっき待合で少し話して。
Th.K11　あーそう。よく話しましたか。
川田8　いえ，そうでも
花田18　私ばかりが喋ってて。
大石12　よくしゃべるよな。
Th.K12　大石君もな……よくしゃべる，いいねー，……山中君はどうですか。2人の女性の間で〈場を占有しがちな自己愛性患者とペアになる境界性患者に水を差し，パラノイド患者が妄想性を高めないように場の表に誘う〉
山中6　ハー？　あー。〈笑う。顔を赤らめて〉
Th.K13　少し緊張する？
山中7　あーはい。〈右横を向いて〉あの，いつからやっておられるんですか？ここ？（これもパラノイド者の特徴である。巻き込まれる相手に関わる）
花田19　私？　私は半年くらい前から。
山中8　半年？
花田20　はい。まだ新しい方よ。
山中9　そうなんですか。
Th.K14　驚いたようだね。
山中10　半年でまだ短いんですか……〈短い沈黙〉
大石13　短くーて長い，長くなりますよ。
Th.K15　意地悪言ってる？
大石14　僕まじめですよ。
Th.K16　そう。
花田21　〈まだしゃべっていない向かいの男性に向かって〉そちらの方は？
平田1　平田です。〈表情は硬い，まるで別の世界にいるように場の展開に参加していない〉
山中11　広田さん？
花田22　〈山中氏と重なるように〉広田さん？
平田2　いや，平田です。

花田 23　あー，平田さんですね。それから。
木田 1　あ，木田です。〈表情が急に華やぎ平田氏とは対照的〉
井上 1　私は井上です。〈少し戸惑いの色を見せるが，すぐに表情はなくなる〉
平田 3　……山中さんはクラブかなんかやってます？
山中 12　登山〈はー〉何か運動とかやっておられたんですか？
平田 4　前はやってたけど，今はあまりやっていない。〈川田の方を向いて〉何か？
川田 9　あー私は全然。大学の時も私の所の人はみんなあまりやっていなくて。
花田 24　そう？　そんなでもないように思うけどそうなのかなー。
川田 10　あー私あまり知らないから。
花田 25　うん。あなたの学部がそうだったのかもね。
平田 5　何の学部？
川田 11　教育学部，一番お金にならない所。
平田 6　え，教育学部？　フム。〈沈黙数分〉
花田 26　先生，私来週出張で。
Th.K 17　はー？　出張？　ここありますよ。来て下さい。
花田 27　はい。出張で。一週間研修にだからこちらにいないんです。
Th.K 18　フム，それは違反だね。
花田 28　はい。仕事ですから。
Th.K 19　フーム，仕事だから来れない？……最初からルール違反だよ！
花田 29　なかなか面白い研修なんですよ。講習を受けるんです。〈自己愛性障害らしく，ルールは意に介していない〉
川田 12　先生も出張あるんですか？〈価値下げ気味に〉
花田 30　あーはい。それはまああります。あまりないけど……。
川田 13　小学校の先生って全部教えるんですか？
花田 31　そうです。〈沈黙10分〉

　ここまで，全員が一通り話をし，それぞれの特徴がグループの相互作用の中に現れていることが確認できよう。即座に場の安全性に反応するパラノイドの山中氏を横目に，花田氏は，自己愛的にその場を自分で動かしていこうとし，特徴的に境界性障害の大石氏が，花田氏の自己愛刺激にレゾナンスを起こし，反応的に攻撃性を表出する。前章の統合失調症そして本章に続く神経症の

グループとも極めて異なった始まり方である。セラピストのプロモーションなしに，メンバーは勝手にしゃべりだし，グループを動かし始め，あるいは黙りを決め込み自分の世界に閉じこもる者，それぞれの世界と自分に対する基礎仮説（準拠認知枠組み）のもとに勝手勝手の想定世界の原理で動き始めるのである。それを放置するなら，一定の空間と共通の場を有する治療装置が作れないばかりか，その場は単純に Bion（1959）が提出した基底的想定グループ（basic assumption group: BaG）の反復に終始するのみになってしまう。そこでセラピストは，その場を取り仕切るかのようにセラピストの責任において取り決めたことを，そのようにしてセラピストが管理する空間のグランドルール（共有基本ルール）で示し，この場でいかに振る舞うかを明瞭に告げることによって，治療空間にグランドメイトリックス（グループで共有する「場」）を敷いている。例えて言うなら，セラピストが敷いた絨毯の上で共有基本ルールの元に遊びなさいと告げて，グループの起承転結の「起」を宣言するのである。

集団精神療法による精神療法装置を作る基本技法であるが，統合失調症やパーソナリティ障害のグループの場合，この治療装置がセラピストから独立して安定することはない。セラピストの絶え間ないバウンダリー管理がないと，治療空間は定まらない。したがって，治療空間の基底となる場をセラピストが管理し，そこからメンバーが外にはみ出すたびに，グランドメイトリックスの上で遊ぶよう，飽くことなく場の修正介入を果たしていく必要がある。

グループ過程が起動されたとたんに，グループは自己愛性メンバーとそれに反応する境界性メンバー，そしてそれらに呼応する流れにどんどん進んで行く。自己愛性メンバーが支配しようとするグループにメンバーは容易に入り込んで行くのである。自己愛性メンバーがグループを支配し所有しようとし，境界性メンバーはそれをことごとく壊そうとする。興味深い組み合わせではなかろうか。異なるメンバーの組み合わせの妙の一つである。

セラピストは，破壊的に動く境界性メンバーのはみ出し具合を調整しながら，自己愛性患者のメンバー同士の繋ぎの展開は許容している。その両者のダイナミックスの影響を受けるパラノイド患者の安全枠を大きく護り，グループのグランドメイトリックスにバウンダリーのあることを示して，グループによる安全空間性を体験的に覚知していくことを進める。文字通りに，グループメンバー全員で体験的に作っていくグループ物語の始まりになる舞台が確認される「起」の位相を，セラピストは形成していくのである。そうしてあたかもグループが

全員参加で始まり，舞台となるグランドメイトリックスが体験される所に至ったとたんにまた，自己愛性患者がそれまでのリーダーシップをぶち壊すかのごとくに，次回は来ないと基本ルールを破る宣言する。パーソナリティ障害グループならではの特徴的力動展開である。このようにグループプロセスは，決してスムーズには繋がらず，ぶつ切りの連続的ではない展開をしていくのが，パーソナリティ障害グループの特徴であり，その特徴はグループが始まると同時に現れるものである。

2．展開の仕方

　統合失調症やパーソナリティ障害のグループは，神経症のグループのように起承転結の文脈的構成展開はとらない。グループプロセス展開の心理力動軸が根本的に異なるからである。すでに「起」のあり方に見たように，治療的場を作る始まりでさえ，メンバーそれぞれの「刺激-反応」パターンにおいていきなりの「転」の混乱に至るのが自然な流れとなる。セラピストのグランドメイトリックスの介入が機に応じてなされないなら，治療装置の基盤となる恒常的な「場」を確保することはできない。モザイクメイトリックス技法を基本に，「場」のバウンダリーを保持する介入は，随時なされなければならない。しかし個々のバウンダリーを保持するモザイクメイトリックス技法が駆使されようとも，統合失調症とは異なり，個々の個人メイトリックスに保持されるエネルギーが強いため，場の占有や相互のバウンダリーへの圧迫が頻繁に生じる。閉じられた治療空間の同じ地平に，個々のメンバーのトポスが確保され展開されることはない。自然な状況では，個々のメイトリックスはより強く同時並行異方向的な展開に走るため，それぞれのメイトリックスは噛み合わないままに多重に重なり合いすれ違っていく。そこでは情報とエネルギーのシステム間交換が乱れたままとなり，事象の意味は捉え難いカオスを生み，Bionの基底的想定グループの展開となる。しかしそれらカオス状態のグループ要素の個々のメンバーをそっくり一定の枠内にコンテインして，安全な混沌からグループ体験の場を作っていくのがパーソナリティ障害グループの特徴であり，その理解や治療的介入を神経症的に取り組むとセラピストの方がパンクする。あるいはグループの強い勢力に逆転移的に対抗し過ぎて，グループを崩壊させてしまう。神経症性のセラピストの態度よりも，むしろ精神病性の否認（denial）と分裂（splitting）

を楽に使える聖徳太子に倣った，同時並行異方向に動き回る分子の自由度を一定の大きな容器（container）に保持する態度が必要である。
　このような力動により，治療空間創りを起こす「起」の位相の治療的場の構成手続きを受けて，中核テーマへの展開の場を耕す「転」の位相を準備する治療装置としての集団精神療法空間を安定化させる「承」のプロセス位相が生じるといった段階的展開はないと言ってよい。いきなりそれぞれ心理治療テーマの核の一つである人格構造的反復パターンがグループプロセスの表層に浮上する「転」の展開となる。先のグループプロセスの続きを見てみよう。初回のセッションであるが，典型的なパーソナリティ障害グループのプロセス展開がそのまま現れている。
　自己愛性患者による破壊的発言，セラピストの対応，他メンバーからの攻撃性の表出後の沈黙から，突然の転回である。

<u>花田</u>32　平田さん，あのー親に反抗します？　うふふふふ。私，あの親に反抗するのはやめます。……はい，あの……〈一瞬の沈黙〉
Th.K20　え？　で，どういう話？　話がみえません。〈笑い〉
大石15　だから，……
平田7　全然わからん。突然言われて。〈笑い　表情が柔らかくなる〉
大石16　反抗してるんですよこの人は。笑って人を切るんだから。
<u>花田</u>33　うふふふ。今週あのー，土日に実家に帰ったんですね。調子悪くて。休みとって土曜日に帰る時，ちょうど通勤電車に乗ったんです。いつもは歩いて勤めに行くから。あまりゆっくり乗ったことないんだけど。そしたら働くねーあの20代，30代くらいの人が働きに出ていらっしゃるでしょう。それを見て，頭の下がる想いがしたんですよ。うふふふ。
平田8　反抗とどう関係がある？〈花田に関心を向ける〉
<u>花田</u>34　うふふふ。だからあのうちの父もそうだから迷惑かけるのはやっぱり悪いかーっと思って。うふふふ。
平田9　何か話がよく分からないがどうしてそれを僕に。それに自分でも働いているんだから……〈情緒が出る〉
<u>花田</u>35　私と同じくらいの年に見えたので。やはり親のこととかねーあると思って。
平田10　フーム，だけど自分で働いているんだから親に迷惑とかないでしょう。

花田36　まーだから……
平田11　自分も働いているんだし対等と違います？　僕は稼ぎは良くないけど，自分でやってるから……
花田37　私は甘えているというか。
平田12　いや反抗することと甘えるのは違うでしょ。
大石17　甘えさせてくれないんですよ，親は。
Th.K21　なるほどね。よく分かるんやねーそこの気持ち。
花田38　違う。えー違いますよねー。うんうん。でも私は甘えているから。それで反抗したいなーと一方でいつも思っていて。であれを見て反抗したいなーというのはやめようと……
平田13　よくわからんなー。
花田39　だからあまり反抗はいけないなーと思って。
平田14　僕にはやはり何のことかよく分からん。悪いけど。
Th.K22　その朝の通勤電車に乗って親のありがたみが分かったということ？
花田40　〈小さい声でうなずきながら〉そうです。
Th.K23　そんなに反抗ばかりもしていられない。
花田41　でもまたすぐ忘れるかもしれない。うふふふ。
Th.K24　そうなんだろうね。それで反抗，反抗したかった気持ちの方は，それでどうなったんですか。反抗したい気持ちにも何かそれなりのことがあったんでしょう。
花田42　あまり……あの親の想い通りになっているから……だから反抗したかったんですけれど。
Th.K25　フム。反抗していないつもりで実は反抗しているということもあるのかね……ここもいきなり来週は来ないなんて言うんだから……〈短い沈黙〉そうやって甘えても甘えさせてもらえないってか？　大石さん？
大石18　甘くないですよ。親も世間も一緒だよ。
平田15　それね。あの通勤列車であの通勤している人を見て，それで親のありがたみが分かって。もう反抗しようというのをやめる。言われたんでしょう。……やめんでもいいと違うかなーやめなくてもいいんじゃないかなー思うんだけれど。何でかというと……やっぱり一つ自分を押さえることになっているんじゃないかとね……
花田43　自分の気持ちを？

平田16　フム。やっぱりまた何か……それだと全然，別に発展も何もしないんじゃないかと。それからそれ通勤電車に乗ってありがたみが分かるというのも，それはいいかも分からんが，本当に分かるのは，もっと親の仕事に直接接してみたり，一緒に働いて感じてみたり，もう少し違うと思うんだけどなー。ただいろいろな人が通っているのを見て，親のことを思い出しありがたみが，というのは何か。僕にはきれいごとというかね。……何かそんな気がするね。僕自身働いていて。一緒に親，僕の親父ほどは歳がいっていないけど。僕の親父はあの相当歳がいってるんですよね。だけどまー結構歳をとっている人と一緒に時に肉体労働のようなこともするけど，それやってみて。一緒に働いてみて。ああ，親父もこういうことしよったのかなと。前よりももっとこう理解できるようにはなったんですよね。まー親父と一緒に働いていたらもっとよく分かってくるんだろうと思うけど……それと，そうしたら今度は逆に親に対してあの従の関係，従う従の関係であったのが，逆にもっと積極的な気持ちに変わるというかねー。そんな感じを持ったけどなー。だけどそれは反抗がなかったらそんな気持ちにもならんかった。反抗がなかったら，そんなにそもそも親のこととか考えなかった。そう思いますけどね。僕は。いったんそういう親と子という枠を壊してみんと，壊すということがまー反抗だろうけど。それを壊そうとしない限りは，というか壊さんと本当の意味でのこのー親と子の出会いというか，親をこっちが本当に理解するというのはできんと違うかなー。一対一のところで，そこにこっちが立って初めて親が理解できるんじゃないかな。〈*統合失調症だが，自己愛性が引き出され話し込んでいる一種のacting-inであるが，セラピストは許容している*〉……僕はそう思うけど，……どうですか？

<u>花田</u>44　わかりました〈笑い〉

平田17　どうわかった？

Th.K26　そんなにすんなり分からんでもいいよ。〈モザイク図の協調〉

平田18　分からんでもいいよ。僕の意見だから。

<u>花田</u>45　平田さんのおっしゃること。でも，すごく私には参考になった。

Th.K27　フム。

<u>花田</u>46　参考になるんです。はーいっていうか，私が経験していることをもう平田さんは乗り越えていらっしゃるような。〈相手を一気に取り込み相互作用にならない〉

平田19　そのあたり分からん。
花田47　うん。そんな気がして〈笑〉で，うん，とっても勉強になる。
平田20　いや僕にも反抗してくれていいんと違う？〈笑〉
川田14　どんなお父さんなんですか？　お父さんのことですか？　お母さんのことですか？
花田48　うん，両親って感じ……あのー子どものことすごく大事にしてくれる。その子どものことが……何かあの親ばかなんです。うふ。だから……
川田15　やっぱり親の気持ちは親にならないとわからないのかしら。
花田49　平田さんはそう，そうです？　うん。
平田21　あーと親，親についてどう思います？　自分の親について。
川田16　あまり好きじゃないというか。何かやって反抗じゃないけれど。何かやっぱり反抗しないけど。まだ反抗期がずーっとつづいているというか。うーん。何か自分としてはもっと甘えたいとか思ったりはするけど。親には甘えてるように見えてるだろうから。まー，それは親に甘えるのは間違っているんだったらいけないというか……でも甘えてはいないと思うので。私が親に甘えないのはそれでいいんだとも思うけど……なんか尊敬とか普通の人だったら親を尊敬するんだろうけれど。何かいけない子になってしまって。〈いろいろ話すものの表情は動かない〉
平田22　別にいかんことないと僕は思うけど。尊敬できなかったらそれがまた当然自分の気持ちなんだからいいんと違うかなー。僕なんかも尊敬なんか別にしてない。
Th.K28　木田さんなんかはどう思う？〈それまでそっぽを向いていたのが急に目が輝き始めた木田氏の蛇口を開いた〉
木田2　フーム。あのーおもしろいと思った。何か聞いてて〈川田を向いて〉わりと私と近い感じがした。〈表情で相手に近づいているかのよう〉
Th.K29　フームフム。
木田3　だから何かですね。私は尊敬よりも，尊敬よりも，こう親がいいなー思えたらいいんじゃないか。そんな気がするんですよ。尊敬，えらいとか何とかそういう気持ちよりもいい親だなーというか，そういう気持ちが最近少しわかってきたんですよねー。こう，そういう気持ちを私は大切にしたい。〈いくぶん調子よい〉
川田17　うん。湧いてきたというのは，そういう気持ちを持とうと思ったから？

木田4　それだったら絶対持てない。〈勢いよく〉うんもう混乱してくる。〈笑〉そんなにしてたらパンクするというか，そんなにしてたらたまらないというか。だから……うん反抗したらいいとは私はとても言えないけど……〈興奮気味〉

Th.K30　言わないけど？

木田5　言わないけど反抗したい時はどうしようもないでしょう。反，反抗しないと何かしてたら……でも親によるのかもしれないけれど。うちの親の場合はこうわりとこうすごいことあったんだけど。いろいろね。こう。だけどゴチャゴチャゴチャゴチャしてて。なんとなくこう一回ゴチャゴチャするのもいいんではないかという気がする。抑えてたらむこうにもこうわからないしね。こっちの気持ちいうか，こう状態がやっぱり。うん。だから出してみないとね。だから出し方が問題なのよね。出し方が。うん。あまり下手に反抗するとね……破裂するから。関係が。

川田18　けど，やれるんだったら。どこまでもやった方がと言ったら変だけれど。私が反抗できないっていうのは，やっぱり親に頼ってお金の面でも頼ってるし。なんでも頼ってるからこう。反抗しているつもりでも口だけだし。だから自分としてもいけないなーというか本当に。

木田6　私はずーっと自宅だからわからないけど〈川田に向けて〉自宅？下宿ね。私の学生時代も下宿してる子がすごく親に金銭的に頼ってた子がいた。だけどやっぱりその子はこう一親の意図とは違うふうにこう，自分の道を歩いて行ったけど……すごくこうそういうことって私偉いと思うのね。うん。何かそんな友達がいた。いつかは経済的な問題というものは自立できるものでしょう。こう仕事すれば仕事するようになれば。で，本当にこう自分は親とは違う考えを持っているんだということは，ものすごくはっきり今してるのね。そしたらそのーこう自分，今自分はすごく親に経済的に頼っていやだなーっという気持ちがものすごく強くなって。それで，片方では親とは違うんだ。自分はこうなんだとか何かすごい自分を持っていたら，そうしたらば経済的自立への意欲というのもね。湧くというか，強く湧いてくるんじゃないかと思うんだけれどね。うーん。

川田19　そうだといい。何か自分には湧いてこないんじゃないか……実はあまり親のこと気にしていないんだと思う。

木田7　え，そんなになんでも駄目だといわなくっても〈笑〉。私もあまり言

えないんだけれどね。

花田50　私はあまり経済的に自立しようとは思わなかったわ。全然。今は働いているけど、できるのかどうなのか……私の母がいつも言ってたんです。うーん，若い時はお金使っていいから何でもやんなさいと言うんですね。で，それに私もそう言われればそんな気がするから。まー，大学にいる間はそうさせてもらおうかなーと思ってやってたから……あまり私の場合，アルバイトをしてもただ経験したいからするだけで，親から独立したいからとか，そういう気持ちではなかったわね。〈短い沈黙〉

木田8　よっぽどお金があるんだね〈笑〉言いたくなる。

大石19　お金は関係ないんだよ。甘えてんだから。

花田51　だからあの，そういって言うからーだから私の方がえー本当に使っていいのかなーと思うから。だからあまり使いはしないんですよね。

大石20　信じられないね。

木田9　ゴホン，私の家はお金がないから。あまり実質的問題としてお小遣いをあげられないというのがあるのだろうし，怒るし。あんまり使うとね。派手だからね，私。使いだすと，結局使っちゃう。〈短い沈黙〉

Th.K31　山中さん，大石さんどうですか？

大石21　お金はあってもなくても要るから，使うから，何か買っていないとイライラするから。

山中13　はー？　そうですね……何か話し，口出し，出しにくいでいる。まだちょっと。

Th.K32　木田さんはこうやっぱり反抗したという感じがあるの？　親に対して。

木田10　反抗したというか困らしたなーっという。

Th.K33　困らしたなーっていう，自分では？

木田11　うん。親が，困っただろうなーっていう。自分は，うーん？　あんまり？

山中14　何か親というものはね。困らしているのが当たり前とちゃうかなーと思って。あのーさっき言われたでしょう。電車の中でね。親のありがたみがなんかあの一身にしみてわかったという。ね。このー，あの親のありがたみはだからありがたみはもうわかっといてね。反抗とは関係ないと思う。親のありがたみは親のありがたみとしてね。認識しておいてね。実際親とのいろんな場面においてはね。あのー絶対衝突するもんだと思う。っていうのは，親はやっぱりさっき言われたようにね。親と子ちゅうかその枠でね。とらえ

るけども僕らはもう違うからもうだいぶ大人になったし。小さい時はそれはもう子の枠のなかにおさまって何も親を否定ようせんかったしね。でも，今は違うからその意識のずれっちゅうのはあって当然やから，もうそれはいろんなところで困らせてまあ，当たり前だと思うから。で，またそれがないとおかしいんじゃないかと。それとあの，お金のことやけど。あのーえーそれで親にひけ目を感じるちゅうのはーもう今にしたらちょっともう，あのまーあまり考えんでええとちゃうかなーと思いますねー。というのは，今では働けばもうすぐにお金は手に入るし。もう生きていこうと思ったら。も，何かまー遊ばんかったら生きていけるしね。だから経済的に親に引け目があるっちゅうのはあまり，もう，そんな考えんでもええような時代とちゃうかなーと思いますね。（いきなり*自己愛性の世界*に入って*滔々*としゃべる）

平田23　経済的には僕はまーほとんど自活してはいるけど。やっぱり自分が働いたお金でないと，何か親，親からもらうとやっぱり自分のしたいことができんのですね。やっぱり引け目じゃなくて。なんか自分は親との関係なく自分のしたいことはしてるんだという意識がある。やっぱり自分の金で自分のしたいことをするんやったら，誰からも文句言われんやろうと思うから。

木田12　よく言いますよ。〈笑う〉

平田24　なんて文句いう。

木田13　私が働いたお金でやっても何でも文句いう。

平田25　親があー親が。

木田14　ええ。

平田26　あーいや，自分のね。あの意識として，意識としてね。反，反発しなきゃーいかん。自分の親に……その時でも，そりゃー親は言うけど，分からんけどさー，自分の意識としては納得でけんとちゃう。

木田15　言ってもまー，私は聞いていないけど。……でもね，親が働いているでしょう。そしてそのお金をもらってそのお金使うじゃない。そういう，そういうものでもね。なかなかいいんじゃないかっていう気もする。だからずーっとそれだったら，何かあれかもしれないけど，何かこう，親が働いてんだと思って。うん，よく働いているしね。二人とも。うちは。そうしたら，だから，そうしたら何かよく働いているお金だからと思って。そう思って使うのも何かいいよ。うん。よかった。うん。

平田27　もうちょっとでけんなー。僕は。年やしなー。もう，みんないっぱし

でやってるしなー。年齢的にいったら。だから僕くらいの人だったら働いて自分で生活するのは当たり前やから。そりゃー関係ないかもしれないけど。やっぱりいつまでも親のすねかじりはしとられんような気が……

川田20　じゃー，いつか自活できる自信じゃないけど，何かそういうものがあったら。今,働いていないこの時期は頼ってもいい。でも一生親に頼るのはやっぱり間違っている？　それもありって？

平田28　僕の場合，大学2年の頃から，いややったんよね。親からお金もらうのが。ほんで結局家庭教師したりやってたけど。ほいで病気になってしまって。また親に頼って，頼ってしまうことになってしまったやけどー。で，親からお金送ってきたら，またそれを送り返した時もあったけど。あれも一種の反抗やったんやと思うけど……だいたい家があんまり裕福な方ではないし，うちは。あんまり頼れない。

……〈沈黙2～3分〉……

木田16　ちょっと，こう，お金の話じゃない話してもいいですか。……私はね。人とあまり複雑な話をすると混乱するのよね。それで何で混乱するのかと思って考えるんだけど。考えるともう，ますます混乱する。考えもよく分からないんだけど，ふーっと浮かんできたのは，私，いうのは多分，あの，こー，他人と関係する時にねー。あの，その人が自分のことを好いてくれているかどうか，受け入れてくれるかどうか，何か甘えたがりでそれすごく気にするんだなーっと思って。平気で人に悪いこともするくせに，変だけど，また混乱してきた。

花田52　それだったら私と同じ。〈木田と一緒になって笑う〉……全く逆かと思ってた。

木田17　だからこう，フーム，だからこう，私だから，何だって思ったのか，分からない。また混乱してきた。だからあのー，平田さん，なんかこう，すごいというか，何かこうプレッシャー感じてしまって。そんなにひどくはないんだけど。話聞いてたら，だんだんと，こう。というか，何かすごいこと言うなーという感じで。はじめに話を聞いてすごく緊張したというか。今，こんなこと言っているから，少し受け入れてもらえそうというか，そんな感じもしてはいるけど……何かどういうかね。私，かってだし甘えだしねー。私，すごくねー。

平田29　それやったら他人に認められないとね。自分の価値がない。

木田 18　そら，言い出した〈笑う〉。言い出したでしょう。そういうのよ。そういうの言われるんじゃないかと。私，分かるのよね。大体，この人どんなこと言うかっていう感じが。やっぱり言った。〈笑う〉また，私，ここ，帰ったら混乱するわ。(*治療的相互作用が始まる*)

平田 30　あのーちょっと言っていい？　他人が認め，自分が他人に認められないと，落ち込むんでしょう。それに気にするんでしょう。

木田 19　それほどじゃない。だけどふてくされてしまうんよ。本当にそういうのって。

平田 31　うん，まー，そんなこと気にしたら生きていけない。

木田 20　うん，まー，また言った。〈笑う〉それは分かるんよー。

平田 32　いや，僕は仕事の仲間からも馬鹿にされてるもん。皆偉くもないんやけど，だけどーあのー他人は他人やと思ってね。

木田 21　どうして，どうして仕事場で馬鹿にされるの。私も人を馬鹿にしているかも？

平田 33　何かね，僕は世間話はできんしね。何か言うと訳もわからん難しいことを言うと。大学出なら，それらしい仕事をせーと。勝手に向こうの尺度で決めてね。それに合わせるのもたまったもんじゃない。だから，馬鹿にされても自分には自分のやり方があると思って。それでやってたらええんじゃないかと。だけど……

木田 22　だから何でもこう自分のやり方で本当にできたらすごくいいと思う。

平田 34　楽よ。気が楽よ。

木田 23　うん。いいなー思うよ。で，そしてね。かつね。自分が自分のやり方としてのやり方とかね。こう自分の持っているこう，雰囲気とかあるじゃない。やっぱりね。そういうのと，その何かこうグループ，グループ，ここのグループに限らず，いろんな集団が持ってる雰囲気とかあるでしょう。そういうのと違ってもね。何かその雰囲気に合わして行こうと思うの，それ，すごくね。すごくいいと思うよ。

平田 35　合わすんじゃなくて自分を出したらええとちゃうかな，どう？

木田 24　〈小さい声で〉そうなのよね。自分を。ふー。

平田 36　あまり落ち込まないでしょ。

木田 25　うん。落ち込まない，全然〈笑う〉(*ここまでの相互作用展開でお互いをサポートし合う体験ができている*)

花田53　そういうところで出せたらいいんだけど。なかなかできないんですよね。

木田26　むつかしい？

花田54　むつかしいですね。

木田27　やっぱり常にね。自分が何かやりたい思って何かやる訳でしょう。やっぱりそれなのに，やっぱり自分が楽しんでないと損だなーっと思うよね。楽しまなきゃ。

平田37　そう，そうだよ。ねー。フム。

木田28　今日，実はテニス行ったんですよ。そしてこう雰囲気的にやっぱり主婦ばっかりで。それでから私がまだ会費払ってないからかしらんけど〈笑う〉何かわりと，こう，コーチの人がね。こう冷たいんですよね。〈笑う〉それで何か，そしたら，嫌な気になってきてから。うーん，だから何でも楽しめなくなるでしょう。何か，そんなことでから。でもテニスやりたいなー思って。気分転換にテニスしようと思って行ってるのに。コーチの人が自分より他の人にひいきするからよと思ってから。嫌だなーっと思ってたら，結局，腹が立って，自分のやりたいテニスも楽しめなくなって。（演技性の特徴がよく出ている）

花田55　えー。

木田29　うーん，そういう経験ってある？（自分の問題を呈示して呼び掛ける治療の相互作用起動である；後の展開が切れているように見えるが，パラノイドの山中氏にフィードバック効果をもたらす）

花田56　いつもそんな感じー。〈笑う〉で，あとで後悔をするっていうような。〈笑う〉

　　　……〈短い沈黙〉……

山中15　あのーさっきのね。あの話と関係しますが。あのーさっきの話はやっぱり枝葉末節にね。あの，こだわってね。本筋が結局楽しめなくなるっちゅう感じ。だから何かそんなことやったらもうほんまに多いなーっと僕自身思いますね。だいたいなんかーそのーその対人関係とかね。その表面ばっかり気に使う。使うっちゅうか，そ，まーそんな気ー使うだけまた本筋のこと嫌になるし。そういうことを今思ってた。そんな感じです。僕はね。さっき，うん。（グループの中の自分をフィードバックする治療的反応である）

川田21　テニス好きなんですか。そうでもない？

木田 30　そのことが問題だったりして。〈笑〉今日だからテニスしながら思ったのよね。だから〈笑〉大学時代に4カ月くらいテニス部にいたのよ。でもあのしごきに私が負けてしまったから。それでも本当に好きだったら多分やめなかったかなーとも思ったりするし。それでこの前から時々行ってるけど。もう一つ趣味で演劇があるんですよ。で，なんか演劇はね。どんなグループに入っても私はこう続けられるんですよ。わりとね。で，あのーテニスは〈笑〉続けられないんですよね。だから自分ではものすごくね。スポーツとか憧れというかあるんだけれど。実際には続けられないのよね。

川田 22　じゃー演劇だったら？

木田 31　うん。

川田 23　この人は私を好いているとかそういうのがあっても耐えられる？

木田 32　うん，耐えられる。うん，動揺はするけど。

川田 24　どこがいいんですか？

木田 33　ええどこ？〈笑〉ひどい言い方〈笑〉いいけど。

川田 25　あ，いや，いやね。すごいね。私もいいと思うから。どこがいいのか素人でよく分からないから。

木田 34　うん，もうどこがいいのかね。はっきり。

川田 26　何か違う人になれるからいいなーとは私も小さい頃から思っていたけど。

木田 35　やったことはあるんですか？

川田 27　やったことはなくて，ただいいなーって憧れてるだけだけど。

木田 36　うんうん。ここがいいと考えることはないけど。時々感激するのよね。やってから。うん。あんまりしょっちゅう何かね。中学校の頃とかね。ああいう頃はこうわりとこうすごく必死でやってた。舞台に立ったりしても何かこうものすごく陶酔してやってた。〈笑〉だけどこう大学に入ってからだんだんとこう舞台に立ってもおもしろいというよりも，ものすごく冷めてしまったから。何かこう舞台に立ってたらね。客の顔がすごくよく見えるようになって。反面何かそうなってから，なにか。うん。変わってきたけど。だけど舞台へ立つということ自体がだんだんおもしろくなくなってきたんだけど。2回公演うってから。それで1回目は乗ったねー。ものすごく。あの乗った時は嬉しいね。

　あとこう，練習しながらとかね。友達関係がおもしろかったり。まーいっ

ぱいあってよく分からないけど。〈笑〉

川田28　乗ってない時ってどんな感じなんですか？

木田37　乗ってない時，乗ってない時はもうだからお客さんの顔がものすごくよく見える。すごく冷めてしまうのよね。

川田29　フムフム

〈沈黙2〜3分〉

山中16　僕もね。精神療法とか始めてから急に最近演劇関係なんか興味出てきたんです。

木田38　アハハ。〈笑〉

山中17　あの，本当にそうなんです。ちゅうのは何か僕にとって演劇のね。その何か魅力ちゅうのはね。さっきこんがらかって言ってたでしょう。あんな感じなんです。や，やっぱりちゅうのはね。あのー，いろんな人間にならにゃーいかんでしょう。自分が。自分という人間はおってもね。他のいろんな役，役せにゃーいかんでしょう。役したら他の性格の人間であったりするでしょう。ちゅうことはね。性格をかえるためにはすごいええ方法とちゃうかなーと思う。（パラノイド不安を述べてもいる）

木田39　でも人格がめちゃめちゃになるのにいい方法よ。〈笑〉いやー役やってたら，人格がめちゃめちゃになる。昔の役者，萩原健一みたいになる。〈笑〉分からない？

山中18　いや，僕の場合はね。それが僕はすごく固いんですよ。やー違う。僕ちゅう人間の個がありましてね。それが固定してるんですよ。全然動かない。だからもうーもういつもこんな感じなんですよー。〈笑〉もうねーこんな感じでもないけど。何かあのあんまり，だから例えばね。コンパなんかやるでしょう。ああいうのについていけないところあるんですよ。全然ついていけない。あのー自分は全然かわらん。もう固定してね。日頃はもうまじめなヤツでもねー。コンパやるとパーッと変わるヤツいるでしょう。〈笑〉うらやましい思いますね。ほんま，あんなヤツ，あんなー〈笑〉まー何か自分かたーいと思うんですよね。もうー〈女性メンバーの笑い〉それを変えたいゆうところで演劇というか，あのー興味……

Th.K34　今度皆で演劇やろうか。〈皆の笑い〉

木田40　誰かシナリオ書いて。

平田38　そういう治療法あるんですか。〈笑い〉

〈短い間〉

平田 39　あのー小説あるんですよ。映画も見たんですけど。精神病院の中で演劇やってるんです。

川田 30　じゃー山中さんはやわらかい人間になりたいんですか。

山中 19　いやー柔軟な人間になりたいです。〈笑い〉一緒ですかねー。

Th.K 35　そういうところが硬いのかね。

山中 20　あー。

Th.K 36　やわらかい人間になりたいんですか。

山中 21　いや，私の言い方すると柔軟な人間になりたいんです。〈皆の笑い〉

木田 41　何か人数が多いと楽しいね。前やってた時はもっと少なかったので。だいぶこう感じが違う。

Th.K 37　何か余裕ができる。

花田 57　そうですね。

木田 42　またもとの話に戻るけど。花田さん私と同じだと言ったでしょう〈花田　はい〉。でも私は反対の気持ちというか，苦手という感じ，よくわからないけど受け入れてもらえない感じ。何か，何かそんな感じ強いと思うんよね。

花田 58　フム……私もわりとそういう感じ……ま，そういう感じはするんですよね。

Th.K 38　えー？　木田さんに対して。

花田 59　はい。

Th.K 39　フーム？　木田さんが花田さんを受け入れてくれない？

花田 60　くれない，みたいな気がするんです。するんだけど始めの頃とか，何か2人で話している時そんな感じはしてない気もする。

木田 43　何かすごい違う感じがする。私。〈木田，花田，一緒に顔を見合わせ，笑う〉最初の頃，花田さんが話していた時，私は全然話せんかった。何か，何かねーやっぱりどうもこう，圧迫感か何かある。

花田 61　あーそうです？

Th.K 40　平田さん，平田君も。

木田 44　平田くん？

平田 40　ははは。〈笑〉正直言って。

木田 45　圧迫感。えー？　平田さんは圧迫感という感じではないような。

花田 62　じゃあのー私が話している時は，あの木田さん自分を出せない感じ

がしたんですか？

木田46　出せないんじゃなくて。何か，何か優等生っていうかね。なんでもすーっと分かっちゃうというか。何か簡単に片付けられて，私何か分析されて分かられてるというか……

花田63　あーそうです。〈木田，花田，一緒に笑う〉私もそんなにそんな風に感じる所があります。

木田47　えー〈木田，花田，一緒に笑う〉私が優等生？〈笑〉

花田64　えー何か私を判断しているような。分析されているようなー。

木田48　つい出てしまったというか……何かお互い同じようにこう。

花田65　何か同じです。

木田49　同じこと。〈木田，花田，笑う〉でもきっと同じじゃないよ。どっか違う。〈平田の視線を感じて警戒的にいう〉なんでそういう風にこっちに来るの，こう。

平田41　……〈視線を向けているが何も応えず〉

木田50　何でよー。

山中22　でも何か分析的に見られたらなんで嫌なんですか？

大石22　先生が分析家だからでしょう！！〈強い口調で〉

木田51　は？　待って，何で嫌か？

山中23　はー，何で，はー。

木田52　何で嫌なんかね。

平田42　見透かされるんじゃないか。

大石23　先生にいつも見透かされているじゃないですかー？〈意地悪そうに〉

木田53　なかなかするどい意見ですねー〈笑〉そうよ。見透かされるの嫌よー。先生でも。

花田66　そう，そして何か，何か固定されてもう動，動けなくなるし。

Th.K35　俺が決めつけている，自分は決めつけられているみたい。

花田67　決めつけられる。うん，そう。だから，あまり私，他人にはそういう風には言わない。そういう言い方はしないようにしてるんだけど……すみません。

木田54　いいえ。こちらこそ。あまりしないようにって思わないほうがいいんじゃない。しょうがないんだから。〈短い沈黙〉

大石24　先生は決めつけていないんでしょう？

Th.K41　しかし決めつけているようにも思っている。山中君は，何を言いたかった？

山中24　はーあの。あの，その例え具体的にどうなのかわからんけど。何か分析的に見られたいですね，僕は。〈笑〉

木田55　平田さんと合うよ。絶対に。〈笑〉

山中25　その方が自分のことよく分かるようになるんじゃないかなーっと。指摘してもらった方が。自分では大体全然分からんでしょう。自分のこと自分で考えてみても。他人から言われてはっと分かったりして。だから分析的に見てくれる人はすごい助けになるんちゃうかなー。

木田56　けど，その分析的に見る人が間違った味方をして，それを自分に言って。それをそのまま自分で受け止めてしまったら，恐いから。だからどういう見方が本当の見方なのか分からんけど。分かりませんけど。よく見られた方がどちらかというか……

花田68　山中君はどういう風に見られていると思いますか？

山中26　はい？　この中で？

花田69　ええ。

山中27　他人に？

花田70　ひとに。

山中28　ちょっと圧迫ちゅうさっき言われましたけどね。圧迫与えるのと違います？　相当僕話すと。でもない？〈彼のパラノイド不安にある自己視線恐怖態勢を語っている。花田氏の侵入的関わりがここではグループ・メイトリックスを安全基盤としてhere and nowの直面化となっている。〉

花田71　全然〈全員の笑い〉

山中29　圧迫ちゅうのはどういうのなんかよう分からんけど。

Th.k42　普通はそんな風に言われるわけ？

山中30　あーそうです。人にね。緊張与えるという感じ。〈花田，木田，大声で笑う〉

Th.K43　ここでは喜びを与えてるのかな

山中31　人にそれ言われとちゃう。自分で言うたんですけどね。〈対象世界と自己世界の分化する徹底操作（woking through）の基点にスムーズに至っている。集団精神療法の治療的展開の特徴である。〉

木田57　自分で言うた。〈笑〉

山中 32　人に緊張与えるんや，言うて……特に女の人に与える言うて。〈全員笑い〉
平田 43　花田さん，緊張与えられた？　どう？
花田 72　〈笑う〉全然。
山中 33　いや，ほんまにもう。いやー女の人にいっぺんそれ言ってみたかったんですよ。ほな意識し過ぎとちゃうかと言われて，そうかなーと思って。〈笑う〉
木田 58　正直な人ね。〈笑う〉
Th.K 44　まさに正直者。
山中 34　つい言うてくれた人が……
木田 59　いや，自分の方が……女の人に僕は圧迫感与えるんじゃないかって言ったね。
山中 35　はーはい。
木田 60　そしたら，それ意識しすぎじゃないかーと言われて。〈笑う〉
花田 73　うん，それ，私の感想と同じ。
大石 25　意識するでしょう。意識したら圧迫ですよ。
山中 36　はー？
Th.K 45　山中君の方は意識するんですか？
山中 37　そうですね。僕はもう人より人よりずっと先，意識します。
Th.K 46　そして女の人の方をもっとよく意識する。
大石 26　先生もでしょう。〈Th.K フム〉
山中 38　〈同時に〉そうですね。だからほんまにあのー意識すること自体にあの，何かエネルギー使うでしょう。ものすごい先回りしていろいろ考えてね。それーもうそんなんせんですませたらなーという。その分だけ自分のやりたいことできなくなってくるでしょう。それが悩みですね。（パラノイド機制の内的過程を正直に語っている治療的過程である）
平田 44　花田さんも何か言ったじゃない。分からされてとか似てるんじゃないの。（メンバー間の治療的相互作用の展開である。）
大石 27　気にしているんでしょう。当たり前だよ。
花田 74　うん，私も他人が自分をどう見ているか，それが気になって。それが悩みです。
平田 45　自分のことは知ってるのは自分が一番よく知ってるでしょう。
大石 28　あたりまえだよ。

木田 51　そうでもないような。

平田 46　そうでもない。だから人が何か自分について何か言われたら，僕の場合，一応それ聞くけど，やっぱりそれに対しても批判的に……

Th.K 47　聞いてるよ。(全体の緊張が上がり，基盤メイトリックスを失い対象を見失いそうになっている平田氏に，here and now の安全感の覚醒を図るキンドリングである。平田氏自身強いパラノイド反応により，妄想‐分裂態勢に陥りそこから抜けられなくなることは頻繁にあり，ここでのやり取りは彼の体験世界にも極めて近い)

平田 47　だから人が人に自分がこう映っているんやなー言うことは。その人の人となりを考えて。あーこういう人やから，自分はこう映るんだろうという風に思うわけですね。それで当たっているところもあるし，それで自分で受け入れられない面もあるし。それで助けになる場合もあるし。も，もちろん，そういう場合もある。

木田 62　平田さん自身そういう感じで？

平田 48　はい。

花田 75　自分を見られてるんですか？

平田 49　自分か，うん，自分についての人の意見をそういう鵜呑みにしたらしんどうなるから。

花田 76　フーム。

平田 50　鵜呑みにしたら自分が相，相手に映った自分が本当に，の，自分や思い込んでしまったら，何か狭くなる感じやし。そりゃー広く感じる場合もあるかもしれんけど。こういう時はあの，広く感じる時は何かを気づくとかもあるけど。そうでない時はあまり鵜呑みにしないようにする。

花田 77　私のその友達にもそういう風に人が自分をどう見てるかを考え，あの，その人の性格から考えるという人が居たけど。それは私の言ってる困ってる人が自分のことをどう見るかということと同じなんじゃないかと聞いたら。私の場合はあの，それ，どう見られているかということによって自分が動いちゃうと。

平田 51　あーそう，えー？

花田 78　その人がもうどう見られても別にいいんだという感じで見るんだと。

平田 52　批判的に見たら，批判的にちゃう，自分を批判的に見られているのを言われるのをまた批判的にまた受け入れる。

木田 63　批判ということもないんじゃないかなー。当たっている時は。
平田 53　うん。だから，当たってる時はそれは別に。それはいいけど，ただ大きな意味で批判的に見る。だから認める場合にも批判的に求めたらいいし。
木田 64　どうして認める時に批判的がつく。〈笑う〉
平田 54　だから批判というのは悪い意味にとらんとよい意味に取ってもいいやろ。（統合失調症特有の敏感な自己態勢の記述である。自我境界の脆弱性を意識化し，呑み込まれに対する自我覚醒の機能を敏感に語っているが，性格的硬さで自分を護っているパーソナリティ障害系の体験にはないものであり，理解が難しい）
木田 65　〈笑う〉
大石 29　批判は批判でしょ。
平田 55　うん，よく言うのも批判的よ，と思うけどなー。批判する言ってもただけちつけるんと違うんやけど……
木田 66　花田さん，今の話，分かった？
花田 79　えーうん。批判という言葉，うん。平田さんの使い方〈平田　うん〉なんだと思うんだけど……
Th.K 48　平田君はその，山中君が女の人の前だと特に緊張するというのは分かる？
平田 56　昔あったです。ハハハ〈笑う〉
Th.K 49　フーム。
平田 57　今はズレてきたん知らんけどー。
Th.K 50　フーム。で，まー昔はあったわけだが，それで。その今の，山中君を見てどう思いますか？
平田 58　あーそんな感じなんやろなー想います。
木田 67　今，女の子にあれ，こう両方に挟まれて座っているのは？
平田 59　ちょっと緊張してる？
木田 68　やはりプレッシャー感じるのでは？
山中 39　〈顔を赤らめて〉ちょっと感じます。
平田 60　感じる？
山中 40　でも，そんな，うーん。
平田 61　女の人の前行ったら，もう一言も話せなかった。〈笑う〉
Th.K 51　フーム。

山中 41　いや。
平田 62　〈自分をさして〉昔は。
山中 42　あーはーはー。
木田 69　共学だった！
山中 43　あー，ずっと共学です。
木田 70　共学でもそんな感じがある？　やっぱり。
平田 63　あるよーやっぱり。共学でもあったと思わん？
木田 71　私共学じゃない。
大石 30　俺も。ずーっと男子校。
平田 64　違う，違う，僕がね。そんな緊張するような性格やったと思う。
木田 72　全然そんなに映らん。
平田 65　ハハハ。〈笑う〉
木田 73　よくね。わりとこう何か私，怖い，こわというか，こう思ってたけど。すごく shy なところもあるんじゃないかなーっていう気がしてる。
大石 31　俺も shy やけど怖いことはない。
平田 66　ホー，〈笑う〉そんな怖い思った？
木田 74　いや，怖い言うか，何かよく分からないけど，ようこう，えらい難しいことばかり言って。何かよく分からん感じもあるけど。何か平田さんが少し丸みを帯びて感じられて来た。
平田 67　あーあーフーム。僕も固かったから。固かったから。自分が何したいというようなことも意識することさえできんようになる。できんようになってたんですね。僕自身。あのー自分のしたいことこだわろう思ったら……あのーただ，またわからんようなこと言うかもしれんけど。
大石 32　よう分からんよ。
Th.K 52　遠慮なく。
平田 68　いわせてもらうよ，大石君。何か自分の中で上の方と下の方がまだ固くて。分離しているというか。下の方がわかりやすいからそっちからと思うて。あーようわからん？〈独特な内的世界の記述〉
木田 75　上？　下？
平田 69　なんや固くてまだ自分には柔軟性ないんで……。
木田 76　〈笑う〉おもしろい。
花田 80　何か私，私からするともう解決していらっしゃるような感じがある。

平田 70　僕の場合，そやけどあの下のものちゅうか，要するにやっぱり僕の場合，文学いうかね．本読みたかった．だからそれがあのーいろいろ初めは絵を見たり，今でも音楽聴いたり．絵見たりするけど……手段があったんですよねー．あのーもちろん，ここへ来て話すのもー一つの手段やったし．だからわりと意識的にできたいう感じはあるんです．

花田 81　どうする手段ですか？

平田 71　だからあのーそのーそれを下のものを育てて上のものをやっつけるという．そういう．〈一同不可解な感じ〉

Th.K 53　分からんことあったら，なんでも聞いていいからね．

山中 44　はー全然わからんです．〈全員笑う〉

大石 33　分かるのがおかしい．

平田 72　花田さんわかる？

花田 82　何かちょっと分かった感じ．

大石 34　嘘やろ，かっこつけて．

山中 45　下のもんとか，上のもんとか，どういうもん？

平田 73　あのー〈川田に向いて〉分かります？

川田 31　いや，何か分かるような気もするけど，何か変に分かっているのかもしれない．

平田 74　だから上のものちゅのは，まー抑圧するもんですね．それで下のもんはまー抑圧されるもんやけど．それで自分のなんちゅうか，こうしようとしていても，上のもんがこう抑圧するとかね．そういう感じやったんですよね．それで，これ抑圧せんように自分の下のもんいうか，そのしたいことをね．その下からわきでるものを外へ出そうとするのが，僕の一つの試みやったんですよ．そうするまでにまだその抑圧してくるものがまた頑として動かなかったわけですよ．それで，その構造からいろいろなことを考えて．まーここへ来て話したりして．人に話すと逆にまた自分に分かるような気がして．それで何とか，何とか今，生きているという感じですね．

木田 77　何かねー．

平田 75　はい．

木田 78　はい．あのねーこう，上の，上のものがねー．

平田 76　フム．

木田 79　こう，上の，上のものの中で，私もすごいね．理，理論ばっかりで生

きてた時があった．こうこうしなければならないとかね．自分ですごく考えてから，いつも考えてそして，そればっかりで生きてた時がすごく長かった．それがねー．それがあまり長すぎたし，長すぎたから，その上のものが私の言葉で言ったら，その，こう，理屈とかそういうものが，取り払われてしまったような，そういう一つの社会の中だったら通用するんだけども，そのこう理屈とかそんなのがね．だけど，こ，今度は別の社会に入ってみたら．何かそんなん全然関係ないのよねー．自分が今までこうだ，こうだと思っていたことが実は何にも，何にも，もう全然関係ないことでね．内にも通用しないのよー．その別のところに行ったら．

平田77　自分の理論みたいなものが？
木田80　うん．それに理論，理論も通用しない．
平田78　だからそこでまた作ったらいいじゃない．そうやったら．
木田81　うん．いやマー聞いてよ．
平田79　あーまー．
木田82　だから〈笑う〉だから．
Th.K54　頑張れ，頑張れ．
木田83　あのーだからそのーそしたらそれで，もう，そしたら上でから，こうものすごく，だからねー，どう言ったらいい．
平田80　フム．
木田84　平田さんみたいに上だ下だとこう言えないのよ．私は
平田81　自分の言葉で言ったらいい．自分の．
大石35　そやそや，かっこつけんでええ．
木田85　具体，具体的に話さんとね．全然もうわからん．
花田83　〈笑う〉
木田86　もう，だから，こう，だから，受験とかね．
平田82　フム．
木田87　だから中学校，高校の頃というのは何かこう，風紀とかね．風紀とかこう．私の学校は宗教をもってたからその考え方とかね．何かそんなんがいいんだ，いいんだ思ってね．宗教のことも，もう，すごく熱心に，ああかこうか考えてね．それで哲学も何かしらんけど，あれ，結局全然わからんやったから．あれは長く続かなかったけど．だけど，それでも何か必死に考えたりとかね．で，ま，とにかく学校の風紀とかあるでしょ．そんなんでも，こ

う守らなきゃいけないと固く思ってね。それでちょっとエスケープする子がいたらすごく注意したりとか。固い，なんかもうそういう人物像だったのよね。私。何かね。だけど，それで大学は行ってみると何。そんなの全然何にもならないというか。そういうの全部含めて，私の住んでた世界はちっぽけで。それでも大学へ入ったらそれまで頭で一生懸命考えてたことが，だから要するに，上ばっかりで上ばっかりであまりに固くそれまた長く考え続けていたというか，持ってたのよね。そうしたら，下のもん，下のもんが何かこう，そういう自由な世界にね。こうポッと置かれた時に，下のものがうまくね。自分でうまくコントロールできない。どうしていいかわからなくなってしまって。訳が分からなくなった。

平田 83　それは誰でもよ。

木田 88　うーん，分かりますか。

平田 84　分かります。

川田 32　じゃあ，今は，そういう何かそういうものがなくなって？

木田 89　そんな。

川田 33　何か下からのもので動いているということ？

木田 90　そんなーいや，まだよくわからないままー今，どんな風にして動いているのか。

平田 85　だけど，今，昔を批判的に見られる訳でしょ。

木田 91　うんうん，今はすごく批判的に見てる。大学に入ってからすごくもう自分の中の中学高校時代の生活を批判的に見だしたね。

平田 86　はーはー。

川田 34　じゃあ，その中学とか高校の時に規則とかそんなのをきちんと守っていくようなそういう人が大学に入っていうか，ずーっと大きくなってからも，そういう風なことやってる人はダメだと思いますか。っていうか。何かすごい罪悪感にとらわれるとかいう人はおか，おかしいという。

木田 92　罪悪感にとらわれるようになったら，ちょっといけないんじゃないかと思う〈木田，川田，笑う〉うーん。出たくても出てるんならいいと思うけど。

川田 35　うんうん。

木田 93　何か罪悪感にとらわれるようになったら，何かちょっとその人しんどいだろうと思うよ。あなた，あなたはもう違うからー。

川田 36　〈笑う〉

木田94　今日は始めてなのによく喋ったから。何か人格が変わったよう。だいぶ混乱してるんじゃないかしら。〈笑う〉えー。
平田87　話す。あーいつもよりよく話す？
木田95　あー，だからね，ちょっと動揺がある。……あーだから〈川田に向かって〉あなたの場合は大学でて間もないということだったけど。こう，どういう感じなんですか。
川田37　私は勉強が嫌いで。だから授業に出るのはテストのためとか，出席とられるからとか。まー出席取られなくても何か出ないと何か悪いっていう気持ちが出てきて。やっぱり行ってたような。今でも何かしたくないなら。まー寝ときたいなら，寝とけばいいと思って。何かそれも結局何もしないからダメじゃないかっていう。何か，でもやりたいこと何もないからーそれが私の問題だけど……。
木田96　うーん，自分，これやりたいとか思うことあまりないの？
川田38　みたいです。だからやりたいことがあったら何か友達とかも仕事をしてそれからまた何かやったりして，うらやましい気もするけど，でも実際にやるのって大変だろうなーと思うし。やることあっていいなーと思うけど……。
木田97　何もないの？
平田88　毎日何やってるの？
木田98　ほら，始まるよ。〈笑う〉
川田39　別に。この頃は寝てることが多くなって。
平田89　文学やってたんでしょう？
川田40　はい。
平田90　何で文学を？
木田99　あまり追いかけないでよ。
川田41　あーあのー，何かやっぱり憧れというか。人の心の世界とか。
平田91　だったら心理学もある。
川田42　あーそうなんです。心理学にも憧れてました。他人からどう思われるかとか，何かそんなこととか思っていたから。そういうのは心理学とかやったら何か学問的にこうだこうだといわれたら。自分として納得できたり，もっとまともな人，人と付き合っていけるようになったりするのかなーと思って。カウンセリングっていうのも受けてみたけど。

平田92　あ，ここで？
川田43　あ，ち違う。ここじゃないですが
平田93　あーそう。それで？
川田44　だけどそうじゃなかったというか。やっぱり自分でやらなければと言われるとそうかもしれないけど。全然変わりませんでした。
花田84　変わらないという感じ。
平田94　何でも聞いてみたらいいですよ。〈Th を指さして〉この先生，心理学の先生だから。
川田45　心理学とか役に立たないんじゃないかと〈全員笑い〉
大石36　役に立たへんて，俺は精神分析の偉い先生東京から福岡いっぱい会った。カウンセリングや精神科も有名なとこみな行った。役に立っとったらこんなとこおらんよ。
川田46　いやーでも，私がどうしようもなくなって見つけた所がここだし。今日は何か自分でびっくりするほど，人と話ができたし。心理学あまり信用していないけど。ここは心理学の先生がやってるんだから。そんな否定ばかりするもんじゃない。〈全員笑う〉
Th.K55　少し救ってもらった所で終わりましょう。井上君また来週ね。〈メンバーはまだ話し始めようとする〉今日はこれまで，また来週話しましょう。

3．治療的力動

　初回セッションは，どのような対象群のグループであれ，それぞれの患者および集団の力動が見事に顕在化する。従って力動的には，初回セッションそのものが，分析の介入と言ってよい。精神分析における第一次操作反応（本書第2章）である。中でも，精神病およびパーソナリティ障害群はそれぞれに頑固な力動を有しているので，その顕在化には甚だしいものがあり，存分にその具体像を逐語録に見ることができたであろう。それぞれの人格反応パターンが固定的であるため，通常社会の対人相互作用では，反復的な「欲求－充足」ベクトルは空回りをし，なおかつフィードバックが可能になるレファレンス（準拠枠）が寡少なため，トラブルも反復される。それが周到な準備のもとに人格スタイルのヘテロなメンバー構成によりセッションを展開すると，通常は侵入的であったり，支配的であったり，回避的あるいは妄想的となったりする対人相

互作用が，セラピストによる安全操作が基盤にあるものの，治療的な相互作用を自分達で展開することを可能にする。その具体像がよく見えたであろう。

　ここで治療的と言うのは，いきなり病理の変化という意味ではなく，第一に，それぞれが人格的問題や偏りを抱えたまま，対人空間に安全に居ることができる体験をするということを意味している。すなわち安全空間体験により，自己の存在的保障を得る時間を持てることが第一の治療的体験である。第二が，社会場面では人と会話を続けた上でさらに気分が良くなるという場を持てない彼らが，セッションでは互いの行動パターン（Behavior）や，気持ち（Affect），考え（Thought）を自由に交換し，対人関係場面で情緒エネルギーの交換をしていることを意味する。第三が，他メンバーの反応を受けて自分自身の気持ちの持ち方，考え方や行動パターンを自覚するという体験があること。すなわち個々の患者の内的フィードバックと他メンバーからの外的フィードバックが噛み合うことが生じていることを意味する。それらの話しの展開で，統合失調症の平田氏が繰り返し述べているのが，自分の生き方の主張であった。統合失調症の集団精神療法の前章にて明記した，②から⑤までの治療目標に関わる事象が，このセッションですでに見られる。このような展開の早さは，神経症や健常人には見られない。自我が複雑な防衛態勢を取るのでそのような展開は漸成的なゆっくりとしたものになるのが普通である。本質的な問題が非常にあっさりグループ・メイトリックスに現れるというのが，統合失調症者やパーソナリティ障害グループの特徴であり，そこにまた治療的機序の様々がある。

　このメイトリックスの力動にあるのは，良くも悪くも率直さである。例示セッション中に頑固なパラノイド患者の率直さに対するまた率直な発言があり，セラピストも発言に対するキンドリング強化をしているが，神経症者からすると驚くほどに率直なパーソナリティ障害患者群の一側面であろう。しかしながら言うまでもなく，このようなセッション内の治療的体験がそのまま，日常生活の対人場面の変化に生かされることはない。平田氏もこのようなスムーズな会話が，職場やアパートや近所でできる訳ではない。セッションが終わり部屋を出ると，次第に常動運動を鎧として，外界との接面の脅威を否認する統合失調症者らしい姿に戻る。大石氏の突っかかりは，自宅でも通っている大学でも常に物議をもたらし周囲を不穏にする。花田氏は，次回のセッションには来ないで，その次の回に来ると何もなかったようにグループを仕切ろうとし，顰蹙を買う。木田氏はグループの元気さを家に持ち帰り，また何かしでかすので

はないかと，両親を不穏にする。川田氏も，日常に帰ると気難しい周りを信用しない風情で，周囲を寄せつけず孤立する。山中氏は，グループでの情緒的接触の反動で，寂しさが増しグループのメンバーにも日常の周囲の人々に対しても，自分が彼らを不快にさせているとして反撃を怖れ，落ち着けなさを個人セラピィでセラピストに訴える。井上氏は，アパートへの完全引きこもりに戻る。

グループで治療的体験が持たれながら，グループから帰るとまるで元の木阿弥のように不適応の不全感が反復され，気の短い家族や時に医療関係者からも意味がないと，断じられてしまう。その際に，統合失調症の治療同様に，セラピストの外交能力が必要となる。心理療法経過の説明責任を果たすことが極めて重要になるのである。そのためにまた，治療的力動をよくよく理解しておく必要がある。

統合失調症やパーソナリティ障害さらには発達障害やPTSDにも共通することであるが，これらの困難患者と称される人々の治療がうまくいっていても，日常生活において成果を生かし能力を発揮するには，相応の時間がかかるのである。治療は，医師による診断と処方により，基本的にすっきりした明瞭なものである。しかしどのような病気も，身体病であれ，精神および適応障害でも，診断処方による変化を身体と心が受け容れ，さらに周囲の人間関係がそれを理解し生じる変化に馴染んで新たな生を営むには，治療とは異なる過程が必要である。治療以上に治癒の過程が肝心なのである。

困難患者と言われ，変化が困難なパーソナリティ障害の人々も，先の例示セッションに見られるように，変化は容易に起こることを忘れてはならない。難しいのはその変化を維持し人格構造にシステム化する過程を保持することであり，それが治癒過程である。個別性の強い各パーソナリティ障害反応パターンのほどよい嚙み合わせの相互作用メイトリックスは，独特のムードを生み出す。メンバーはその中で適応的に語る。それは境界性人格構造の人々の間に紡がれるメイトリックスであり，心理学的風土である。Bionに倣って文化と言っても良い。しかしグループを出た日常生活にある文化は，神経症性人格構造の文化の位相が主流で，精神病性人格構造および境界性人格構造はマイノリティの文化位相である。当然，異なる文化位相には適応できないし，そうなるとはじき出される。

パーソナリティ障害の力動的治療展開は，単に当該個人の人格構造が変わること，すなわち社会があるいは彼らの家族が神経症性人格構造位相で展開して

いるからと言って，無理矢理にでもその位相への相転移（質的転換）を図らなければならないと考えるべきではない。そのように考えるから，彼らを困難患者の域内に閉じ込めてしまうのである。パーソナリティ障害圏の人々も彼ら固有の心理学的文化位相であれば，生きられるだけでなく，抜群の能力を発揮することさえできる。精神病圏位相の人々も然りである。精神および心理治療におけるこのことの力動理解こそ重要であり，現実の場では忘れ去られがちの重要な治療機序のポイントである。精神病圏，パーソナリティ障害圏いずれの困難患者の人々も，治癒過程において身につけなければならず，また支援を必要とするのは，「文化の棲み分けの力」である。

4．括り方

　パーソナリティ障害群グループ・メイトリックスの別の特徴は，自我の力が強い人々の集団であることから当然のごとくにエネルギー量が高いことにある。ベクトル方程式による説明が理解しやすいであろう。メンバー各々のベクトル $\Delta F = A\Delta x$ における身体－人格力動係数 A に働く要素パーソナリティスタイルが神経症群のそれと較べて単体であるか相当寡少となる。すなわち治療的安全空間の中で固有のスタイルが起動すると，その他の要素スタイルや複雑な防衛機能に多重にエネルギーを消費することがなく，Δx からのエネルギー放出過程の抵抗が少ない分放出量が多くなる。係数 A に負荷としてかかる分母が小さく，例えて言うならエネルギー送管が太く，バルブを開けばそのバルブ管轄のエネルギー放出量は多くなるのである。そのためメンバーの相互作用展開が生じると，グループ内の熱は上がりやすく，しかしバルブ数は少ないので閉めれば冷めやすくもある。熱しやすく冷めやすいプロセスの特徴があり，それがグループ内の行動化（acting in）を容易に起こし，その体験の経験化[注1]を弱くする結果を生む。初回セッションから，神経症グループとは比べ物にならないほどにグループが動く。だがそれにしては，メンバーの人格変化に関わる学習や体験的意味の内在化が少ない。この力動的特徴が顕著である。
　セラピストの側の体験から言うなら，メンバーがグループ内で驚くほどの一時的変化をする。いわゆる，君子豹変をたびたび目の当たりにする。それが誘発性情動（induced emotion）の揺動負荷を大きくし，セラピストがグループプロセスに巻き込まれる度合いが強くなる。逆転移反応をキャッチする観察自

我とそれをホールドする体験目我をよくよく鍛え，劇的な展開に思われるグループプロセスとのほどよい距離を保つ態勢のフィードバックが常時必要である。だがこのことは言うはやすしであり，渦中に入ると相当に訓練されていない限り理屈どおりにはいかない。パーソナリティ障害文化の中で，神経症文化に馴染んでいるセラピストの自我機能に十分な安定性を保つことは，容易ではない。コセラピストやオブザーバーあるいはビデオ録画の配置を工夫し，セラピストの第三の耳と視野を確保すると，この問題への対応は可能である。ただしその際，セラピストはコ・セラピストやオブザーバーを自分の手のうちに入れるのではなく，自分のコンサルタントであるかのように率直に第三の目と耳が提供する視野や情報の空間を保持することが肝要である。必ずしもそれらの見立てやコメントがそのまま役立つものとなるという意味ではなく，それらがセラピストとグループプロセスの間に安全で自由な第三の空間を生んでくれることで，セラピストの豊かな観察自我が保持されるのである。

　このようなエネルギー量の高い，それ故に変化量も大きいグループのプロセスは，メンバーに加えてセラピストも容易に心的作業空間を膨張させてしまう。それは自我肥大化を招来しやすく，グループもセラピストも手綱を放しやすくなる。

　メンバーが治療装置としてのグループを出ると安易な破壊的行動化に及ぶということが稀ではない。グループと日常生活のバウンダリーが容易に失われるからである。グループを括るということは，したがってセッション展開中の手綱と，セッションを終える時の手綱の両方がある。セッション展開中も，グループは容易に手綱を失い，Bion が描いた原始的な基底的想定の病理へ走る。セラピストと各メンバー，そしてメンバー間，さらにはグループの自我が暴走する基点にはすばやい括りの介入が必要である[注2]。ThK の大石氏や花田氏に対する介入にその例を見ることができたであろう。またグループの終わりに，なおもり上がって話しを続けていたグループに対してセラピストがあっさり終わりを告げた所がグループへの括りの介入であり，同時にセッションを閉じる手綱の介入であった。パーソナリティ障害グループの，自我肥大的力動の特徴からグループの作業同盟さらに治療同盟は容易に形成されるものではない。したがって治療目標に向けての自我の同盟の括りは随時にしかも飽くことなく (relentless) なされなければならない。

　グループセッション中に自我の手綱に対する随時の起動介入 (kindling) が

成されているなら，セッションの終わりのセラピストの括りの介入はスムーズである。よく犯される過ちは，グループの話の展開に区切りがつくまで内容を追っていき，終わるタイミングが取れなくなることである。時間がきたら終わる単純な括りを仕切ることである。これが繰り返されることで，各メンバーに自我の統制起点機能の再学習を可能にし，それがパーソナリティ障害の治療展開の起点となり安定起点となる。自己の自我統制の起点が安定するなら，そこを中心に自己内に安全空間の生成あるいは再編が始まり，その過程が治療的変化の安全基盤となる。

むすび

パーソナリティ障害の不安定性は，ベクトル方程式によって理解が進んでいると思われるが，強い自我の機能パターンの多様性の発達に難があることによる。そのため自己空間のバウンダリーが安定し難く，自我の揺動に対して自己が十分な安全空間を保持できない事態が生じるのである。第2章で明瞭化した人格構造のバウンダリーシステムの問題である。パーソナリティ障害の基底人格構造である境界性人格構造は，図1-Aの発達に留まり，日本社会の文化的構造に未だ残っている図1-Bの中（場）の自己空間を知らずに成長し，図2の内と外との間の「私と私でないもの」が調和する人格構造空間を発達させていない。人格発達の歴史の中で，何らかの人格構造生成のトラウマ（founding trauma）を抱え，直線的な「欲求－充足」原理の追求を自我に過重に頼り，自己構造の柔軟性を担保しないままに固まってきている。そしてその人格機能の狭小さの故に，さらに生育史上のトラウマ（individual historical trauma）も種々抱えている。それ故にパーソナリティ障害の心理治療は再養育治療となるのである。したがって自我機能の再学習と再編による人格構造の再構成による自己空間の安定化が治療の基軸となり，セラピストとクライアントとのつきあいは長い期間にわたる。

集団精神療法は，その間，安定しない自己空間を補償し，人格構造再編の取り組みへの動機づけを助けるプレセラピィから神経症性人格構造基底への相転移を図る徹底操作過程（working through），さらには新たな人格構造展開の社会化過程において豊かな働きを提供する。シゾイド障害の井上氏は，このグループを週1回1年間一度の欠席もなく出席したが，今回以上にセッションで声を

出すことはなかった。しかし1年を経て、セラピストに対する安全感を確認し個人の精神療法を自分から求めて、本格的に心理療法に取り組むことになった。境界例の大石氏もこのグループの後、個人精神療法への継続を安定化させた。自己愛性障害の花田氏は、この後もグループの突然の欠席を繰り返しながらも、1年のクールを皆と共に終え、治療の必要性を自覚した。その後、集団精神療法に出たり辞めたりを繰り返しながら、社会生活を続け結婚の後、個人精神療法に落ち着いた。山中氏は、この集団精神療法を機に精神療法の動機づけを強くし、コンバインド・セラピィを経て、社会復帰を果たした。その後もパラノイド不安を時折呈しながら、研究者としての生活を立てていった。木田氏もほぼ同様な展開を辿り、結婚後も個人および集団精神療法をとぎれとぎれ続けながら、離婚の危機を乗り越え子をもうけ家族生活を営んでいる。統合失調症の平田氏は、この後何度か入退院を繰り返しながらも、このグループ体験における自己像がその後も分裂しバラバラに拡散する自己をバインドし、凝集させていく核となり、現在は寒村で芸術活動を生業として安定した生活を続けている。

　これらの治療機序の実相は、心の現代病と言っていい引きこもりの臨床理論と実践技法を示す次なる書においてより詳細に明示することにしたい。本書の段階では、治療的取りかかりを導く集団精神療法を始めること、そして生活の中で人格構造の再編をして行く長い治療的営みを支えつつ治療展開を図る集団精神療法を続けることの意味を理解する助けとなれば、目的に適う章としてよかろう。

❏ 文　献

Azima, F. J. C.（1983）Group Psychotherapy with Personality Disorders. In H. I. Kaplan & B. J. Sadock（Eds.）Comprehensive Group Psychotherapy, 2nd Edition, Williams & Wilkins, Baltimore, 393-406.
Bion, W. R.（1959）Experience in Groups. Basic Books, New York.
小此木啓吾（1957）第一次操作反応研究の意義．精神分析研究 IV, (3/4), 1-16.
Kotani, H.（2009）Amae as a treatment key for psychosis and other difficult patients: madness, dependency, and safe space. Intenational Journal of Counseling and Psychotherapy, 7, 11-27.（Revised version in H. Kotani & F. Bonds-White（Eds.）（2013）Creating Safe Space through Individual and Group Psychotherapy. Institute of Psychoanalytic-Systems Psychotherapy Publication, Tokyo, 205-224.）
小谷英文（1997）集団精神療法の進歩：単独処方から多元統合療法へ．最新新精神医学, 2(6), 527-533.

小谷英文（2012）シゾイド性現代困難患者の心理療法機序—引きこもりの原型と力動的治療原理．岡本裕子・兒玉憲一編：臨床心理学．ミネルヴァ書房, 78-102.
Pinney, E. L.（1977）A First Group Psychotherapy Book. C. C. Thomas, Springfield.
Stone, W. N.（1996）Group Psychotherapy for People with Chronic Mental Illness. Guilford Press, New York.

❏ 注　釈
注1）その場で体験していることを，フィードバックすることにより再演可能なものとし，学習成果を認知レベルで記憶に残し，経験としてのデーターベースを作ることをいう（小谷，2008）。
注2）この介入には訓練が必要である。クライアントの動きを見た後での介入では遅い。クライアントの動きが始まる瞬間すなわちΔx→からのプロセシングが始まる瞬間からセラピストの介入が始まる同時並行でセラピストが動く機能を学ばなければならない。剣道の達人の誰もが言う，相手の動く瞬間が相手より一瞬早く見える「here and now」の反応であり，『五輪書』，火の巻において信玄武蔵が最も強調した術理である「枕をおさゆると云うこと」から学び取ることができる。この具体的訓練については，相応の紙数を要する。心理療法面接技法詳説として次の機会に示したい。

第13章

神経症性障害の集団精神療法

　神経症は，伝統的には治療者との安定した転移関係が展開することから，集団精神療法の主対象には位置づけられていなかった。シンポジウムや拙論において，何度も繰り返し述べてきたことである。集団精神療法は，精神病，パーソナリティ障害，および診断が定かではない重度神経症が主対象であり，Freud 以来の転移性神経症者には集団精神療法適用の必要はないとされてきた。1対1の安定した関係の中で転移体験を軸に，豊かな人格の再構成的精神療法が成立するからである。
　しかし先進国社会の最近の臨床事情は，社会のグローバル化の波に洗われ，大きく変わってきている。伝統文化の揺らぎや喪失によって，個人を包む人間関係力動，すなわち家族，組織，社会の集団力動とそこに保持されている文化との間に軋轢が生じている。精神分析的に言うなら，エディプス葛藤の舞台が錯綜し，葛藤を経て人格構造を逞しく成熟させていく安定した舞台が失われつつある。筆者が「裸の個人」の生き辛さと称している個人を護る文化の乱れは，第2章の図1-Bに示した心理社会構造の喪失がありながら，文化的には「中（場）の自己」の居場所があるとする幻想を持ってしまう混乱にある。この問題は，東日本大震災後の東北の人々の辛酸の中に極端に現れてもいる（次章）。震災により，急激にコミュニティや家族を失い，地域の絆を失いつつも，文化的伝統の絆が振りかざされ，実際には裸の個人の状況に急激に追いやられた人々の体験は，時代のグローバル化の大きな変化の過程でわれわれが体験している個人と社会との関係の縮図と言ってもよいかもしれない。
　神経症は，自分自身への適応と対人・集団・社会への適応との齟齬の間に生ずる心理的不安定状態を意味する。その様相が，自傷行為等の自己破壊症候群，引きこもり，摂食障害，心因性うつの慢性化へと変転し，たびたびパーソナリティ障害あるいは精神病圏の障害とみなされてしまう現実もある。現代困難患者（difficult patient）の問題である。すでに神経症という用語そのものが使用されなくなり，ICD-10でもDSM-IV-TRでも顕現特徴による障害分類がなされ，病態水準を示すものとして神経症水準の用語が用いられているものの，その質

的識別や鑑別に注意が向かなくなっている。薬物効果が高まったにも関わらず，精神的健康の回復がままならず社会生活に支障を来している神経症水準の慢性的障害に苦しむ人々が非常に多い。軽症化が容易になった一方で，治療に人格変化が追求されなくなってきている現実があると言い換えてもよい。このような現代的状況を踏まえて，神経症水準の障害に対する集団精神療法ならではの，治療機序と技法を確認しよう。

1．集団精神療法の基本展開パターン

　神経症水準の集団精神療法事例の初回セッション，グランドルールを共有した後の展開を見てみよう。慢性化した神経症性障害により集団同一性の欠損を大きくしているため，男性患者だけで組んだグループである。

　氏名は全て仮名であり，匿名性を保障するため力動の変化が生じないよう固有名詞には変更が加えてある。

ThK1　……目的は，はっきりと自分の生活を窮屈にしている心の探求です。それぞれにこのグループで具体的に何を目指して，自分をどう変えたいのか……それを目一杯今日のグループで追求してみて下さい。……緊張していますか？（*神経症水準のグループは始まりの緊張感が非常に高い*）
不破1　はい，何か知らない人ばかりだから……（*率直な健康な反応である*）
ThK2　知らない人ばかりだから緊張する。緊張感，どんな風に解けていくかね，楽しみだね。
大高1　何をやればいいんですか？（*闘争／逃避的反応であり，初動抵抗反応である*）
ThK3　何を一番話したいですか？（*そのまま欲求ベクトルライン $A\Delta x$ へのアクセス*）
大高2　やあ，僕は，……何を話したいか？（*$\Delta F \to A\Delta x$ のフィードバック機能の反応*）
不破2　働いていらっしゃるんですか？（*見る見られの不安に反応した同一視を伴うピアメンバーへの反応*）
大高3　いや，働いていないんですよ。それを言われるのが一番辛いっすよ。〈全

員笑い〉（これも率直な自分のコンプレックスの表明であるが，反動形成的防衛にもなる）

ThK4　最初に一番辛いことを言われてよかったですね。そこからだと，何でも話せるのではないですか？（瞬間の表現と防衛の重ね合わせの空間を突く／$\Delta F \rightarrow A\Delta x$ の A の二重の機能「防衛と表現」に空間を与える）

大高4　えっ…そうですね。もう隠さなくっていい。今学校へ行ってるんですけど。

不破3　何の学校？

大高5　高校なんですけど，通信制なんでね。昨日も30代の人に，「何やって働いているの？　仕事の合間に大変だね」とか，言われて。まいりましたよ。

不破4　何て答えたんですか？

大高6　まあね，とかいって。

ThK5　ごまかしたんだね。そして今日はごまかさなかった。（瞬間の体験へのミクロ的な介入：防衛の殻を取る体験の再フィードバック）

大高7　ちょっと気分いいですね。（神経症状態にある瞬間の純粋な体験の自覚）

ThK6　大高さんは，このグループで何を克服したいんですか？（神経症的ノイズが落ちている所で，精神療法作業の核となる治療目標への焦点化）

大高8　学校を辞めて，しばらく仕事したりとか，やっぱりこういう場とか，今もそうなんですけど，緊張して，……あんまりこう，……人間関係で悩むことがありましてね，仕事場とかで。そんなところをうまくできるようになれたらと思っていますけど。

ThK7　もっと具体的には？

大高9　手が震えてこう……そうすると緊張して，言葉も震えるし，人間関係がとれなくなる。

ThK8　みんなの前でよく言ってくれましたね。そして今は震えていない。（再び瞬間の体験へのキンドリング：この瞬間は上がっていない）

大高10　そうですね，でもすごく上がるんです。でも元気だったんですよ。学生の頃までは，やんちゃだと言われたりね。（今の体験は震えていないし緊張感は失せているが，意識は発症後の反復症状のトポスにある）

不破5　フム？　今学生ではないの？

大高11　だから，高校生。と言っても，もう10年くらいですよ。行っていた

高校を辞めてから。

ThK9　不破さんは，彼が働いているとかいないとかに一番関心があったのかな？（ここに*彼自身の問題の投影がある可能性を持って，働くというポイントにキンドリングをしている*）

不破6　別にそんなことないですよ。ただ自然に聞いてみただけ。最初にしゃべったから，どういう人なのかな，と。理由はありません。高校生とは思わなかった。もうちょい歳いっているのかと思って。（*自分の関心への否認，同一視による安心感の防衛に対する否認*）

ThK10　辞めて10年くらいで，この春に高校に戻ったということですね。

不破7　30いっているのかと思った。

ThK11　不破さんは，緊張感ありますか？　ここで。（*防衛につき合わず，隠している体験そのものに直面化*）

不破8　あります。僕はもっと強い人間になりたいんです。僕は人前に出るのが嫌で。人のこともとても気になるし，お腹が痛くなるし，主治医にはデイケアに行けと言われたんですけど行けないし。でもこのグループは続けるつもりですから。（*自分自身の対人緊張を語れた*）

ThK12　緊張感はどうですか？

不破9　駄目ですね。すぐには。

ThK13　すぐには解けないですね。

不破10　あの自己紹介してもらいたいんですけど。（*個人レヴェルでは今の緊張の体験を回避するグループへの依存もあり，抵抗の側面でもあるが，相互作用性の促進リーダーシップの機能もある。メンバーのリーダーシップはそれが抵抗であれ治療的作業であれ，腰を折るよりも生かす*）

ThK14　やってみますか。

不破11　僕からですか？

〈皆うなずく〉

不破12　僕は，実は入院していて，今外泊していてここに来ています。家だと，家にいっぱなしで外には出ないんですよ。それでデイケアに行くかここに通って来れるようになれば退院だと言われていて，頑張っているんですよ。

近松1　強い人間になりたいと言われましたが，強い人間と言うとどんなイメージですか？（*治療的介入*）

不破13　何と言ったらいいかな？

大高12　どうなれたら強い人間ということになるんですか？（治療的介入）

不破14　それが分かれば苦労しない。それを探したいと思って，ここにいるのかな。ほかの人にも聞きたいな。

大高13　え，あ，大高です。今，週1回学校通って，1回っていうか，平日も授業あるんで，2，3回通ってて，まあ仕事もせず，ぶらぶらして勉強だけやっているんですけど，強くなれない。

近松2　私は，えーと，近松と言います。遠い近いの近いに樹木の松と書いて，近松と言います。一応勤め先はあるにはあるんですが，精神的に調子を崩したので，今は有給休暇をとっています。予定としては来週から勤めに出なきゃいけないのですが，まあ，あの対人恐怖みたいのが強くて，またもとの職場に戻れるかどうか正直言って不安です。ここでは，まあ一応何と言うか，みんなと普通に話せるようになりたいというのが一つの目標で，その話しというのは，具体的に言うと，まあ，職場とかいろいろな所でインフォーマルな会話と言うか，俺，お前と言うようなそういう話しができればいいなあと思っています。というのは，私は割と感情というのがどこかへ行ってしまったようで，会話が無機質で，結果的にぎすぎすした会話になってしまって，しゃべっている自分も苦しいし，聞いている相手も窮屈にするし，そういう状況でなかなか血の通った会話ができないのが一つの悩みで，それをここのセラピィを通して自分なりに変えていければと思っています。

ThK15　いいですね。俺，お前という血の通った会話したいんだね。

近松3　そうです。

〈沈黙　5秒〉

ThK16　皆さんは，なんで黙っているんですか？　血が通っていなかったですか？（here-and-now 全体介入）

全員　え？〈驚いたように〉

ThK17　みんなで対人恐怖になっていますか？（グループ全体に生じているレソナンスのキンドリング）

岡野1　じゃあ，私が，岡野と申します。（here-an-now が否認され，自己のモザイク記述に入るが，他メンバーと同時並行の自分の問題を語り，近松氏の訴えに近い自分の問題を表明していくレソナンスは続いている）私の場合は，会社に入って1年は何とか勤めたんですが，1年経って行けなくなっちゃってその時から病院通いです。そうしていたらあっという間に4年が

経って，ここで何かできると紹介されて来ました。やっぱり会社とかに行くと，学校でもそうだったんですけど，なんかこう，人を前にすると緊張してしまって，それであの言いたいことの半分も言えないということで，自分でも悩んでいたんですけど，それでまあ4年間，何もせずに，というか，社会生活せずに来ちゃったんですけど，一応まあ，目標にしているのは，前よりも人を，対人関係をもっと本音というか，今までが表面的な話しかお互いしていなかったような気がしていて，そこをもっとこう，自分を表に出して，そうすると相手の人ももっと自分を出してくれるんじゃないだろうかと思って，まあそういうあの，自分をもっと前に出すことを目標として来たんですが，まあそんなことで来ました。

ThK18　本音で人と付き合いたいんですね。今も緊張しているんですか？（*回避した here-and-now に戻す*）

岡野2　そうですね。こういう場面は，社会から遠ざかっていますので，あの……やっぱり緊張します。

ThK19　近松さん，今の岡野さんの言っておられることは刺激になりますか？　血は通いそうですか？　どうでしょう！

近松4　あ，……通います。大体，言葉は違いますけど，私も感じる所はあります。やっぱり人を前にして自分の思っていることを素直に表現できないし，どうしても自分に壁を作ってフランクに話しができない……やっぱり。

ThK20　片岡さんは？　辛そうな顔しているけど？

片岡1　あ，はい。帰りたい気分です。で，はじめまして，片岡と言います。僕は，まあ，高校の頃にいじめられて学校に行けなくなって，入院したりして，まあ最初にここに来た時からは随分変わりましたけど……歳は30になりました。30年のうち半分の15年，人とうまくやれなくて，いろいろありますけど，やっぱり人と話すのが苦手で人が怖いです。

神崎1　じゃあ最後に私，神崎と申します。えーっとここに来る前に，ここに来始めて3年くらい経つんですが，それまではあちこち転々としていて，ここに来てようやく何か自分を取り戻せそうな気がしていて，……今は緊張してはいるんですけど，人前で何かをやるのは音楽をちょっとやっていたので，あんまり上がらない方なんですが，話すのが一番最後になってこんなことを言っているのも何なんですが。

大高14　何をやっていたんですか？

神崎 2　パートですか，ジャンルですか？
大高 15　両方。
神崎 3　パートはボーカルで，……〈以下省略〉
ThK 21　神崎さんは，このグループを利用して何を目指したいの？（*新たな位相への展開／今を起点にした自己の展開のベクトル性を刺激するために治療目標を問うている*）
神崎 4　自由になりたいですね。今までは自分自身を束縛していたというか，枠を作ってその中で生きていくというか，自分自身でルールを決めて，それが正しいと。その枠の中で逆に枠に縛られてこうなってしまった。だから自由を勝ちえれば，その枠がなくなるのではないかと？　ちょっと言っていることが分からないかもしれないけど？
〈*神崎氏の話の明確化のやりとりが Th との間で二，三あった後に*〉
ThK 22　大高さん，みんなの話を聞いてどう？
大高 16　いやあ，みんな似ているような人が多いと思いましたよ，僕も含めて。僕もすごい上がるんですよ。仕事も三つくらい変わって，元々人間関係なんか気にする仕事ではなかったのに，一人で空回りして人間関係に悩んで，まあ今から思えば，周りはそんなに自分のことを見てはいなかったんでしょうが，人前で上がって，自分の仕事に閉じこもって，疲れて，何もできなくなった。（*グループに対するベクトル性のキンドリングによりメンバーが今を基点に目的の方向の将来を見ることは，ここまでの来し方すなわち過去の反復強迫を見ることになり，時間空間を過去だけでなく，現在を起点に将来と過去を見ることによるゆとりが治療的安堵感として体験される*）

　基本的に一人前の幼児になるまでの人格発達を遂げている神経症水準の人格構造とその機能は，基本三者力動のエディプス布置内在化の達成があり，自我発達は抑圧を基盤とし，イド，自我，超自我の三部構造の上に防衛機制の重層的運用を身につけている。換言すれば，精神病，パーソナリティ障害圏とは異なり人格の内部構造はその発達の歴史性を反映してより複雑化しかつ柔軟性が高い。自身の身を護る上での弱点となるコンプレックスは，歴史的な自己内葛藤の結果であり，孔子（論語）の言うところの「迷い」の標し，終わっていない試合の標しである。この弱点を補いカヴァーするために自我は様々な方略を重ね，その結果としての態勢パターンすなわち性格と時宜に応じた防衛／適応

機制によって，生の営みを一定の許容範囲内で治める。この人格の性格としての安定化機構と自我機能の負荷を緩め，より迷いの少ない人格構造の再体制化を進め，自己にゆとりのある豊かな全体性をもたらすことが，神経症性障害の心理療法の目的である。

　逐語録から，初回セッションの始まりに参加者全員が強い緊張を現し，治療的相互作用によって治療目標の話に入る第一位相から第二位相に入る展開において，参加者が自己空間を拡げ安堵の感覚を体験する所までを明瞭に見ることができたであろう。

　これが神経症水準の集団精神療法の基本展開パターンである。

2．治療機序とグループ抵抗

　逐語録の各氏は，神経症水準よりも重い病態水準と見られていた。長い治療経過を経て後に精神療法に巡り合っている。不破氏は，長い自宅への引きこもり状態にあった37歳，大高氏も社会恐怖に陥って10年の27歳，不破氏も身体表現性の問題を現し引きこもった37歳，近松氏は有能な技師でうつになって1年の25歳，片岡氏はいじめから引きこもって荒れて15年の30歳，岡野氏は，就職後1年でうつになり社会関係から引きこもり4年を経た28歳，神崎氏は自己愛性障害とみなされ治療機会を逸して来ていた強迫性障害の31歳である。近松氏を除いて，いずれも神経症性障害の治療期間をはるかに越えて，成果が見えない困難患者のように見られていた。

　しかしより客観的に自分自身を知ること，自分自身の心理力動を理解すること，そして他者の生き方や心理力動を理解することを相互に援助し合う精神分析的集団精神療法を準備し組み立ててみると，逐語に見られるように初回場面に遭遇することによって生じる一次的操作反応の揺れから，自己の問題をフィードバックし始める治療的作業がセラピストとの間だけでなくメンバー間の相互作用においても展開し始めることを明瞭に見ることができる。セラピストが時間と場所（トポス）を示す灯台の役割を果たし，相互に「今ここで（here-and-now）」の体験における直面化とその明確化を展開することによって，各メンバーが自分の問題に対する率直な（genuine）反応を現し，それによってその場の安全感と自由な感覚を増していることが見えたであろう。逐語の終わりあたりで，メンバーは現在を基点に自分がどうなっていきたいか，これま

での自分が自分をどう縛っていたか（反復強迫）を，つまり現在，将来，過去それぞれに異なるトポスに自分をおいて自分を観る（観見の目付の観の眼）ことによって自己の広い空間を久々に体験しているのである。精神病圏，パーソナリティ障害圏の人々は，「今ここで」の体験に安全感を見出すまでに時間を要する。ここに明瞭な違いがある。

　ただし「今ここで」の体験性の喚起がなされなければ，逆に神経症水準のメンバーは自我発達が高次故に，多様な防衛機制を絡ませ合うグループ抵抗（Ormont, 1968）の裏に素の自分を巧妙に隠す。その際の自我の働きは，自分の状態を周囲に受け止められるための「説明」に終始する。第3章図3の $R_{1\cdots n}$ の反応が自我と超自我の悪循環的な防衛機能に走り素の自分，すなわち身体で感ずる（id からの）欲求⇒願望⇒意志のラインを辿る機能が無視される。このような時のセラピストによるクライアントの自我自律機能を活性化するキンドリングは，宮本武蔵の言う所の「枕をおさえる」ことであり $\Delta F = A\Delta x$ の ΔF からのフィードバック $\Delta F \rightarrow \Delta x$ の起点を押さえることを意味する。それが here-and-now を問うことである。クライアントの言動にあるエネルギー ΔF を感じた瞬間にセラピストはその発せられた欲求／衝動に目付を起き，枕の部分すなわちエネルギーが発せられた時のセンスにピンポイントの刺激を与えるのである。それによってセラピストはクライアントの ΔF から瞬間の Δx のトポスに付き添い，そこからの $\Delta x \rightarrow A \rightarrow \Delta F$ のベクトルを辿り直す過程を共にするのである。これがクライアントの自我自律性を賦活する微分方程式の応用であり，E. L. Pinney が困難患者に欠かせないキンドリングを脳科学的知見から示した技法である。

　第2章図2に示した人格構造の内的境界と外的境界の間，すなわち私と私でないものが共在する中間領域が，神経症水準の人格構造には発達している。それが健康で活き活き機能しているなら，そこにある自分と自分でないもののアイソモルフィックな揺れに生ずる「粋」な相互作用を持って自己表現の展開を現すが，これが防衛的になるなら防衛の重層性を増し，互いに素の自分を外し合い隠し合う相互作用の展開となる。すなわち互いに，自分の立場を説明ばかりする不毛の議論に終始することになる。治療的でないグループ展開の典型であり，その状況がグループ抵抗の状態である。集団精神療法の訓練がないままの治療者／セラピストによるグループでは，たびたび実質的なセラピスト不在のプロセスが生じ，かつ吉松（1968, 1997）が厳しく指摘したグループにあ

る落とし穴による副作用の弊害が生じ，攻撃性を伴う強い抵抗が患者の様態を重くするかもしくは治療的停滞による人格機能低下を引き起こしてしまうので，注意を要する。

　治療機序の展開とグループ抵抗は，グループプロセスの常に表と裏にある。図4の表面と水面下のプロセス関係にあり，この二つの流れは瞬間瞬間で反転し，常に両力動プロセスは流れていることを忘れてはならない。

3．神経症水準集団精神療法の治療機序

　前項に基本を述べたように，神経症水準の人格構造は基本発達を遂げているので，何らかの障害が生じているということは，その時点での自我自律性機能に停滞が生じ，それ故に自己の空間が狭小に縮められてしまっているということに他ならない。したがって治療目標は，シンプルに自我自律性の回復にある。これを最も純粋に主張し集団療法を普通の人々にまで拡げたのがC. R. Rogersのエンカウンターグループであった。彼のシンプルな治療目標は，人が純生（genuine）になることであり，そのためにセラピストも純生になれということであった。あまりにシンプルであるために，宮本武蔵同様に誤解も甚だしく起こったと思われるが，シンプルであるということは実に容易なことではない。集団精神療法は，セラピストの知識と技術の収斂による経験によって，このシンプルになる体験を安全に辿っていく方法である。

　元々自我自律性を獲得し自己の豊かな空間体験のある神経症水準の患者／クライアントの治療機序は，したがって棟方志功の芸術のごとくに実像を覆う不要な木片，すなわち自我が溜め込み過ぎている過去の失敗経験によるノイズを落としていき，人格が元々の自我自律的機能を働かせる清々しさを取り戻すことにある。そしてそれは，最初に示したように必ず初回セッションに部分経験されるものである。それがまた，ノイズ優勢の社会において素になる怖れに覆われ，古い下着から上着までを再び着込んで障害状況に戻ってしまう。この素の自分でいる自分と神経症服を着込んでいる自分の間を行き来することができるようになり，これを自分が活動する場（トポス）により選ぶことができ，自らの意志で自分のあり方を決め実行できるようになることを治癒と言うのであり，この過程を十分に辿ることをワーキングスルーという。この過程を通じて人は，自分のあり方，表現，隠れ方を統制し，自らの自己経営に満足すること

ができるようになる。

　この過程は，集団精神療法のグループ発達理論の中で多くの著者達が説明している（MacKenzie, 1990）。それらの理論に実際の臨床経験を照らし合わせていくなら，その過程の力動と患者／クライアント体験の治療的意味を確認できるであろう。

　その間のセラピストの役割に関する技法は，大きな技法と小さな技法がある。小さな技法に関しての著作は国際的にもほとんどと言っていいほどに少ない。武道の教本に同じく，小さな技法は実践のその場その場の体験の中でしか学ぶことはできないために，基本的にトレーニンググループとスーパーヴィジョンによる口伝を欠かすことができないからであろう。大きな技法は，Pinneyと著者が整理したグループ発達理論（小谷，1985, 1990）に過程展開の技法を見ることができよう。そこには集団精神療法の基本過程論が示されているが，神経症水準の集団精神療法グループは基本発達過程を明瞭に見ることができるのが特徴である。Ⅰ形成期（forming），Ⅱ動乱期（storming），Ⅲ活動期（norming），Ⅳ遂行期（performing），Ⅴ分離期（adjourning）の5位相の展開がまとめられている。全体視すなわち観見の「観」の目付（『五輪書』水の巻）をこれによって持つ基盤が得られよう。その全体視野を，多くの臨床例を検討することによって磨きながら，目の前で展開する一人一人の患者／クライアントの時々刻々の反応に応えるための「見」の目付に伴う介入が小さな技法である。これについては具体例を本章の逐語だけでなく，基本技法について本書のそこここに示してはおいたが，体系的明示は域を超えるので後の技法書に譲る。

❏ 文　献

小谷英文（1985）神経症者の集団精神療法：精神分析的集団精神療法の接近法とその治療的意義．集団精神療法, 1(1), 23-28.

小谷英文（1990）集団心理療法．福島章・小此木啓吾編：臨床心理学大系第7巻 心理療法1, 金子書房, 239-269.

MacKenzie, K. R. (1990) Introduction to Time-limited Group Psychotherapy. American Psychiatric Press, Inc., Washington, D.C.

Ormont, L. (1968) Group resistance and the therapeutic contract. International Journal of Group Psychotherapy, 18(2), 147-154.

吉松和哉（1968）重複精神療法（multiple psychotherapy）の問題点．精神医学, 10, 541-544.

吉松和哉他（1997）集団精神療法の効き目と落とし穴．集団精神療法, 13(2), 119-123.

第14章

大災害トラウマ／PTSD対応集団精神療法[注1)]

　境界例あるいは困難患者に唯一対応できる処方として発展して来た集団精神療法は，トラウマ／PTSDに対する心理療法のエッセンスも包含していると言っても過言ではない。家庭内暴力，いじめ，犯罪被害者だけでなく犯罪加害者にも集団精神療法は欠かせない処方である。文字通りに困難患者，すなわち治療にかかることが難しいと同時に治療をすることが難しい（difficult to be treated／difficult to treat）患者／クライアント群は，多かれ少なかれトラウマ／PTSDを抱えている。

　これらの困難事例の問題が極めて凝縮した形で治療者に覆い被さるのが，大災害におけるトラウマ／PTSDの治療と予防の仕事である。二次災害，三次災害として治療者にトラウマやPTSDの問題が生じ，うつから自死にまでに至る自己破壊が生じる現実が，先の東日本大震災後の過程において，今なお続いている。

　本章は，3.11東日本大震災後のトラウマ／PTSDの予防と心理治療に当たっている現在進行形の渦中に明らかになってきた集団精神療法アプローチの豊かな可能性を示そうとするものである。

1．大災害における心の衝撃の行方

　筆者は3.11地震を東京で経験し，週末2日を置いて翌月曜14日より国際基督教大学高等臨床心理学研究所の職務として，災害臨床特別対策班を立ち上げ，危機介入とトラウマ／PTSD予防の心理臨床活動を始めた（Kotani, 2013）。

　このような突発的な大災害が生じた際の，救急から始まる復興臨床を困難にする第一の問題は，情報の錯綜により支援者のKAP（知識－態度－実践：Knowledge-Attitude-Practice）ギャップの問題が，その時だけでなくその後の対応をどんどん混乱させることにある。そのことを知る知識人がそれを言えず，支援当事者が知識（K）のないままに救急対応から復興へ向けての活動で，被災者を護るどころか傷を深める態度（A）や実践（P）に走り，混乱を深めて

しまうことも容易に起こる。顕著に生じたのが，マスコミの被災者への侵入と情報の過剰／過大／過小な取り扱いであり，今なおその問題に被災者は苦しめられてもいる。専門家の組織や最大限の責任がある地域の行政や政府もその例外ではない。このような事態は不可避であるとも言えるが，かといってその事態を放置していい訳はない。

実際に筆者は，救急危機介入から復興支援介入の過程において，これらの事態を目の当たりにし，現地の行政，専門支援組織，学会等に様々な働きかけをしたが，介入の通りは極めて悪いものであった。これらのことは予測されたことであり，とりわけPTSD対応については日本には専門家がいないとして極めて悲惨な事態が生じると警告する取材記事が，大震災直後大新聞によって報じられもした[注2]。もちろん専門家が全くいない訳ではない。震災後の全国の精神科医のまるで一斉蜂起のごとくの救急活動には凄まじいものがあった。その全体の状況を把握するインターネットワークもすばやく，専門知を集め対策本部を置いて機動力を発揮した日本精神神経学会の展開も，昼夜を分かたずの情報交換を実現したすばらしいものであった。

にも関わらず，である。震災後1年，2年を経て，被災者とそのケアに奔走した医療関係者を始めとする公職の支援者達さらにはボランティア支援者の数々のトラウマ／PTSDは，一次災害，二次災害と悲惨であるが，全くと言っていいほどに見えない所に置き去りにされている。この国にしては調査が不十分であるが，数少ない調査を振り返ってみるだけでことの大きさは尋常ではない。震災後4カ月から6カ月の厚生労働省による沿岸部雄勝地区と牡鹿地区の調査[注3]，震災後7カ月の教職員組合による宮城県教職員健康調査，あるいは筑波大学松井豊教授による被災後5カ月から6カ月の宮城，岩手両県の看護師の調査，いずれにおいてもPTSDの疑いが持たれる震災後ストレス反応（PTSR）の割合は，3割を超えていた。スリランカ沖地震，等々，これまでの海外の大災害による被害調査とは一桁違う。しかるにその後のPTSD対応の実働，実態，成果についての報告は見当たらない。実際の心のケア実績を宮城県の子ども対応だけに絞ってみても，平成23年度個別相談実績が県によると「延べ359人／227日相談日」となっており，いかにも相談延べ数は少ない。

予測以上に，心の衝撃は文字通りに隠れた衝撃（Stoddard et al., 2010）[注4]あるいは隠された衝撃となってしまっていることを疑わざるを得ない。実際に筆者らの仙台における月1回から2回の無料相談クリニックでは，3.11震災か

ら2年を経てなお，初めてその時の体験を話したというPTSR（心的外傷後ストレス反応 posttraumatic stress reaction）に苦しみ，対人恐怖，フラッシュバック，不眠，過覚醒等々のPTSD（心的外傷後ストレス障害）関連の症候を有し，トラウマの個人体験を誰にも話せずに抱え込んでいる来談者が後を絶たない。通常心的外傷後ストレスに伴う精神身体的定常状態を崩す反応を心的外傷後ストレス障害（posttraumatic stress disorder）と言う。しかしPTSDの定義は，必ずしも広く一致している訳ではない。精神医療診断の他の障害と重なるものも多く，また個人差も大きい。そのために見過ごされることも多く，大規模災害や戦争被害のPTSDは見過ごされやすい。東日本大震災も，未曾有の被害をもたらしただけでなく放射能禍の危険に晒された上に，それらの惨事が再度起こる脅威を与え続ける余震が治まらない。その特異な状況で，多くの被災者はトラウマを特定し難く，自覚を難しくしたようである。余震や放射能禍に関わる情報，進まない土地整備，災害補償格差に関わる地域コミュニティの崩壊等々の事態に遭い，再外傷化（re-traumatize）も生じている。そのような事態におけるストレス反応を現し，必ずしも心的外傷後反応を重い障害として根づかせていない故に精神医療的にあるいは心理臨床的に確かな処方が得られないでいる被災者に，筆者は多く出会ってきた。「PTSDは重い障害で，私はそれほどでもない」として，治療的機会を遠ざけてしまうのである。広島，長崎，沖縄では，外傷に逞しく耐える力で生きていきながらPTSDを根深く残してしまった痛ましい歴史がある。筆者は心理療法支援を続ける中で，その状態にある人々を心的外傷後ストレス反応（PTSR : posttraumatic stress reaction）を現す人々と名づけ，見逃すべきではない支援対象であることを，アメリカ集団精神療法学会（AGPA）に報告した（Kotani, 2013）。その上で，このPTSRは文献上も過去に例のない東日本大震災に特異なそしてそれ故に特別な精神医療，心理教育的対処を要する問題だと位置づけ，今なお心理臨床活動の中心に位置づけている。2年の記念日を契機に支援者側の保育士のワークショップを実施した石巻では，自分自身のトラウマを震災後初めて自分のために語るという方々が続出した。多くの保育士がPTSRの厳しい状態を維持し続けていたのである。この時筆者は，これは隠れた衝撃と言う前に隠された衝撃とみなさざるを得ないことの重要性を改めて認識した。

　このような事態が生じるのは，なぜであろうか。この問題は，いずれ今回の世界に類を見ない大災害における心の問題として，行政的にも学術的にも検証

されるべきことであるし，されるであろうことを期待するが，現在進行形の今の時点で明らかなことは，情報が錯綜する中で支援関係者のKAPが混乱したことに問題主因があることは疑いがない。著者らが依頼された5カ月後の公職者に対する心理教育においては，肝心なトラウマ／PTSDの用語を使わないようにと要請された。PTSD／PTSR予防の心理教育も治療に繋ぐプレセラピィも結果的に公的には封じられてしまっていた。被災後約9カ月後に出された厚生労働省の被災地の心のケア対策[注5)]に，PTSDは「自然に回復するのが大半であり」，それが固着し「PTSDになったとしても7割から8割の人は回復される」と明記されている。この情報はどう活用されたのであろうか。活用されているなら，この12月の時期の資料では，実績が示されて安心を図る手当てがなされる指針が示されて然るべきであろうが，実績成果なしの教科書丸写しの後追い資料のみでは，あまりにずさんである。もしもこの指針が震災後1カ月以内に心のケア担当責任者に周知徹底されていたなら，震災後5カ月の頃の公職者の心理教育，支援教育の場に，トラウマ／PTSDの用語を避けるという事態は起こりえなかったであろう。筆者らの心理療法知識のみならず，厚生労働省指針からしても，この時点は正にトラウマ（PTSR）／PTSDの予防と治療にあたらなければならない時に当たっていたからである。このような反治療的縛りや動きは，知識の問題だけではない他の要因も複雑に絡み合っており，残念ながらその場で方針の是正を筆者らの力では果たすことはできなかったが，検証の必要な重大な問題がここには残っている。

　この実情に，6カ月後より筆者らは，予防心理教育や心理療法が直接展開できる小さなコミュニティをターゲットに立ち上げた無料で利用できる「震災復興心理・教育臨床センター」において，被災者および支援者のトラウマ／PTSDに対する独自の民間心理臨床／教育活動の展開を図った。これが先に述べた筆者らの仙台における無料相談クリニックである。

2．衝撃が隠される理由

　先の厚生労働省の「心のケア」の指針をみる限り，日本にはPTSDの専門家がいないとは言えない確かな知が配信されている。ただしその指針が専門的に実行されている跡が見えないということは，中長期の陣頭指揮にあたる専門家はいなかったとも言える。それは今後の検証に待つとして，ここまでPTSD

表8　宮城県子どもの心のケア2011年度相談実績[注6]

活動延べ日数　227日			
相談実績		当事者からの個別相談	延べ359人
		関係者からの相談	延べ81人
		総合計	延べ440人
講話　17回実施		延べ327人参加	
		総計	延べ667人

表9　震災復興心理・教育臨床センター実績　2011年9月〜2013年3月[注7]

活動述べ日数　35日		
相談実績	当事者からの個別相談	延べ55人
	コンサルテーション	延べ35人
	心理教育	延べ300人
	サポートグループ	延べ87人
	小計	延べ477人
	講話	156人
	出向講話	延べ321人
	小計	延べ477人
	1日集中ワークショップ　1年記念	延べ110人
	1.5年記念	延べ115人
	小計	延べ225人
	総計	延べ1179人

　問題が潜在化し，心の衝撃が市民ひいては国民レベルで隠されたままになっているということは，その他の複雑な要因も考えていかなければならない。そのことが，筆者らの小さなコミュニティを拠点とした心理／教育的介入による活動で相当に見えてきた面がある。その視点を明瞭にし，さらに大きなスケールの問題や今なおPTSDや継続する地震や放射能被害の問題に関わるストレス障害の問題への有効な対応を進めるための基盤を明瞭にしよう。

　まず表8，9のデータで上がった，子どもの心のケアの当事者個別相談が圧倒的に少ないという事実に着目してみよう。ここに深刻な問題をほぐす糸口の一つがある。それがまた先の筆者ら県外の心理療法専門支援チームが，トラウ

マ／PTSDの直接の予防／治療的対応を敬遠された事実の底に横たわる問題の解にも繋がる。われわれの無料臨床センターの実績と較べてみると分かりやすい。

宮城県子どもの心のケアチームの相談が，震災後の1年間に1日一人か二人の来談では，いかにも少ない。数字だけでは，相談活動が機能しているとは言い難い数字であるが，9月に開設したわれわれの臨床センターにおける無料相談も，当初自発来談による個別相談はほとんどなく，県の「子どもの心のケアチーム」の相談実態と変わらない実情であった。それでもこちらから声をかけ，やって来る子ども達や親御さん達，青年達そして大人，支援者の心理療法面接とサポートグループをこつこつと繋いでいるうちに，その意味が読めてきた。子ども達は，当然ながら親の顔を伺っていた。青年達でさえそうであった。加えて友人や教師の顔も伺っていた。その点では，大人も変わらなかった。上司，家族，友人，地域の人々の顔を伺っていた。皆，自分のありのままの気持ちを周囲の顔の前では現せないでいた。

答えは明瞭であろう。子どもは，親が連れて来なければ相談には来ない。親は苦しむ子どもの姿を見たくない。無論PTSDの知識はないに等しい。子どもは怖さや怖れや不安を親に見せないように頑張る。テレビでも頑張ろうとスター選手が言う。毎日のように頑張った人がテレビに出て来る。怖い話を訴えることはできないままに，暗い所に行けなくなる，エレベーターに乗れない，眠れなくなる，話せなくなり表情もなくなる。やっと訪ねて来た臨床センターで，私は大丈夫だからと言い張る母親が，「あなたのことが心配だ」「子どももあなたのことを心配している」と筆者に言われて，初めて涙を他人に見せ，隠して来たストレスを語る。大学生も大人も，決して自分からは，自分の体験は語らない。「もっと苦しんでいる人がいる」，「私が話しをすると，身近な人を苦しめる」あるいは「言っても私の体験したことは他人には分からない」と，彼らは言うのである。東北文化を知った顔の新聞記者や傍観の学者は，それを東北人気質の我慢と絆の強さといい，さらには地域の絆に立ち入ってはいけないとまでいう。こうして心の衝撃は，子ども，親，家族，友人，教師，組織の関係者，さらには文化，メディア，行政組織ひいては政府と，小さな力学と大きな力学の共謀によって隠されることが極めて明瞭である。単に隠れているPTSDよりも，本人自身も加担して隠されているPTSDからの解放は，はるかに困難である。PTSD症候からは離れた不登校，いじめ，交通事故，性的

乱れ，暴力，広場恐怖，対人恐怖，ストーカー等々の症候を現して，やっとPTSDを見つけてもらえるということが多々生じる。

このようなPTSDがなぜどのように隠されるのかの解を得て，われわれの臨床センターは，被災者への心理臨床的／教育的支援の実践方法を大きく変えた。実績表に示されたように，個別相談に関係者の相談，心理教育ワークショップ，小講演そしてサポートグループと，多元的心理療法コミュニティの形成を進めながら心理療法展開を進めていったのである。一つの処方に頼ることなく，場数を踏んだ海外の錚々たるエキスパート達の協力を得て，米国の9.11後のトラウマ治療の経験知を生かし，臨床／心理教育実践の中で東日本大震災独特の心理力動状況に応じたプレセラピィ（小谷，2012）処方を研究開発しながら処方展開を進めていった。教育的対話法，SET（Socio-Energetic Training），SMG（Story-Making Group），ジョークグループ，絵本読みグループ，積み木グループ，サポートグループ，いずれも東日本大震災被災者のそれぞれの障害心理力動に照らして開発実践を行ってきた[注8]。

3．災害後復興過程における集団心理支援の基本

大災害後の心と地域社会の復興過程について，Zunin/Myers[注9]の図がアメリカ合衆国保健社会福祉省において採用され[注10]，多くの州がこれを用いて復興事業マニュアルを作成し，公開している。先の注2，注4で示した本邦厚生労働省の心のケア対策にも一等最初にこの図式を簡略化したものと思われる図と説明が掲載されている。東日本大震災初期支援の経過を経た9カ月時，筆者はこの図式を示し，その時点における復興過程の集団力動を視野に入れた復興支援と集団精神療法の重要性を学会誌で説いた（小谷，2012）。

図をここに再録することはしないが，復興曲線は縦軸に心的エネルギー横軸に時間を取って描かれる。大災害が生じると大きな衝撃を受け，人々は一時的に茫然自失を体験するが，すぐに危機への対抗エネルギーが高まり，危機に立ち向かい相互に助け合う果敢・高潔な心理活動が活発となる（第1位相）。やがてその勢いは果敢・高潔さの快を伴い心的エネルギーを絶頂にまで高める（第2位相）。そこからエネルギーは急速に落ち始めて，働く快は消え，底知れぬ怖れと支援への幻滅，絶望感の下り坂となる（第3位相）。幻滅，失望の底をついた所から復興が一歩一歩の足取りで始まる。当然，復興V字曲線の右肩上

表10 回復過程位相第1位相から第4位相

第1位相	果敢・高潔：発生時−発生後1週間　助け合い，分かち合い，絆の回復への集団同一性感覚の確認。痛みや喪失は強くは意識されない。
第2位相	蜜月：発生直後−2,3カ月　危険や苦痛の経験に関わる強い感覚が大きくなる。
	身体的経験：消化不良，食思不振，不眠，偏頭痛，気持ち：怒り，疑念，無関心，引きこもり，将来不安の高まり。避難所生活：自分のみを顧みないで人に尽くす被災者の活躍。政府や行政機関の支援に対する期待や要求が頂点に達する。
第3位相	脱錯覚（幻滅）：1カ月−1〜2年　メディアが冷め，離れた対象にされ，孤立する。
	疑念：被災は回避されたのではないか？　気持ち：生存者罪悪感の亢進
	二次災害／二次外傷の時期：風評被害，絆の否認，家族関係の離反，DV，親に反応する子どもの情緒的リスクが高まる，コミュニティの離散，ソーシャルサポートの希釈化，喪失，煩雑な手続き書類と長い列。怒りと欲求不満が急速に高まる，訴訟問題が起きる。気分障害，身体の障害が表面化，政府や行政の支援が減少，家計，仕事不安の現実化，アルコールへの逃避。
第4位相	再建・復興：住居，仕事，地域の自立的な再建。住居の再建が遅れると，回復全体が遅れる。

がりは，落ちる時とは異なりいくらかの上がり下がりを繰り返しながら緩やかに上昇していく（第4位相）。これら各位相特徴の要点を，表10に示す。

大災害時のトラウマに対する反応は，個人のみならず家族，地域そして社会全体が大きな共有衝撃を受けることから，そしてそれでいてなおその反応過程に個人差があることから，集合反応と個人反応の違い，そしてその絡み合った集団および社会力学を考慮に入れて対処をしなければならない。

Zunin/Myersの図が，実践の戦略ポイントを示してくれる。第2位相までは，集団／社会力学に個人は隠されるし乗せられ助けられもする。そのもつれが出始めるのは，第3位相に入ってからである。第3位相は，危機対抗エネルギーが下がり，ストレスやトラウマに対する個人反応が集団／社会に抱えられる（holding）状態から外れ始める。正に集団／社会の絆感や希望への幻滅と脱錯覚が生じ，個々人が心理的孤立の中でストレスを抱えることによって，PTSRやPTSDが表に現れ始める。その衝撃反応力動の個人差が高まっていく過程で，今度は集団／社会力学がそれら個々人の抱える衝撃反応とそれにまつわる

影響を隠す働きに回る展開となる。人々の表面の心的活動と水面下のストレスや傷つきの間に亀裂が生じ，心理的孤立が人々の間でいっそう進むと同時に外の行動や表現には乱れが目立つようになる。それが子どもの生活上の荒れや無気力，身体不調に現れ，大人の注意散漫と攻撃性の拡散による交通事故，暴言暴力，組織行動におけるハラスメント，さらには不注意事故を含めた自死，等々，通常の不適応行動の膨張現象が生じる。

　この時期より，被災者に寄り添い，不安や恐怖を抱え預かる（contain）急性期の支援から，ストレスやトラウマが潜行しないように治療的に対処する支援指針の転回を図らなければならない。検証されなければならないこととして先に論じたのは，この契機を見失い，救急期の支援戦略が第3位相に入ってもなおそのまま続いていたのではないかという点であった。急性期にストレス，トラウマ，PTSR，PTSDの予防集団心理教育をしっかり行い，第3位相，大体のところ大災害1カ月以降は，その個別の予防-治療的対処に入らなければならない。すなわち誰もが受けた衝撃への個人反応を，正常過程において処理する手当てを受けなければならない。この時点で，トラウマやPTSR，PTSDの正確な知識（K），そしてその事態に対する適切な態度（A），対処（P）の一貫性が，支援者そして被災者に共有されるなら，予防も治療も6カ月〜10カ月で収束することが期待できる。われわれは正にこの支援転回そして組織や地域の意識転回の難しさに直面した。2年後の今なお，その転回の難しさを抱えて多くの人が苦しんでいる現実にある。

　9.11テロによる大被害を受けて，ニューヨーク市や多くの企業のバックアップを得たアメリカ集団精神療法学会は，テロ被害対策本部が中心になって復興に欠かせない集団によるトラウマ治療の手引きを編纂し，インターネット配信もした（Buchele & Spitz, 2004）。それが筆者らの支援活動の強い味方にもなった。言うまでもなく，支援者の背景も被災者の地域性，行政アクション，文化もニューヨークやニューオリンズとは大きく異なる東北でのわれわれの支援は，「刺激-反応」力学が異なり現実適用を図らなければならなかった。しかしトラウマ治療の原理は明瞭であるので，基本的に大きく変わることはなく，われわれの心的トラウマ（外傷）の対応展開原理を，著者は表11のように再編した。

　ただし現実として，これに当たるトラウマ対応の集団精神療法専門家のマンパワーは明らかに不足しているため，理論的に理想的な処方展開を図ることは難しい。現実的には，サポートグループを主軸に起きながら，2，3，4位相を

表11 トラウマ心理療法的支援展開位相

第1位相	救急安全空間供与	関係形成によるコンテインメント
		個人，小集団に対するコンテイニング面談，鼓舞－支持的心理教育
第2位相	心的安全空間体験	サポートグループ
		孤立を防ぐ心理教育と自我支持カウンセリングとのコンバインド
第3位相	現実対処能力向上	コンサルテーション　自我支持カウンセリング　認知-行動療法
第4位相	心的安全空間の再構成	心理力動的セラピィ　集団精神療法→個人精神療法

個人差のある被災者の臨床アセスメントのもと適宜組み合わせて，毎月2回，1日ないしは半日のプログラムとして組み展開してきたが，これは有効な手だてであったと考えている。その実践例を次の項で示そう。

4．サポートグループ東北モデル

東日本大震災の特徴，地域性，支援体制の現実から表11の原理をもってデザインした東北モデルは，サポートグループを短期集中化し，その展開の中に2-3-4位相の連動性を持たせ，小講義や心理教育ワークショップを組み合わせて支援コミュニティ形成を進めながら実施してくものとした。トラウマ治療の専門家不足を補うコンバインドアプローチとしてデザインし，実践展開してきたものである。以下に，基本構成を各表にまとめて示す。

サポートグループを効果的に利用できる参加者の適応性，他の支援が必要な適応外の条件を表13に示す。

グループ構成環境とメンバー構成，グランドルールとリーダーシップスタイルは表14以下，表15，表16にその基準を示す。

表12　サポートグループ東北モデル

1ユニット　連続3セッション（45分）　休憩15分
グループプロセス展開過程
　起：震災体験を基に自由連想的発話による初発緊張解消
　　　　目的，グランドルール，グループ構造の共有
　承：震災体験，気持ち，考えること，の語りたいことを語る
　　　　各自の気づきとフィードバックの分かち合い
　転：共感的理解，発見，対処法の気づき，現在の気持ちの分かち合い
　結：今日の体験を括り，次回の参加へつなぐ
　　　　また会いましょう（open ended）でお別れ

表13　参加者適応性

適応条件	適応外条件
1．一定程度の不快感情に耐え得る能力	1．心因反応（急性精神病）
2．全セッションへの参加意欲	2．自殺や他者への危害の観念
3．面接においてリーダーと関係を持てる能力	3．重度の社会病質特性
4．グループへの参加の理由を説明できる能力	4．思考障害がある
	5．他者への無関心と話が聞けない
	6．原始的防衛機制に頼り過ぎる
	7．過剰な自己暴露への耽溺がある
	8．強度の薬物依存
	9．強度のパラノイア
	10．強度の非心理学的心性

表14　グループ環境とメンバー構成

グループ環境
　快適空間の保障，支持的で能動的，話したい時に話せる，どのような情緒もほどよく抱えるコンテナ
メンバー構成
　セラピスト：1～2名（オブザーバー1名-なくてもよい）
　メンバー数：5～12名
　同質性：同種，類種の被災体験と復興位相
　異質性：性，生育史，年齢，心理学的心性の程度，能動性・受動性の程度，外傷兆候，自我の強さ，パーソナリティスタイル，傷つきやすさ，不安耐性，適応スタイル，適応力，サポートグループを求める理由

294　第Ⅳ部　人格機能水準と集団精神療法

表15　グランドルール（グループ参加基本原則ルール）

1．気持ちは何でも言葉にする：自由連想的発話を軸に，何でも心に浮かぶことに言葉を当ててみる
2．他の人の話に耳を傾ける：他者への関心と他者の言動への傾聴
3．内密性の遵守：グループの場で話されることは外に持ち出さない
4．時間の遵守：セッションの始まりと終わりをきっぱりと守る
5．セッション中に抜けない
6．セッション中に飲食をしない
7．全セッション参加

表16　リーダーシップスタイル

基本態度：積極的-支持的
感情過程の促進：気持ちの安全な表出・表現，覚知，安全な治め，転移展開を押し進めない
極端な感情・情動の統制：トラウマ再体験に侵入しないが積極的なトラウマ覚知の自我支持

事　例

参加者が特定される固有の名称，内容は削除し，必要な変更を加えて，事象展開の本質が損なわれない範囲でプロセスを再構成して示す。

目的：PTSR／PTSDの予防と治療的体験

実施時期：被災後11カ月

グループメンバー構成：セラピスト1名　筆者　60歳代

　被災者　7名　男女　20歳代～40歳代

　専門家／ボランティア支援者　6名　男女　30歳代～50歳代

〈セッション1〉セラピストは，グループの目的とグループを効果的に進めるためのグランドルールを述べてグループを始めた。

メンバーは一様にセラピストに注目した。そしてセラピストのこの呼び掛けに対して，日本の普通のグループセラピィで見られる普通の反応で応えた。沈黙である。セラピストは，自分自身の3.11の体験をもとにした自由連想で話を始めることができると示唆した。しかしながら誰も語り始めることはなかった。しばらくして後，セラピストは中年の婦人に語りかけた。彼女は1週間前のサポートグループで，津波に関わる個人的体験を語っていた。その時ま

で，彼女はその体験を誰にも話すことができず，11 カ月もの間自分だけの心の中にしまい込んでいた。彼女が初めて 3.11 体験を他の人に語ったのが 1 週間前のことだった。セラピストは，その経験がセッション後に，何らかの脅威を生む感情や体験をもたらしていないか，あるいは安全感を生み出しているか，初めて心を開いて震災体験を語ったことへの反応に関心を寄せていた。それは仙台の人々の多くが，自分で気づかないままの慢性的なストレスによって交通事故や普通はしないような失敗をしてしまうことがたびたび起きていることを知っていたからであった。婦人は言った。「先週のサポートグループの後は，私は本当に解放された感じがして，これでもう私は大丈夫，自分自身に戻った気がして……。」これにセラピストは応えて言った。「それでほっとしてあなたは風邪を引き，仕事を休むことができた。」彼女は応えて，「そう，そうです。しばらく職場から離れることができたんです。」と言い，セラピストは「よかったね」と応えた。そうして後，彼女は，サポートグループにはしばらく来た方がいいと認識したことをグループに語った。この婦人は，初めてのサポートグループ体験について語ることができたが，彼女の話にメンバーの誰も続くことはなかった。

　セラピストは再度，彼女に応えて言った。「あなたの話は，私の心の中に残っています。沿岸部にあるあなたの実家の町が津波に襲われ完全に破壊されてしまった話をしてくださった時，私には 5 月に訪れた気仙沼の惨状風景が重なり，さらに子どもの頃に何度も聞かされた私のふるさと，広島の惨状風景の記憶が重なったんです。私は，あなたが実家に帰るたびに見る町で，何をどんなに感じているのかを本当には分かっていないと思いますが，ふるさとを失ったと感じて空白感に揺れているあなたを，私の心の中に抱えています。」

　セラピストが話し終えるや否や，彼女は押さえ気味に泣き始め，そして言った。「だから私は，私の体験を話したくなかったのです。他の人を傷つけてしまうから。被災体験を話すと聞く人を傷つけてしまう。」そう言いながら彼女は，グループの他のメンバー全員から顔を背け，セラピストだけを見ていた。

　セラピストは，「私はあなたの話に傷ついてはいないよ。私を見て，傷ついているように見えますか。私は大丈夫。前回も言ったように，私は傷ついている貴女の代わりにはなれないが，あなたの気持ちの近い所にいたい。私はそんなあなた方に会うために，毎回このセンターに来ているんだ」と，反応した。彼女はうなずいて泣くのを止めた。しかしグループは，緊張した。被災者メン

バーは，とりわけ話をすることが難しくなったように見えた。すると一人の年長の支援者が言った。「学生の皆さんは，学期末試験や修了論文を終えたばかりで疲れているでしょうね。」セラピストはグループに向けて言った。「話しづらいんですね。」それに若い女子学生が応えてセラピストに微笑みながら言った。「はい。私は何を言えるか本当に悩むんです。私の中で起きていることを語る言葉を探しています。」セラピストは言った。「あなたは自分が何を言うことができるか，どんな風に言うことができるか考えているように見えます。私はあなたの笑顔が好きです。何かを感じているんですね。あなたの心の底の方から何かがわき上がって来ている。『アイ　ラブ　ユー』かな？きっと向かいのかっこいい男性メンバーにそんなことを言いたいのかな。」彼女は，はしゃぎ気味に「オー　アイ　ラブ　ユー　イエス　イエス」と応えて，このやり取りはグループの緊張の氷を解く働きをした。声をかけられた若い支援男性もほぐれ，他のメンバー全員の空気が和やかなものになった。

　すかさずセラピストは，グループメンバーに再確認するかのように言った。「グランドルールによると，まずは思っていることを口に出す，と。私は考えて話せとは言いませんでした。今の若い女子学生のように，自分の身体や心が動かされたままにそれが何であれ，言葉を当てる。愛，怒り，恥ずかしさ，憎しみ，恐れ，攻撃心，あなた方の心の水面下にあるものの何が浮上して来ても構いません。自分の中の反応にどんな言葉でもいい，好きな言葉を当ててみてください。」女子学生はうなずき，他のメンバーと一緒に微笑んだ。そこで第1セッションは終了した。

　〈セッション2〉穏やかなお茶休憩の後，相互のやり取りの多いグループが期待されたが，グループは再び沈黙で始まった。だが雰囲気に緊張感はなかった。セラピストはメンバーに話すことを奨励して，「さて心に浮かぶ何でも話せるジョークを聞きたいですか？　聞きたいなら，ここにはジョーカーもいます」と，一人の支援者メンバーの方を向いて言った。セラピストは若い臨床心理士とかっこいいボランティア青年にジョークを仕掛けた。女性達はそのやり取りを楽しみ始めた。セラピストは再び，3.11体験をもとに自由連想的発話をするようグループを励ました。反応して，女性臨床心理士の支援者が，東京での地震後の体験を語った。セラピストはそこで先の「かっこいい」で注目された青年支援者の経験を尋ねた。彼は自然な自分のスタイルで話し始めた。その時彼は日本を離れていて，帰国するのに1カ月もかかったことを丁寧に語った。

セラピストもまた，その時海外にいた学生から聞いていた体験の話をした。するとセッション1で話そうとする時のもがきを語った女子学生が，自分の3.11体験を語り始めた。しかし他のメンバーはと言えば，やはりまだ語ろうとして語れないもがきの中にあるようであった。

　そこでセラピストは，グループに尋ねた。「この地方特有の年長者への態度ってあるんですか？　誰か教えてくれませんか。今朝私は一人の方から尋ねられたんですが，応えられませんでした。彼女は県外の出身で，今この地域に住んでおられますが，夫が仕事で仙台から離れることがあると，その間に義理のお母さんとの関係が非常にストレスになると困っておられました。彼女は，『分かるでしょ，私は土地の人間ではないので。』と言って私にお尋ねになり，他では言えず，県外からの私には聞きやすかったようなのです。」「この地域では，年長者の言うことは絶対？　それは重要な慣習的態度ですか？　年長者が言うことは何でも絶対的に従わなければいけない？　私はこの質問に答えることができませんでした。地域特有の人間関係のあり方について知りたい。もちろん，多くの暗黙のルールがあるでしょうね。」二人のメンバーがすぐに答えた。「はい，とても厳しいです。『年長者の言葉には絶対的なものがあります。特に田舎の方では。』私はそんな文化の中で育ちました。私の実家の地域は，その慣習が非常に強い所です。おばあちゃんが，その地域ほとんどを支配しています。お嫁さんからすれば，おばあちゃんが言うことはもう絶対です。」ここでセラピストは，グループに尋ねた。「これって，このグループで皆さんが自由に話しにくい原因でもある？　このグループの年長者も，皆さんには絶対ですかね？」そしてセラピストは，今度は自分をジョークの種にして，「頑固な年寄り親父は女性にもてないからね」と，言った。メンバー達は笑い，3.11の自分の体験を語り始めた。

　ある女子学生は，地震が起きた時のことを話し始め，実家に避難した話を続けた。そして今の今まで，自分の親密な友人たちに地震や津波の体験については何も聞くことができなかったことを告白した。それだけでなく，グループにも親密な友達と一緒に来ていて，前セッションのグループでその友達が見せたPTSDの症状ではないかと思えるような彼女の振る舞いに，何も言えないでいた。しかしここに至って，彼女はその友人にそのことをグループの皆の前で問いかけ，さらに彼女自身が何とか対処しようとしている自分自身の困っている体験についても語り，皆と分かち合うことができた。彼女が最も痛みとし

て抱えていたことは，仙台からは遠く離れて安全な自分の実家に避難していた時の出来事を思い出すことであった。家族は当日の彼女の恐怖に満ちた経験を理解することなく，彼女が仙台で体験したことの逐一を侵入的に問いつめてきた。これに連鎖反応が生じ，他のメンバーが類似の経験を語った。一人の女性は，二人の親しい友人が作業していた部屋から避難するのを助け，二人の頭上から建物の破片が落ちて来るのを両腕で払いのけながら脱出した。彼女もまた，仙台から遠く離れている実家へ避難していた。そして先のメンバーと同じような体験を実家でし，早々に仙台へ戻って来たという。安全が確保されている場所にある実家に家族と共にいるよりも，友人と一緒にいたかった。こうして女性のメンバー達は，自分達の個人的な体験や感情については，これまで友達同士でも一切語らないできたことを明かした。彼らは初めて，その当時自分達がどのような気持ちになっていたのか，また他の人々とそのような個人的体験を話し合うことが難しいことをどのように苦しく思っていたのかを認識し，胸の内を明かした。

　そこでセラピストは，メンバーにこのセッションで何をつかんだか，自分自身の中で何か変化が起きているかどうかと，尋ねた。自由連想的発話の流れで一人のカウンセラーのメンバーが，地震以来自分が飼っているハムスターのことがとても気になるようになったと語った。小さな命に限りない思い入れが湧いたというのである。しょっちゅうハムスターを見るようになり，目を離せなくなった。興奮したようにそう言ってセラピストに尋ねた。「どうしたんでしょうね。これっておかしいですか？　異常でしょうか？」セラピストは，彼女が過覚醒になっていることを指摘した。そのことは彼女の友達も関係者の誰も気に留めていなかった。ハムスターにつきっきりなのは，症状であった。彼女もまた，１週間前のサポートグループで，自身の震災体験を初めて人前で話したばかりであった。症状と聞いて，メンバーの皆が驚いて彼女の話に耳を傾けた。メンバーの多くが急性ストレス反応（ASR）そしてPTSRの症状に過覚醒があることを驚いたように聞いていたが，それが何なのか実際には分からないままでいたことに反応していたようであった。メンバー達は自分自身の過覚醒体験を振り返った。「過覚醒」という言葉が，全てのグループメンバーの注目を集めた。

　時間が非常に早く流れたという感想が交わされ，このセッションは終わった。
　〈セッション３〉グループは再び沈黙で始まったが，雰囲気は前の２セッショ

ンよりも明らかに自発的なものになっていた。やがてメンバーはそれぞれに3.11 経験を，感情を込めて語り始めた。彼らの発話や相互の語り合いの体験には，明らかに情緒的側面が増した。セラピストは，そこでグループメンバーに次のように尋ねた。「どうしてあなた方は，親しい友人に被災の辛い体験に関わることを尋ねたり，お互いの気持ちを分かち合ったりすることが難しいのですか？」3.11 以来の皆の共通の体験であり，このグループでの沈黙の力動がそこにあると思われたからである。お互いの個々の経験を明かし交わす中で，彼らの孤立した体験の中に共通した感情が浮上した。それは罪悪感であった。セラピストは，彼自身がそれまでの被災者心理支援の過程で重く体験していたことを語った。相談を受ける多くの被災者，医師，カウンセラー，看護師の専門臨床家も皆，重い罪悪感を抱え込んでいた。そしてこれは人が厳しいとてつもない災害に遭う時に，どこでも普遍的に起きることだと，強調した。

彼らは個人的な経験を家族や親しい友人と，さらにはその他の日常的な人間関係の中で語り合ってこなかったために，地震，津波，そして原発事故に関わる放射能問題の経験に一人一人「違う」ものがあるということを受け容れるのが難しくなっていた。あの人がこの人がこんな困難を乗り越え，苦しみに打ち克ち，等々のヒーローを毎日のように報じて，地方メディアは過覚醒を煽っては記事を閉じることを繰り返す。そのような英雄的な話に囲まれ，多くの普通の人々は，自分自身のしたことについての気持ちは抑え，自分の行為や自分自身をも小さなものに価値下げしていた。他人のために献身している人がいる中，普通の人々は，そういう被災者への助けに十分には尽くしていないことから，自分を責めがちになっていた。罪悪感は心理的孤独を高める負の連鎖力動を生む。罪悪感が自責を生み，人々は自分の経験を語ることを避け，互いの理解の欠落を露にし，それがまた自分自身の罪悪感を悪化させ強める。この種の負の連鎖は，自分の個人的な感情を隔離するシゾイド防衛の状態を人々にもたらす。

メンバー達は，自分の置かれている状況を理解し始めた。それぞれの人がそれぞれの困難な時をそれぞれに独特に体験し，そのいずれもが価値のある，尊重されるべきものである。今回のような堪え難い巨大な震災を経験したわれわれ皆にとって，そのような個々の経験の「違い」を受け容れることは誠に重要なことである。このことの理解のやり取りは，グループメンバーの一人一人が自分の記憶，たとえそれが些細なことと遺棄されるようなことでも，以前よりもずっと自由に話をすることを可能にした。彼らはお互いに自分の話を交わし

合い始め，互いに対する繊細な思いやりを見せるようになった。全てのメンバーが 3.11 に自分に何が起きたかについてのその時の体験や気持ちを語り合った。しばらくしてその中にあってあまり話していなかった一人のメンバーが泣き始めた。前のセッションで，身近な友達に彼女の PTSD の症状とも思われる行為について尋ねられていた女子学生であった。グループは，彼女が泣くのを暖かく静かに見守っていた。グループは，全てのメンバーにとって安全な場になっていた。

そんな雰囲気の中，セッション 1 でセラピストに最初に反応した女子学生が話し始めた。新年度から津波に襲われた沿岸部の小学校に教師として赴任することになっていた彼女は，そこで子ども達の先生になることの惧れを明かした。津波に対する子ども達の反応を，自分は受け容れる力がなく自信がないと訴えたのである。その町に住む子ども達は，押し寄せる津波に溺れる多くの人々を見ているし，そして流されていった多くの遺体も見ている。この話もまた，グループが語り合っていた被害者に関連する罪悪感に関わるものの一つに違いなかった。メンバーは再び沈黙に落ち込み，それまでに育んでいた分かち合いの感覚を遠くにし，被災経験はそれぞれに違いユニークであるという感覚を失ってしまった。もちろんこれは決して異常な反応ではない。グループや地域で心的外傷に向き合う際，セラピストはいつも皆の治癒を，全てを知らなければ，全ての人を愛さなければ，という思いに駆られがちである。援助専門家の陥りやすい「救世主コンプレックス」が容易に浮上する。新任の教師になろうとしている女子学生が，セラピストと同じような気持ちになることも特別なことではない。セラピストは，3.11 以来の被災地での仕事で体験した自分自身の逆転移の様々な感情を語り，メンバーに，被災者であろうとなかろうとわれわれは他の人々の重荷を全て抱えることはできないことを思い起こさせた。セラピストは女子学生に言った。「あなたは子ども達の抱えきれない重荷を引き受けなければならないと言いましたね。引き受けないで！ そんな無理な責任は引き受けないでいい，と私はあなたに言うよ。そんな責任が取れるのは神のみだ。」われわれは被害に遭い苦しんでいる人たちを助けるたくさんのことを確かにしたいのだけれども，私たち一人一人ができることは限られていて，実際にできることを真摯に実行することが最善である。セラピストは，グループメンバーに自分の信念を語ってその話を閉じた。

グループは，今や暖かい満足感の中に最終セッションを終えようとしていた。

終わる直前に、セッション1で最初に話をした中年の婦人が目に涙を浮かべて話し始めた。「話をするのはいいことです。私は先週、グループで思いやりのある支えをもらって、本当に救われました。だから私はここにまた来ました。だけど家では、話をするのがいいのかどうか、分かりません。私の母は、耐え難いような不幸な出来事の話を次々に持ち帰って来ます。このグループのおかげで、私は母に対して打ち解けることができるようになりました。それに乗じて、母は津波を何とか生き残った古くからの友達が最近川で溺れ死んだとか、そんな辛い話を私にして来ました。そんな話をさせてよかったのでしょうか？彼女にとって話をするのがいいのか、しないのがいいのか、私には分かりません。戸惑っています。」
　セラピストは応えて、「お母さんには話をする必要があったのでしょう。私はそう思います。お母さんはあなたにそれを聞いてもらえた。あなたは聞いてあげることで、お母さんを気遣ってあげた。お母さんが独りでは耐え難いと思った体験のいくらかを、耐えることが出来るようあなたが助けたということでしょう。あなたはお母さんの最もよい聞き手だったのでしょう。お母さんにはあなたに話すことが必要だったと私が言ったのは、そう言う意味です。お母さんが持ち込まれる話は、あなたに重すぎる荷を背負わせることになるのですね。そうでしょう。でもあなたには私たちがいます。こんなグループがあります。グループの皆さんと私は、あなたとともにいます。次回のグループにまたいらしてください。」彼女は微笑んで応えた。「はい、そうします。ありがとうございます。」

　本東北モデルサポートグループの実相の一端が見えたであろう。このグループは、表11、12、16に示したように、日本の心理療法／集団精神療法の普及の弱さの事情から、トラウマ心理療法位相の2−3−4位相をカバーする構成となっている。トラウマ体験のコンテインメントのみならず、それと向き合う自我支持、それらの体験を他のメンバー共々にグループ全体でひいては自己全体で抱える（holding）サポーティヴセラピィの機能も持たせている。そして精神療法習慣の薄い地域の人々が自発的に参加しやすいように、1ユニットの中ではメンバーを固定するが、次週のユニットでは継続するメンバーに加えて新メンバーの参加もあるオープン方式を採用している。このグループ参加によって、メンバーは孤立を免れ、トラウマの覚知、安全感が増すならさらに治

表17　サポートグループの効果

1. 各症候の軽減と対処法の獲得
2. 孤独感の軽減
3. 孤立の解消
4. 希望の再生
5. 感情統制力の向上
6. 助けを得る能力の向上
7. 自己の健康管理能力の回復
8. 自分らしさへの信頼
9. 罪悪感の解消
10. アルコール等，依存症の予防
11. 個人や家族および，組織の回復・復興イメージの獲得
12. 自尊心の向上

療的体験もできる。そうしてトラウマの解消まで行けばこのグループは卒業するし，重いPTSDを背負っていることが自覚できれば，そこから個人精神療法への展開を図ることがより容易に可能となる。このグループ療法の基本効果を表17に示す。

　PTSRは，通常はサポートグループによる心的安全空間の回復によってほぼ治まる。PTSDの場合，それほどには単純ではなく，さらに力動的な集団精神療法に加えて，必要に応じた現実療法および認知行動療法，そして個人の心理力動的心理療法によるワークスルーが必要となる。本東北モデルサポートグループは，この力動的集団精神療法の初期過程，現実療法までをカバーしているので，このグループと心理力動的個人心理療法のコンバインドによって，本格的なPTSD治療に橋渡しする所までの処方役割を担うことができる。ただし，それは1ユニットを単独で孤立して行うものではなく，先に述べたコミュニティアプローチの展開の中で，継続して行われることによってその機能は成立するという点を忘れてはならない。

5．大災害トラウマ／PTSDへの対処と集団精神療法

　大災害による心の衝撃は，ただ隠れるだけでなく隠される力学があり，それ

が集団精神療法的にどう露になって行くかの一端を東北モデルサポートグループの事例によって垣間みた。大災害後の心の衝撃に対する PTSR や PTSD の社会予防や復興に関わる教育的／治療的対応への困難性と対処方略を改めて整理し，集団精神療法の果たす大きな役割を明瞭にして本章は閉じることにしよう。

（1） 困難となる要因
（a） KAP ギャップ

大災害時および事後における心の衝撃に対する知識（K），その知識に伴う態度（A），そしてその知識の実践（P）における一貫性のなさが，東日本大震災では政府，有識者組織，行政機関，東京電力，報道機関，医療，教育諸組織に目立った。そうなった本元は，知識の脆弱さにあり，それに伴う実践力の弱さが，すでに論じたように PTSR／PTSD の予防，治療展開の強いブレーキとなった。知識と実践力のギャップは，厚生労働省資料に国際的理論となっている Zunin と Meyers による震災後復興過程曲線とその力学要点が示されていながら，実際の復興対策にはその過程力学は指針として使われないままに課題を積み残す結果をもたらした。

（b） 集団／社会力学

大災害後の人々の心の衝撃が見えなくなる大きな要因は，集団力学にあることはすでに述べた。集団力学は，家族，学校，地域，さらに行政をも含むより巨大な社会組織にまで及ぶものであり，その共謀は社会全体の力学によって見送られやすく，被災の当事者のみが取り残されていく。この問題への対処が困難を極める事態に至るのは，戦争や大災害のような大きな集団力学が生じる時，それが無意識過程において進行し，国民や民衆にその力学が意識化されないままにその展開力動の波に人々が呑み込まれてしまうからである。拙論（小谷, 2012; Kotani, 2013）で指摘した Bion の基底的想定力学（basic assumption group dynamics）である。人々が原始的な「依存（BaD）グループ」「闘争－逃避（BaF）グループ」「ペアリング（BaP）グループ」の集団反応の中，個人の力を発揮してその生産的展開を押し進めて行く「ワークグループ（work group）」展開を難しくする集団無意識である。個人が無力化され依存的になり，それに気づかず怒りやすく攻撃的になる反面，肝心な対決すべきことからは逃れ，自分達の力をはるかに越えた救世主を求める態勢に無意識のまま流

れるのである。これに部外者や為政者も加担し，安易に依存に応え，反感を煽り，救世主の到来を約束するかのごとくのプロパガンダに現実を遠くしてしまうのである。

物理的現実対処について，震災直後の人々の頑張りでこの基底的想定力学による暴動や自殺，宗教的妄信やデマ騒動も起きなかったことで，海外の驚きと高い賞賛があった。しかし心が受けた衝撃に対しては，本章で指摘してきたように，復興過程第3位相（表10）から基底的想定の闘争逃避（BaF）が顕著になった（Kotani, 2013）。仮設住宅コミュニティや支援者のコミュニティに，あるいは責任を持って踏ん張っている人々の間でそれが様々な形で現れ，すぐに怒ってしまう，肝心なことには耳を傾けない，症候的には頑張り過ぎるほどに頑張っていた人が自死する，不注意事故や相手のことを気にかけながら迷惑をかけるストーカー行為等々，深刻化するまで人々の間で問題の認識が共有されない事態が生じている。

（c）個人力学（力動）

心の衝撃が隠される過程で個人に現れる顕著な問題は解離（dissociation）である。行動，情動，感覚，知識あるいは記憶の繋がりが切れてしまう精神症状である。これが夫婦や親子の一方に生じ家族に混乱が生じたり，生徒に現れ，それがいじめや学級崩壊等の問題を生んでしまったりということが種々に生じる。これらのことは精神保健の専門家の目によって確認されれば，対処できることであるが，先の項の集団力学が背景に強く働いていると見逃されやすく，やはり問題が高じて初めてわれわれ心理療法の専門家に繋がることが多い。

それとは別に心のケア対処の網の外に，多くの被災者が隠れている。集団力学と絡むことから，かつ専門の知識や力量がないと対処の難しいことからケアの網に捉え難く隠れたままになる人々である。国際的にも過去の例として多くの記載はなく，筆者が対処法の確認のために国際集団精神療法集団過程学会（IAGP）トラウマ／災害対策班の国際議論に乗せ，アメリカ集団精神療法学会に報告した[注11]。被災者の多くの人々が「シゾイド態勢」に入っていることが観察されたのである（Kotani, 2013）。それは，人々が心の内と外の境界を強く硬くし，感情を遮断してしまう性格防衛的状態に陥る現象である。それによって，海外メディアや専門家を驚かせた，被災後の地域の安定した秩序が保たれた面があることは，誰も指摘する者はいなかった。ただIAGP会長のD. Gutmannのみは，大震災1年目の記念日に持たれた日本集団精神療法学会記

念講演にて，日本および世界の有識者の多くがかぶせた「東北人の受容力の大きさ」という見解に疑問を投げかけ，警告を発したが (Gutmann, 2012)，聴衆の反応は希薄であった。

　本書第2章図1-Bおよび図2に示したような日本人の人格発達は，人と人の間をつなぐ領域を家族と地域の愛情に包まれて育つ時には発達させるが，西洋社会の伝統や都会の核家族化の中では，その人と人との間の領域が人格に組み込まれないことも多い。また大震災のような環境との間であまりに過酷な驚異的体験をすると，自分を守ることだけで精一杯となり，かつ先に記したようなその後の集団力学に翻弄されるなら，人と人との間を穏やかに守る中間の空間領域を失ってしまうことが起きる。つまり第2章図1-Aのように自分と外の世界に間がなく壁一枚の境界のみで自分を守る人格構造に急激に陥ってしまう。ヴェトナム帰還兵の悲劇を描いた映画『ランボー』もその顕著な例である。自分の内と外との間の境界が非常に固く鋭敏になり，情緒を現す表情は失われ，気持ちの面では外の人々との交流交渉は一切断ってしまう状態になる。日本のキャラクターでは古くは『眠狂四郎』あるいは『ゴルゴ13』が，その特徴をよく現している。彼らは，皆強くタフなシゾイドだが，震災トラウマをシゾイド態勢で守っている人々は，必ずしも強い人たちばかりではない。さらに外の識者ぶる人々からは，無責任な「東北の人は強く我慢強い」とする文化キャラクターを押しつけられもする。あれほどの津波を目の前で体験し，紙一重で自分は助かったものの，親は，弟妹は，目の前で流され，家も全てを失って，今気丈に働いている女性，大学に通っている学生，あるいは放射能問題は全く見通しのないままに，そして多くの人たちが町を出て行っている状況で，ひたすら市のあるいは県の仕事をこなし，土日は何もする気が起きない一週間を繰り返している行政マンたちがいる。確かに我慢強くシゾイド態勢により周囲に無駄なエネルギーを使わない分だけ強さも増すが，ランボーや眠狂四郎たちのように，反撃して事態をひっくり返すほどの力と技術がある訳ではない普通の人々である。ひたすら目の前の仕事に尽くし，周りはその痛々しさが痛いほどに分かってなお，声をかけられないでいる。筆者らと会って，「荷を下ろしていいから」の最初の一言で涙が止まらなくなる状態にありながら，1年も2年も，声をかけてもらえず自分も気丈に助けは求めることなくシゾイド態勢に引きこもり (schizoid retreat)，感情世界をシャットアウトして頑張る生活を強いられているのである。これには，前項で述べた集団力学の「闘争−逃避 (BaF)」

が噛み合うが,問題はそれだけではない。

災害後復興過程位相(表10)の第1,第2位相では,人々は脅威体験のまっただ中に居ながら,痛みや怖れ,不安は,感じることなく果敢に英雄的な行為や助け合いに邁進している。このような時,人間は極めて動物的に,人間的痛みや怖れ,不安を,否認することによって場を凌ぐだけでなく,積極果敢な行動をとって種を守ることをするのである。震災直後は,現実脅威や不安は「否認(denial)」され,それが最良の防衛であり適応のメカニズムとして働く。第3位相は,それが解けることを意味し,目の前の現実に幻滅し,絶望の恐怖に見舞われるようになるのである。ところが「頑張れ,頑張ろう」を自らに課し,またその集団力学に包まれていると,第1,第2の位相に有効であった「否認」を人々はその後も続けて用いることになり,支援者も第1・第2位相の傷には触れない対処態度に固執し,すなわち筆者らが公職者の心理教育に「トラウマという言葉は使わないで」と要請されたように,互いに傷に触れることを避けて,「否認」の同調で痛みを解放する助けとは逆方向に向かうことも多々生じた。そうなると,被災者の心の衝撃は痛みと共にそれに立ち向かうことも否認され,心の奥底に不安定なまま固めて貯留されることとなり,PTSDが遷延化されてしまう。治療的助けや予防が必要な心の痛みは,隠れるだけでなく隠される力学によって,このように潜行してきているのが2年目の重い現実である。被災直後から政府が提言を求めた有識者会議は,人々の孤立を防ぐことを強調したが,孤立の根となる心理的孤立に対しては何の対策もとられてこなかった現実があると言ってよかろう。

(d) 逆転移

大災害支援を困難にする大きな問題は,これまでの記述に明らかなように,被災者だけでなく支援者の問題が並行する所にある。アメリカ政府を震撼させた従軍精神科医の乱射事件がその悲惨さを極端に現したように,治療や支援をする側も二次三次被災を被り,治療援助的方向に働けることの保障はない。保障を支援システムの内に作り上げていかなければならないのである。支援責任者や現場の支援者が人知れず自死に消えていくことは,被災者のみならず支援者の心理的孤立の結果である。

表10復興過程の位相1-2の過程で,皆で困難に立ち向かっている時はいい。一人一人がわれに帰る第3位相からの,PTSRやPTSDに対する予防治療的対処にはすでに述べたように心理力動的に強い抵抗が働き,治療者や支援者の

二次被災の過程が始まる。元々多くの現地支援者自身が，被災者であるということもある（Kotani, 2013）。被災後5カ月〜6カ月頃からの支援は，実質被災者が被災者を支援している構図となっているとみなさなければならない。そこにある「被災者－支援者」関係には，多かれ少なかれ傷つきのレゾナンスが生じ，トラウマ予防や治療にはこれを回避するマイナスのシナジー効果が当然生じる。その問題は決して責められるべきことではないが，プラスのシナジー効果へ転ずる対処が必要である。精神分析でいう逆転移の治療的取り扱いの課題である。

　当然，県外から通う筆者ら自身も例外ではない。よそ者としての抵抗を受けるだけでなく，大きな流れで生じている大災害トラウマ／PTSDに対する反治療的展開に巻き込まれる可能性も多々あった。幸い，世界各国の戦争，テロ，自然災害の被害者／被災者のトラウマ／PTSD治療の専門家でありリーダーである精神科医やサイコロジストで構成されているIAGPのトラウマ／PTSD対策本部が，筆者のバックアップネットワークを構成し，筆者がリードする心理臨床アクションの方針，実践処方，成果の検討に随時参与してくれた。筆者自身の二次被災トラウマを予防するだけでなく，ストレスによって判断が片寄らないようにネットカンファレンスを常に提供してくれた。予想だにしなかった国際協力である。

（2）戦略的対処方略と集団精神療法

　大災害がもたらす心への衝撃が，復興過程に様々に絡み合って復興阻害要因を生み出すことをわれわれは見てきた。個人力学，小さい集団力学，大きい集団力学が重なり合い，絡み合って，見えるものまで見えなくなる。とりわけ心の復興過程に，この問題が大きい。多元多重要因が絡み合い，治療者，支援者もそれらのサービスを受ける側もひいてはそのリーダーたちも，皆被災者であることが，問題をさらに複雑にすることも見てきた。

　見えないものを見えるようにし，阻害要因関係を洗い出し，もつれた糸を解きほぐしていかなければならない。そのためには，セクショナリズムを越えた戦略的対処方略を展開していかなければ，大きな集団力学の中で多くの善意の努力が空回りし，無力感と破壊的絶望感さえ生む。組織行動も直線的となり，臨機応変の問題対応と成果の検討がなされず，先行きの見えないままの反復的努力にすり切れてしまうことさえ生ずる。戦略的な支援連携の結節点を求めて公的組織の担当部署に関わるごとに，ネットワーキング不能の閉鎖的な反復説

明ばかりに出合ってきた。戦略的に復興過程の阻害要因の砦を一つ一つ落とし，さらには全方位的に全体を観る確かな眼を持って組織や社会の縦と横の力学を有機的に起動転回していかなければならない。

　復興事業を戦略的に展開できない弱点は，旧日本軍組織の弱点を引き継いでいると言われるままの日本組織の縦割りと部署の抱え込みの固さにある。個人を守り生かすために縦横無尽に動く集団力学に疎いままである。

　このことの知を含め，心の復興とそれに重なって必要な心の衝撃に対する臨床知と，家族，学校，地域の教育方法の知（K）を高め，戦略は常にグランドデザインのもと個々の復興阻害要因を切り落としていく体系的な展開でなければならない。その上で，常にその成果が共有確認されるなら，その知（K）に合致する態度（A）を関係者で共有し，実践実効性（P）を高めていくことができるであろう。

　そのようにして，復興過程の広い視野のもとに集団精神療法展開が進められるなら，本章で示したサポートグループに見られたように，そこに凝縮した形で復興過程の大きな問題も個々人の小さな問題も現れ出る。集団精神療法が，復興展開の先導をする方舟の意味を持ってくるであろう。

　このような戦略的な心の復興を押し進めていくために，今必要なことは，確かなリーダーシップである。組織の上位構造のリーダーシップが弱いため，せっかくの知（K）も現場には届かず，必要な時宜適切な組織介入（P）が阻害された。どんどん送り込まれた県外からの専門職の応援カウンセラー，看護師，精神科医，教師たちの大災害危機に必要な知と技術の実践力に加えて，確かなリーダーシップは派遣前に訓練されなければならないし，派遣期間中も訓練は続けられなければならない。専門職が専門職たり得ない未知の事態が次々に生じるのが，大災害における PTSD 予防と治療の現場である。支援専門職者自身が当然に二次被災に至ることが分かっていながら，実践家の訓練支援と二次被災予防の絶対的不足に未だ対応がなされない現実は，現状のリーダーシップの弱さそのものである。

　未だ震度 5 前後の地震が続く中，地鳴りの耳音も消えないままに，人々は怖れ，不信，哀しみを抱えたまま，自然の驚異と人間社会の狭間で孤立感を抑えて今を生きようとしている。多くの怒りが押さえ込まれている。数々の壁に囲まれた戦いにあって，正当な怒りは突破口をもたらす。怒りを怖れず，それを確かな生産エネルギーとメッセージに変えていく仲介を果たすのが，進歩を果

たした今の集団精神療法である。
(2013 年 4 月 16 日記)

❏ 文　献
Buchele, B. J. & Spitz, H. I.（Eds.）（2004）Group Interventions for Treatment of Psychological Trauma. American Group Psychotherapy Association, New York.
Gutmann, D.（2012）The Founding Trauma: To Accept It or Transform It …… The Tragic Case of Fukushima, 11th of March 2012. Intervention at the Meiji University, Tokyo. Given as a Special Lecture chaired by Prof. Kotani at the 29th Annual Congress of the Japanese Association of Group Psychotherapy, Tokyo.（http://www.praxis-international.eu/uploaded/Fukushima%20Version%20finale%20IAGP%20Japan.pdf）
小谷英文（2012）震災復興支援の力と集団. 集団精神療法. 28(1), 5-7.
Kotani, H.（2013）From my experience of disaster and safe space in East Japan. In H. Kotani & F. Bonds-White（Eds.）Creating Safe Space through Individual and Group Psychotherapy. Institute of Psychoanalytic-Systems Psychotherapy Publication, Tokyo, 257-275.
Stoddard, F. J. Jr., Katz, C. L. & Merlino, J. P.（2010）Hidden Impact: What You Need to Know for the Next Disaster. Jones & Bartlett Publishers, Sudbury.

❏ 注　釈
注１）本章は，3.11 震災勃発時より，共に苦しみながら復興の闘いを進めている宮城学院女子大学　発達科学研究所　足立智昭教授，西浦和樹教授，そして一人一人名前は挙げないが国際基督教大学高等臨床心理学研究所スタッフとの共同プロジェクトで始まった「震災復興心理・教育臨床センター」（宮城学院女子大学内）全スタッフの仕事によるものである。当センターは，2013 年 3 月までは，JICUF（日本国際基督教大学財団）の資金援助を得て展開し，2013 年 4 月からは仙台青葉ライオンズクラブからの支援を受け，ライオンズクラブ心の復興プロジェクト（ライオンズクラブ国際協会 332-C 地区 1R2Z）基金による，宮城学院女子大学と PAS 心理教育研究所の共同プロジェクトとなった。
注２）読売新聞５月２日（月）「専門家は『患者を救えない』と危機感を強めている」と，警告を発している。重い現実でありかつ誤解を招く記事でもあり，その後報道の自粛もあったと聞くが，これらの現実対処も含めて「心の衝撃」への対応には大きな混乱があったしなお現在も続いている。
注３）資料「被災された方の心のケアについて」平成 23 年 12 月 27 日（厚生労働省資料 1-3-3, 2 頁）。被災３県（岩手，宮城，福島）の被災者合計２から３万人の調査対称が設定されているが，平成 25 年 4 月現在で，本文にある石巻市雄勝地区と牡

鹿地区の調査結果以外は公表されていない。また極めて深刻な調査結果を示した上記2地区については追跡調査とその対策があって然るべきであるが，その行方は示されていない。

注4) 本書（Hidden Impact）は，東北被災支援に当たった専門家により翻訳され，目下翻訳編集，校閲中にあり，近々に当金剛出版より刊行される予定である。

注5) 前頁資料「被災された方の心のケアについて」（厚生労働省；資料1-3-3, 1頁）

注6) 宮城県保健福祉部「東日本大震災―保健福祉部災害対応・支援活動の記録―」9章5節, 169頁

注7) 宮城学院女子大学発達科学研究所・国際基督教大学高等臨床心理学研究所　共同プロジェクト「東日本震災復興心理・教育センター」記録より

注8) EJ センターホームページ http://ejcenter.wordpress.com，あるいは IADP 第18回大会論文集を参照のこと。

注9) Zunin, L. M. & Myers, D.（1990）Phases of disaster. Unpublished training materials. 詳細は，Myers, D. & Wee, D. F.（2005）Disaster Mental Health Services: A Primer for Practitioners. Brunner-Routledge, New York.

注10) L. M. Zunin & D. Myers, in D. J. DeWolfe, Training Manual for Mental Helath and Human Service Workers in Major Disasters, 2nd Edition., DHHS publication no. ADM 90-358 (Washington, D.C.: U.S. Department of Health and Human Services: Substance Abuse and Mental Health Services Administration, Center for Mental Health Services, 2000).

注11) これらのサポートグループ東北モデルについては，2012年3月，9月に仙台において開催された国際力動的心理療法研究会第18回大会プレコンファレンスおよび本大会において，本文に述べたトラウマ治療の手引きを編纂した AGPA 元会長の Dr. Buchele や執筆者の一人 Dr. Aronson 他 IAGP（国際集団精神療法集団過程学会）からの幹部応援講師らと技法交換し，共同で市民支援プロジェクトにおいてデモ実施して精練されたものである。また本章の初稿は，2012年2月29日アメリカ集団精神療法学会ニューヨーク大会におけるシンポジウムにおいて，元国際集団精神療法学会理事長 Fern Cramer-Azima, Ph.D. によって読まれ，討議に付された。Azima 博士は震災勃発時より筆者にインターネット交信による強力なバックアップを果たしてくださった。協働の成果を検討をしていく過程にあったが，本書の刊行を目前にした昨年（2013年）12月20日急逝された。世界の集団精神療法の発展に尽くされた多大な貢献に対する尊敬と震災支援の協働への深い感謝の念をもってご冥福を祈る。

終 章

集団精神療法のあした

1．進歩と較差

　進歩は素晴らしいものだが危険もある。その恩恵に与るものとそうでないものとの間の較差を大きくするからである。今日，科学の進歩は，同時にその恩恵に関わるグローバル化を急速に進めている。集団精神療法もその例外ではない。9.11 ニューヨークテロから東日本大震災そしてボストンテロ，その間の世界各地における災害被害に際して，各国集団精神療法学会のアンブレラ学会として組織されている国際集団精神療法集団過程学会（IAGP）は，トラウマ／災害対策本部から即座にそれぞれの地域に対策最新知を送って対応協議のネットを張り，進歩の最先端の応用を図っている。しかし較差の大きさは，最新知が伝えられてもそれが使えない，使おうとしても使う技術が伴わないために過った使い方によって新たな問題を引き起こすか，最新の知見をそもそもなかったことにしてしまうことも生ずる。

　臨床科学が進歩すればするほど，知見と実践の間をつなぐ技術の訓練が欠かせない。知見は，研究者間ネットと教育によって一昔前とは比べ物にならないほどのスピードで広まる。東日本大震災に対する日本人の沈静化の早さとトラウマに関わる沈黙の治療的対応への困難さは，海外のエキスパート達に報告された数分後には，その心理力動と隠されている葛藤の意味，さらには可能な臨床技法について対策ネット会議で検討が始まった。そこでさえも同じ問題が起きた。IAGP 対策本部ネット会議は，災害時の時々刻々に各当事国セラピストが持ち込む課題に，最適の臨床的知見と技法の可能性を検討し，当事者にベストの遠隔支援を果たす。議論に参加するのは，各国の集団精神療法学会を代表するあるいは各学派を代表するトラウマ／災害治療のエキスパート達である。その面々が知見を同じくしながら，議論に混乱が生じる。知見と臨床の間には現実化の距離があるからであり，その距離を縮める技術の介在が必要である。臨床知見とそれを生み出す技術は，切っても切れない関係にある。科学的知見

の共有は早くとも，科学技術はとりわけ人を介する臨床技術は知見のように右から左へと言うわけにはいかない。

　精神療法の最新知見がいち早くグローバルに配信され，翻訳されて，臨床知の共有がなされても，技術の伝達がなされないと臨床の現実は実現されないのである。集団精神療法の1970年代からの飛躍的進歩は目覚ましいものがあるが，臨床の現実として決してグローバル化が果たされている訳ではない。むしろ進歩した分だけ臨床実践の較差が広がっているとも言える。本書は，その進歩を本邦に伝える筆者の最初の書として，臨床実践を支える臨床知の理論と技法をできる限り技術と嚙み合わせて示そうとしたが，限界は明白である。さらに臨床知を現実化する技術の体系と，それを身につける骨組みと道筋を示す技法書が必要である。文字通りに，武蔵の『五輪書』にあたる技法体系の書は，集団精神療法躍進の地アメリカにおいてもそれに次ぐイギリスにおいても見当たらない。筆者自身の課題とも認識しているが，グローバルな課題と言ってもよかろう。この課題は，個人精神療法にも共通する。

2．技法伝達の問題

　集団精神療法も個人精神療法も，生身の人を相手に生身の人が心と心を交わし精神作業をする営みである。その作業に有効な働きをする人としての治療的媒体の振る舞いを，技術と捉えることに違和感を覚える人は非常に多い。そのことをグローバルに問題として掲げ，独自の心理療法展開に至ったのがCarl R. Rogersであった。彼はその振る舞いのあり方を必要十分条件によって明示し（Rogers, 1957），技術を排し心理療法家の振る舞いのあり方を「態度（attitude）」と規定した。Rogersのこの主張は，日本の精神文化に極めて馴染みがよく，彼自身そのことを認めていた。彼の真意は技術として位置づけることによって，セラピストのクライアントとの関係性や介入が非人間的な，換言するなら機械仕掛けの営みになることを徹底して避けることにあった。その流れはその後，奔流に加え様々な支流も生み，診断の排除から助言の禁止，専門性の遺棄までもが叫ばれ，例えばカウンセラーは話しを聞いてくれる隣のお姉さんと言った表現までも現れるに至った。

　筆者がRogers先生との直接交流から得た学びから，その流れのいずれの主張もその本意とする所に誤りを認めるものではない。ただの人として，ただの

人と出会い，そこに生ずる純粋の交流には，不要なノイズがない。そこで互いに作用し合う心と心の営みに，真実の心の成長がある。全く異論がないのであるが，そのような人と人との間にわれわれはいかに立つことができ，貢献できるのか。そうできるようになるために，どのような努力をしていくのか。その課題が，そっくりそのまま個人の責任にかかってくる。それが実現できようができまいが専門性が外れれば，自ずと職業性もそこにはないので，それは個人の生き方となり社会的責任も生じなくなる。それでは職業セラピストの業ではなくなる。ところが他方で，カウンセラーは職業化され，医療における精神療法は正に社会責任の重い専門職の営みとなる。ここに現実の社会的問題が複雑に生じていると言ってもよかろう。そしてこの問題，すなわちカウンセリングの本質はどこにおかれるのか，心理療法の本質は，医療における精神療法の本質は，わが国の実情として，未だに明解になってはいない。

　この本質的問題が曖昧なままに据え置かれていることが，そもそも技法と呼ばれる内容を明瞭にしない，よって技法伝達も明確な体系を持って行われることのない現実に帰結することになる。現在のわれわれ日本における心理療法および精神療法の専門性の危うさの現実がここにあると言って間違いはなかろう。

　しかし先進の国々でこの問題が十分に解決されているかと言うと，前項で述べたように臨床知に並ぶほどに科学技術としての技法体系が十分に確立されているとは言い難い。医療界でエヴィデンス・ベイストが声高くなり，心理臨床界がこれに追随した背景に，臨床実践の妥当性と信頼性を担保できる一定基準の技法変数が整えられていない問題があったし現在もあると，筆者はみなしている。それがまた一定基準のパフォーマンスを保証する資格の信頼性を薄いものにしてしまう悪循環を生み，精神療法や心理療法の社会化を弱いものにしてしまっているのではなかろうか。技法伝達の基盤は，学術的に社会的に未だ非常に弱いのである。

3．集団精神療法の技法伝達の課題

　先進アメリカで，全米公認集団精神療法師資格（CGP）制度を発効するための最初の体系的訓練プログラムがニューヨーク大学医学部でスタートしたのが1978年であった。筆者はその第一期生であった。訓練体系は明瞭に体系化されて定められ，帰国後，筆者自身が本邦で展開してきた訓練プログラムは，そ

こからの進歩を目指して今日に至っている。30年余りの歳月が経ち，確かな臨床家が生まれている一方で，今なおなかなか訓練展開上の困難もある。

問題は，実は至ってシンプルである。本文でも述べた学会シンポジウム降壇後の二人だけの場でいただいた，土居健郎先生からの筆者へのぴりっとしたコメント「集団精神療法と言っても，突き詰めれば個人療法だね。」また本書緒言をいただいた吉松和哉先生からの私信「集団精神療法は，個人心理療法を含むことでしょう。」お二人のご指摘の点が，そのまま課題であると言ってもよい。

現在はアメリカでもかなり緩くなっているのではないかと，CGP資格トレーニングの第一期生としては疑念を持っているが，少なくとも筆者がそのプログラムに入るに際しては，個人心理療法／精神療法の資格もしくは基準時間を越える臨床経験を有することのかなり高いハードルがあり，日本での経験時間まで確認される厳しいチェックがあった。個人精神療法／心理療法ができることが集団精神療法訓練の前提となっていたのである。これが満たされていない所での，集団精神療法の訓練は非常に困難を呈する。土居，吉松両先生のご指摘はこの点に重なっていた。個人精神療法能力の欠如は，個人の治療的変化と非治療的変化の見極め不能を意味する。さらに集団力動は，個人の防衛や抵抗を容易に隠し，甘えや，同一視，投影，否認等々の原始的防衛に寛容なだけでなく，本文でも述べた吉松先生ご指摘の副作用を数々生じさせ，精神療法としての展開を大きく妨げる可能性を有している。

そこで進歩を遂げている現代の集団精神療法の技法伝達における真の課題とは，この前提条件がクリアされている所での問題の克服ということになる。個人，集団を問わず現代の精神療法技法伝達の課題には重いものがあると，筆者は感じている。生身の人間の精神作業に関わる臨床の営みということにおいて，生死の境に立とうとする『武道』の技術錬磨の難しさに似た重さと厳しさである。これまでの精神療法の技法伝達は，理論の学びと実践指導（スーパーヴィジョン）に加えて，自らの精神療法体験の3本柱によって構成されていた。武道の倣いに似ていよう。書を読み，兵法のあらゆる可能性を学び，後は実践稽古を重ね，究極は学びたい相手と刀を交えて立ち会う。技法伝達の主要部分は，実践指導の中で行われる口伝と師との直接対決にある。

先の土居，吉松両先生からの言も，筆者の得意満面のその瞬間に打ち込まれた楔の口伝であった。Rogers先生には，引け目を現したその瞬間に「ひるむな」と，Pinney先生には，セラピストの専門性から降りてしまった瞬間にただ一

言「Sir」と呼ばれ，責任ある位置に一気に引き戻された。Tuttman先生には，セッションのいつ何時であれその時の「分析は？」と問われ，止まらない分析展開を，Scheidlinger先生からは口伝の受け取りのたびにその場の事象の理解の互いの違いを正された。それらの口伝を自分自身の体験の中に安定して位置づけて経験化し，それをまた臨床の現在に縦横に応用する体系に組み込み，自分自身の技法のソフトウェアを整えることが，筆者自身の技法の体系化の過程であった。

武蔵の『五輪書』は，彼自身の身につけた技法を最小限の言葉で，立体的に術理と共に描き出し，それを個人の裁量部分を最大限残して伝えることに驚くほどに成功している。読み込んでいくと，彼の記載している術理がいかにも物理学的であることに気づかされ，かつ身体生理学的であり心理学的であることに感嘆させられる。

科学技術としての精神療法，そしてそれを基盤とした集団精神療法の技法を，生身の身体生理学的，心理社会的存在である自分自身を素材として磨く過程のノイズを落として，描き切ること。それが果たせるなら，そこに訓練生の誰もが自分の技法を磨く過程を創成する機軸を見出し，意欲がわいて来る技法錬磨の営みを共有する空間を生み出せるであろう。技法錬磨のエヴィデンス・ベイストも追求されなければならない。技法の錬磨は，成果を明瞭にする。成果が明瞭になることによって，技法はいっそう錬磨の促進スパイラルを生む。それは生身の自分を使う主観体験と，それがグループやその評価者にも共有される客観体験と交差する。実にエキサイティングな空間である。

本書にそのほんの一端でも覗かせることができていれば，筆者の課題の明日が見えてくる。つたない仕上がりであり，『五輪書』にはほど遠いが，それでも本書の刊行に至るに多くのかけがえのない助けを得た，謝辞を表して本書を閉じることとし，これによって一人でも多くの仲間が増えることを期待する。それがまた次なる挑戦に向かう筆者のエネルギー増幅器となる。

蛇足になるが，本書は筆者がライフワークとしている「人格変化の理論と実践技法」を追究した，学位論文を中心に据えた一連の論文の半分にあたる。社会，組織，集団の力学と絡み合いながら，個人がいかにその人生の道なりにおいて変化できるかを問う後の半分を，次なる書でさらに追究したい。それによってやっと現代から未来に向けての『五輪書』に近づけるものと夢想している。

❏ 文　献

Rogers, C. R. (1957) The necessary and sufficient condition of therapeutic personality change. Journal of Consulting Psychology, 21(2), 95-103.

❏ 謝　辞

　筆者にとって憧れの大先輩でもあり，学会の戦友のように感じている吉松和哉先生には，極めて短期間のうちに全ての原稿にお目通しいただき，過分な緒言をいただいた。深く感謝申し上げる。いっそうの精進を持ってご厚情に応えていきたい。

　筆者の退職の節目にと，本書刊行の労を執って下さった国際基督教大学　西村馨　上級准教授には，刊行が遅れ気を揉ませてしまった。お詫びと共に深く感謝申し上げ，同高等臨床心理学研究所のますますの発展を祈念する。

　当初は，論文集の計画で早い脱稿による刊行のつもりであった。東日本大震災臨床の過程で問い直すべきこと多々あり，書き下ろしが大幅に増え，刊行が遅れた。筆者の甘えをご甘受いただいた金剛出版社長　立石正信氏，編集担当　弓手正樹氏に心よりのお礼を申し上げる。

　PAS心理教育研究所研究員伊藤裕子先生には，書き下ろしのための臨床逐語録の整理をしていただいた。また同研究所主任サイコロジストの中村有希先生には，文献の整理確認，全原稿のレビューと字句の緻密な校正の労をとっていただいた。一人一人名前は挙げないが，同研究所で中村先生と共に作業して下さった研修生の臨床心理士の方々の労もあった。記して心より感謝する。

推薦基本図書

力動的集団精神療法の基礎を
しっかりとしたものにするために

MacKenzie, K. R. (1992) Classics in Group Psychotherapy. Guilford Press, New York.

M. Kissen (1976) From Group Dynamics to Group Psychoanalysis: Therapeutic Applications of Group Dynamic Understanding. Hemisphere Publishing Co, Wshington D.C. (佐治守夫・都留春夫・小谷英文訳：集団精神療法の理論：集団力学と精神分析学の統合. 誠信書房, 東京.)

Pinney, E. L. (1977) A First Group Psychotherapy Book (The Master Work Series Paperback). Jason Aronson, New York. (First published in 1970)

Scheidlinger, S. (1982) Focus on Group Psychotherapy: Clinical Essays. International Universities Press, New York.

MacKenzie, K. R. (1990) Introduction to Time-Limited Group Psychotherapy. American Psychiatric Press, Washington, D.C.

Tuttman, S. (Ed.) (1991) Psychoanalytic Group Theory and Therapy: Essays in Honor of Saul Scheidlinger (Monograph Series American Group Psychotherapy Association). International Universities Press, New York.

Alonso, A. & Swiller, H. I. (1993) Group Therapy in Clinical Practice. American Psychiatric Press, Washington, D.C.

Stone, W. N. (1996) Group Psychotherapy for People with Chronic Mental Illness. Guilford Press, New York.

Roller, B. (1997) The Promise of Group Therapy: How to Build a Vigorous Training and Organizational Base for Group Therapy in Managed Behavioral Healthcare. Jossey-Bass Publishers, San Francisco.

Fugeri, L. B. (Ed.) (2001) The Technique of Group Treatment. The Collected Papers of Louis R. Ormont, Ph.D., Psychosocial Press, Madison.

Rutan, J. S., Stone, W. N. & Shay, J. J. (2007) Psychodynamic Group Psychotherapy. 4th Edition. Guilford Press, New York.

索　引

人名

Alonso……27, 134, 159, 160, 317
Anthony……209
Asch……40, 43
Beres……87, 88
Besser & Bratt……101, 109
Bieber……158, 159
Bion……45, 88, 95, 134, 136, 148, 149, 162, 239, 240, 266, 268, 303
Blos……106
Burrow……32, 133, 209
Cappon……159
Diamond……133
Durkin……136, 137, 159
Erikson……35, 45, 78, 96
Ezriel……32, 134
Foulkes……45, 134, 138
Freud, A……106
Ganzarain……83, 136, 210, 216
Goldsmith……200
Greenson……75, 176
Gutmann……88, 304, 305
Hofstede……39, 40, 46
Hopper……40
Jones……192
Kanas……210, 216, 218
Kernberg……106, 136, 210, 216
Kibel……27, 210, 212, 216, 218
Kissen……31, 83, 96, 109, 113, 136, 317
Knobloch & Knobloch……192
Kohut……89, 176
Lange……63, 64
Lawton……210
Lazell……209
Lewin……30
Liff……83, 134, 136
Lowen……83, 186
MacKenzie……23, 134, 149, 282, 317
Main……192
Marsh……209, 216, 217
Ormont……32, 83, 149, 159, 160, 176, 280
Perls……83
Pinney……65, 66, 72, 79, 83, 103, 104, 106, 107, 133, 134, 138, 146, 156, 210, 215, 216, 219, 220, 226, 233, 280, 282, 314, 317
Pratt……23, 56, 78, 133, 209, 216, 217
Rachman……83, 89
Rogers……27, 30, 31, 40, 83, 84, 86, 87, 88, 89, 90, 91, 92, 94, 136, 195, 281, 312, 314
Rosenbaum……134, 159
Rutan……32, 134, 160
Sadock……23, 32, 159
Scheidlinger……23, 31, 32, 41, 48, 83, 85, 134, 136, 139, 160, 193, 209, 315, 317
Schilder……32, 134, 209, 215, 216
Semrad……209, 210, 218
Slavson……134
Smiles……180
Spotnitz……27, 159, 160, 210
Stein……158, 159, 160
Stone……27, 32, 134, 210, 212, 216, 233, 317
Sullivan……116
Sutherland……134
Tarachow……176
Tuttman……27, 83, 134, 216, 219, 315, 317
von Bertalanffy……137
Wender……32, 134, 158, 209
Wisdom……39
Wolf & Schwartz……134
Zunin & Myers……289, 290, 303, 310
イチロー……8, 29
内川聖一……29
オバマ大統領……130
川上哲治……122
孔子……278

鑪幹八郎（Tatara）……40, 42, 47
土居健郎（Doi）……5-9, 39, 40, 52, 68, 79, 85, 314
豊田章夫……130
ナーガールジュナ……146
長嶋茂雄……122
中根千枝（Nakane）……39, 48
野島一彦……86
畠瀬稔……84
フロイト（Freud, S）……5, 78, 115, 116, 133, 229
棟方志功……281
村上陽一郎……35
村山正治……84, 86
山口（隆）・増野（肇）……192
山下格（Yamashita）……48
吉松和哉……10, 23, 280, 314, 316

記号

ΔF＝AΔx……64, 65, 67, 68, 75, 76, 103, 113, 121, 130, 135, 153, 161, 170, 185, 199, 210, 267, 280

アルファベット

ASR→急性ストレス反応
BASK……123, 124, 127, 128, 129, 130
CGP（Certified Group Psychotherapist、全米公認集団精神療法師）……145, 156, 313, 314, 330
IAGPトラウマ／災害対策班……304
ICD-10……272
KAP……283, 286
　　　──ギャップ……303
PAS心理療法……72, 76
PAS理論……65, 111, 120, 122
PCAワークショップ……31, 32, 83, 195
PTSD→外傷後ストレス障害
PTSR→外傷後ストレス反応
relentless healer（妥協なく絶え間なく介入する治療者）……112, 216, 219, 228
SMG（Story Making Group）……189, 190, 191, 289

TKS→対人恐怖
WBSI（Western Behavioral Sciences Institute）……84

あ

アイソモルフィ……133, 197
アイソモルフィック（isomorphic、異種同形的な）……134, 167, 190, 280
　　　──・プロセス……197
アイデンティティ・グループ……8, 33, 42, 81, 83, 87, 90, 92, 93, 95, 96, 97, 100, 101, 107, 112, 114, 117, 120, 121, 124, 125, 127, 128
　　　青年期──……100, 114
アクトアウト→行動化
アクトイン→行動化
アセスメント……63, 94, 106, 108, 127, 138, 139, 141, 142, 169, 173, 186, 188, 202, 203, 212, 224, 228, 292
　　　──面接……142, 169, 173
圧縮……108, 110, 111, 112
アナライジング……199, 200
甘え……5, 7, 39, 40, 51, 52, 75, 85, 160, 172, 314
　　　「良い」──……52
　　　「悪い」──……52
アメリカ集団精神療法学会（AGPA）……205, 285, 304
アメリカ心理学会……56
安全感……60, 88, 111, 146, 147, 150, 167, 172, 200, 202, 203, 257, 270, 279, 280, 295, 301
安全空間……19, 20, 32, 33, 34, 87, 88, 89, 91, 107, 116, 123, 129, 144, 146, 151, 152, 164, 170, 185, 193, 198, 200, 216, 222, 224, 239, 267, 269, 292, 302
　　　──感覚の覚醒……185
　　　──体験……265, 292
　　　──造り……107
　　　──保障……95, 151, 164, 200
　　　──理論……51, 88
　　　心的──……20, 22, 87, 89, 151, 193, 292, 302
安全操作……87, 116, 167, 265
怒り……9, 21, 73, 75, 111, 113, 142, 170, 188, 203, 216, 222, 236, 290, 296, 303, 308

索引　321

行くものは行かず……122, 130, 146
生け贄造り→スケープゴート力動
意志……129, 137, 190, 199, 211, 280, 281
依存グループ（BaD）……303
依存性基底的想定→基底的想定
一次操作反応……62, 63, 65, 66, 68, 69, 70, 264, 270, 279
一者関係……162
一般システムズ理論→システムズ理論
イップス……123
イド……153, 278
今ここで（here and now）……32, 92
　――の体験……76, 92, 147, 199
インテグレイティング……199, 200
うつ
　――症候群……86, 91
　――病……106, 233
　心因性――……168, 272
　軽症――……53
　慢性――……85, 330
運営共通基盤技法：PFAI モデル……199
エヴィデンス・ベイスト……6, 24, 26, 27, 28, 29, 30, 313, 315
エグゼクティヴ・コーチング……117
エスリン研究所……84, 186
エディプス葛藤……85, 96, 105, 106, 107, 109, 110, 112, 116, 202, 217, 272
　――の再燃……100
エディプス関係……176
エディプス水準……160
エディプス発達……106, 176
エディプス布置……278
エネルギー使用の最大化……118, 119
エネルギーベクトル方程式……104, 121, 187
絵本読みグループ……289
エラーの最小化……118, 119
エンカウンター・グループ……84, 86, 91, 94, 159, 171, 184
援助拒否的申立人（help rejecting complainer）……170
エントロピィ……88, 111, 123, 127, 129, 161, 163, 164, 166, 170, 197, 198, 201, 217, 218, 219

大きな技法……282
オープン（グループ）方式……143, 212, 216, 301
オリエンテーション／スクリーニング・グループ……141, 142, 143
オルタネイト・グループ……94, 95, 96
オルタネイト・グループ技法……94

か
外傷後ストレス障害（PTSD, Post-Traumatic Stress Disorder）……9, 17, 18, 33, 78, 139, 168, 186, 189, 266, 283, 284, 286, 285, 286, 287, 288, 289, 290, 291, 294, 297, 300, 302, 303, 306, 307, 308, 330
外傷後ストレス反応（PTSR, Post-Traumatic Stress Reaction）……284, 285, 286, 290, 291, 294, 298, 302, 303, 306
外部場……63, 64, 65, 69, 104, 153, 170, 185, 211, 213
解離……160, 182, 188, 189, 304
カウンターアイデンティティ（counter identity）……91, 92
　――症候群……91
科学性……7, 26, 27, 28, 30
学童期……85, 91, 105, 106
隠れた衝撃……284, 285
隠れる場所……42
可視化……63, 64, 66, 76, 94, 137, 163, 181, 210, 211
型どり（molding）……200, 203, 211, 218, 220, 226, 227
活動期……113, 149, 150, 151, 152, 282
過程アセスメント→セラグノーシス
観見の目付……214, 223, 225, 226, 280
観察自我……109, 150, 153, 267, 268
危機介入……87, 93, 94, 190, 232, 283, 284
基底的想定グループ（Ba- グループ）……45, 67, 88, 95, 105, 148, 152, 239, 240
　依存性――……44
　――力学……303, 304
逆転移……18, 19, 21, 28, 112, 128, 144, 158, 159, 225, 240, 267, 300, 306, 307

キャタリスト（触媒）……151, 156
急性ストレス反応（ASR）……298
教育的集団療法……133
教育的対話法……289
境界性人格構造……102, 266, 269
　──群……23
境界性パーソナリティ障害……23, 25, 27, 32, 101, 106, 127, 142, 160, 168, 172, 173, 176, 236, 270, 283
凝集性……32, 33, 46, 47, 51, 65, 70, 193, 197, 226
共有自己……46, 47
共有超自我……47
キレる……6, 17, 24, 25, 27, 53, 101, 102, 104, 106, 110
キンドリング（kindling）……107, 111, 112, 127, 257, 265, 274, 275, 276, 278, 280
空……8, 122, 130
空想……189
クラゲ運動……72
グランド・メイトリックス……239, 240
グランドルール（基本ルール, ground rule）……43, 93, 94
グルーピィ（グループ依存, groupy）……85
グループ環境……293
グループ設計……141, 143, 211
グループ装置……107, 108, 109
グループ中心アプローチ……212
グループ展開……57, 83, 93, 95, 127, 137, 280
グループ発達……68, 112, 114, 125, 134, 148, 149, 150, 151, 152, 166, 223, 226, 227, 282
グループ反抗……172
グループプロセス……41, 63, 94, 105, 112, 124, 125, 126, 240, 241, 267, 268, 281, 293
グループ・メイトリックス……7, 32, 45, 46, 47, 49, 125, 139, 147, 161, 185, 199, 213, 214, 216, 255, 265, 267
グループ目標……45, 113, 140, 142, 144
クローズド（グループ）方式……143
形成期……112, 113, 149, 172, 216, 218, 282
傾聴−反応発話……93
契約

グループ──……93, 94, 172, 222
結核患者学級……133
原始群仮説……96, 109, 116
原始的防衛機制……45, 107, 148, 293
コア・リーダーシップ・グループ……34
攻撃性……21, 25, 64, 100, 102, 105, 107, 108, 109, 110, 111, 112, 116, 127, 135, 167, 219, 238, 241, 281, 291
行動化（acting-out）……87, 91, 108, 167, 168, 171, 172, 176
　グループ内（の）──……267
　個人内──……176
コーチング……29, 78, 117, 119, 120, 130, 190, 199, 230, 330, 331
国際基督教大学高等臨床心理学研究所……283, 309, 310
国際集団精神療法集団過程学会（IAGP）……24, 29, 38, 307, 310, 311
コセラピスト……143, 144, 145
コミュニティ・グループ……34
五輪書……6, 225, 226, 271, 282, 312, 315
コンサルテーション……185, 186, 188, 190, 233, 287, 292, 330
コンジョイント・セラピィ……158, 159, 192, 196
コンテイニング（containing）……107, 148, 149, 198, 217, 292
コンテイン（contain）……32, 51, 108, 109, 139, 148, 149, 150, 151, 164, 166, 195, 198, 203, 240, 292, 301
コンテインド……198
コンテインメント……51, 203, 292, 301
コンデンス→圧縮
困難患者……9, 20, 41, 56, 90, 91, 120, 138, 142, 159, 160, 167, 175, 180, 183, 219, 232, 266, 267, 279, 280, 283
　現代──（difficult to treat, difficult to be treated）……53, 175, 176, 180, 272
コンバインド・セラピィ……32, 41, 129, 153, 158, 159, 160, 166, 167, 166, 168, 172, 173, 174, 175, 176, 196, 205

さ

罪悪感……50, 203, 262, 290, 299, 300, 302
災害後復興過程……289, 306
再覚醒化グループ→リージャス
再構成……27, 30, 90, 106, 107, 135, 136, 139, 152, 156, 209, 212, 216, 226, 233, 269, 272, 292, 294
作業同盟……91, 93, 141, 200, 268
サポーティヴセラピィ……139, 301
サポート・グループ……33
　──東北モデル……292, 293, 301, 303, 310
サミング……148, 149, 150, 151
三者関係……110, 162, 172
三者力動……32, 162, 278
ジェヌインネス（genuineness, 純正, 率直）……89, 265, 273, 279
自我
　──と自己の相互作用……71, 121
　──の弾力性……71
自我起動鍛錬グループ→セット
自我機能……52, 87, 89, 103, 107, 110, 135, 136, 141, 151, 158, 164, 165, 167, 175, 176, 185, 190, 202, 203, 210, 212, 218, 220, 268, 269, 279
自我境界……44, 65, 70, 116, 127, 146, 147, 148, 149, 150, 151, 152, 162, 167, 175, 215, 217, 218, 224, 228, 258
自我自律（的）機能（自我自律性）……224, 280, 281
自我心理学……87, 89, 90, 210
自我同一性……27, 32, 33, 34, 77, 78, 83, 84, 85, 92, 100, 116, 167, 175, 227
　──発達……83, 85
自我の弾力性（ego resilience, 逞しい柔軟な自我）……34, 53, 77, 85, 90
自我発達……25, 53, 85, 86, 107, 135, 140, 278, 280
自己
　大きい（大きな）──……8, 69, 70, 71, 72, 76, 85, 163
　小さい（小さな）──……8, 69, 70, 71, 72, 76, 85, 163
　中（場）の──……228
自己-身体-対象感覚……188
自己愛……46, 51, 70, 78, 89, 95, 105, 107, 110, 116, 125, 126, 127, 142, 159, 176, 233, 236, 237, 238, 239, 240, 241, 243, 247, 270, 279
　──（性）の傷つき……85
試行グループ……42, 142
自己感……72, 91, 187, 227
自己感覚……70, 86, 187, 188
自己境界……116, 167, 175, 211, 216, 218
自己凝集感……33, 65, 189
自己空間……65, 69, 92, 148, 164, 165, 176, 183, 189, 216, 269, 279
自己実現再覚醒グループ→リージャス
自己心理学……70, 85, 87, 88, 89, 91, 135
自己体験……113, 151, 165, 182, 183, 185, 188, 190, 211, 220
自己体験フィードバック（DER）……151, 220
自己同一性……32, 33, 91, 94, 100, 139, 152, 165, 167, 175, 176, 217, 227
　──感覚……70, 151, 167, 185
自己破壊……34, 53, 91, 110, 126, 148, 160, 161, 163, 175, 176, 180, 193, 201, 232, 272, 283
支持的環境療法……209
支持的集団精神療法……168
思春期グループ……33, 144
システミング……148, 149, 150, 151
システムズ理論……34, 41, 63, 65, 83, 88, 109, 111, 117, 120, 136, 137, 140, 194, 197, 199, 210, 212
システム力学……88, 163
シゾイド-パラノイド態勢……101
シゾイド態勢……304, 305
　──への引きこもり（schizoid retreat）……305
シゾイド防衛……299
児童期……188
社会恐怖……41, 201, 279
社会システム……36, 39, 41, 47, 50, 51, 52, 53, 228
就業（精神療法作業への）……29, 107, 188, 220
修正発達……27, 135, 164, 167, 171, 175, 227

集団境界……70
集団契約……145, 165
集団サイズ……137, 138
集団自我……47, 105, 140, 149, 220
集団主義……39, 40
集団精神療法
　——技法……8, 83, 107, 131, 229
　——構成原理……19
　——の効果……17, 18, 21
　——の定義……18, 21, 134
　——の適用……18, 19, 136, 143
集団超自我……105
集団同一視……67
集団同一性……45, 50, 77, 105, 106, 115, 116, 126, 133, 140, 143, 164, 176, 273, 290
集団投影性同一視……45
「集団内の個人」アプローチ……69
集団メイトリックス→グループ・メイトリックス
集団力学……18, 30, 31, 33, 37, 44, 68, 97, 115, 136, 137, 145, 154, 303, 304, 305, 306, 307, 308, 317
集団力動……19, 27, 32, 35, 40, 44, 66, 84, 88, 96, 105, 125, 145, 148, 149, 151, 162, 197, 220, 224, 229, 272, 289, 314
柔軟で逞しい自我→自我の弾力性
自由連想(的)発話……57, 68, 70, 93, 94, 200, 293, 294, 296, 298
主張訓練グループ……33
受動-攻撃
　——(的)態勢……107
　——(的)パーソナリティ・スタイル……101
受容……88, 89, 147, 148, 150, 172, 173, 305
シュレディンガーの猫……137, 225, 231
小集団……31, 32, 39, 41, 48, 51, 134, 138, 162, 165, 195, 196, 197, 198, 199, 200, 201, 203, 204, 215, 216, 292
饒舌……122, 123, 128, 222
象徴化……110, 150, 189
情動修正体験……153, 162, 164
ジョークグループ……289

初期過程……41, 45, 112, 302
初期支援……17, 289
人格機能……8, 9, 57, 63, 65, 68, 121, 122, 123, 124, 127, 139, 150, 153, 161, 168, 175, 207, 210, 212, 269, 281
神経症
　——圏……85
　——状態……148, 274
　——水準……8, 150, 167, 272, 273, 278, 279, 280, 281
　——水準の集団精神療法……273, 279, 282
　——のグループ……217, 238, 240
　重度——……272
震災復興心理・教育臨床センター……191, 286, 287, 309, 330
心身エネルギー力学……102
身体エネルギー……64, 103, 185
身体感覚……121, 187, 188
身体性……35, 128, 129, 183, 185, 190
身体同一性……176, 185, 187
心的安全空間→安全空間
心的多元決定論（multiple determinism）……135
親密性……33, 100
心理アセスメント→アセスメント……188
心理学的心性……94, 199, 200, 293
心理教育グループ……33
心理損傷……85, 87, 88, 89, 90
心理力動……23, 27, 32, 49, 64, 66, 68, 83, 91, 103, 117, 138, 139, 158, 169, 240, 279, 289, 292, 302, 306, 311
遂行期……113, 114, 149, 152, 282
水面下の過程（プロセス）……66, 125, 172, 281
スーパーヴィジョン……28, 144, 145, 146, 210, 282, 314, 330
スクリーニング……141, 142, 143, 145
　——診断……138
　——セッション……42
　——面接……42
スケープゴート力動……96, 105
ストレス症候／発達図式……103, 104
スプリットの利用……218

性（愛）衝動……100, 102, 103, 107, 108, 110, 111, 112, 128
性愛性……108, 109, 110, 112, 115
性格抵抗→抵抗
性器性……105, 109
精神神経症……41
精神病圏……85, 267, 272, 280
精神分析的システムズ理論（PAS 理論）……41, 63, 65, 109, 111, 120, 194, 197, 212
精神分析的集団精神療法……33, 40, 41, 53, 83, 92, 94, 125, 133, 134, 135, 136, 137, 138, 141, 142, 143, 144, 146, 148, 149, 151, 153, 156, 159, 160, 209, 279
精神分析的発達理論……85
精神メイトリックス→メンタル・メイトリックス
性的同一性……112
青年期
　　──グループ……95
　　──心性……96, 110
セット（Socio-Energetic Training; SET）……33, 186, 187, 191, 289
セラグノーシス（theragnosis）……127, 141, 143
セラピスト中心（therapist-centered）……212, 216, 217, 219, 220, 228, 231
遷移……119, 210
前エディプス……95, 100, 106, 164, 176, 217
漸成的発達論……135
全体としてのグループ……41, 49
潜伏期……85, 106, 164, 176, 188
全米公認集団精神療法師資格（CGP）……145, 156, 313, 314
相互作用メイトリックス→メイトリックス
創造性……36, 92, 96, 117, 123, 126, 130, 138, 139, 176, 192, 194, 195

た

第一次操作反応→一次操作反応
体験
　　──の経験化……70, 79, 267
　　──の直面化……92, 111, 112
　　──フィードバック……108, 121, 151
体験自我……109, 150, 153, 268
退行……27, 32, 106, 107, 109, 113, 135, 138, 148, 152, 162, 203, 219
大集団……31, 32, 33, 40, 84, 116, 129, 138, 195, 196, 197, 198, 199, 200, 201, 202, 203, 204
　　──力動……84, 197
対象
　　──関係……27, 53, 72, 76, 88, 106, 109, 110, 135, 153, 164, 169, 172, 176, 183, 185, 187, 190, 196, 203, 210, 217, 222
　　──恒常性……32, 151, 168, 170, 227
　　──性……76, 109, 111, 183
外的──……86, 110, 153, 161
内的──……86, 92
対人恐怖……41, 42, 43, 45, 46, 47, 48, 53, 91, 113, 160, 175, 178, 276, 285, 289
　　──症……41, 43, 47, 48, 175
　　──症候群（TKS）……46
ダイナミック・コーチング……78, 117, 120, 130, 230, 331
逞しい（柔軟な）自我→自我の弾力性（ego resilience）
多元統合集団（精神）療法……34, 129, 169, 189, 192, 193, 194, 196, 197, 199, 200, 202, 204, 205
多元統合同時並行異方向的アプローチ……193
多元並行異方向的……65, 69
タビストックアプローチ……31, 32
短期集中グループ……33
男根期……106, 107, 115
丹田……186
小さな科学……26
小さな技法……282
チャム……85, 106, 113
中核葛藤……32, 152, 164, 172
中間領域……51, 53, 139, 280
中集団……138
直面化……43, 75, 86, 92, 95, 96, 111, 112, 126, 127, 129, 143, 148, 150, 151, 200, 201, 202, 255, 275, 279

治療機序……77, 136, 138, 139, 146, 162, 166, 175, 210, 211, 267, 270, 273, 279, 281
治療装置……32, 134, 149, 165, 216, 217, 218, 219, 220, 223, 224, 239, 240, 241, 268
　　──形成過程……165
　　──造り……219, 220
　　──のエンジニアリング……223, 224
治療目標……31, 34, 195, 223, 227, 265, 268, 274, 278, 279, 281
積み木グループ……289
抵抗
　　急性──……95
　　急性個人──……151, 152
　　急性集団──……151, 152
　　グループ──……95, 140, 147, 149, 151, 279, 280, 281
　　個人──……95, 149, 151, 152
　　個人性格──……95, 152
　　集団──……67, 146, 151, 152
　　性格──……95, 152
　　慢性的集団──……152
適応機制……103, 104, 105, 107, 108, 278
徹底操作（working through）……20, 41, 45, 79, 95, 109, 112, 113, 127, 135, 151, 152, 162, 164, 189, 255, 269, 281
転移
　　──－逆転移……144
　　──関係……272
転移（質的転換，位相を超える変化としての）……119, 199, 210, 267
同一視
　　──編成……101, 106, 109, 172, 176
　　エディプス対象への──……105
投影……20, 44, 45, 63, 95, 148, 150, 189, 275, 314
投影同一視……45, 95
同時並行力動（isomorphic dynamics of change）……77
闘争－逃避
　　──（的）グループ（BaF）……113, 303, 304, 305
　　──の基底的想定……125

闘争／逃避的反応……273
東北モデルサポートグループ→サポートグループ
動乱期……112, 113, 149, 282
トポス……63, 225, 233, 240, 274, 279, 280, 281
トラウマ（外傷）……291
　　──／PTSD……9, 283, 284, 286, 287, 302, 307
　　──心理療法的支援展開位相……292
　　──治療……17, 189, 289, 291, 292, 310
トレーニング・グループ……19

な

内在化……20, 46, 47, 51, 108, 110, 139, 152, 228, 267, 278
内密性……68, 70, 93, 94, 165, 195, 235, 294
二者関係……76, 110, 160, 162, 168
　　──力動……162
日本集団精神療法学会……4, 5, 17, 18, 23, 78, 79, 116, 215, 304
日本精神神経学会……284
日本人間性心理学会……86
ニュートン力学……137, 223, 227
人間性回復運動……83
人間性心理学……31, 84, 86, 87
認知行動療法（CBT）……24, 25, 28, 180, 183, 302
ネアンデルタール人……7, 133, 152, 153, 183
熱力学……210
練り上げ……226, 227
ノーダルポイント（結節点）……66, 76, 307

は

場の倫理……51, 52, 53
パーソナリティ障害のグループ……126, 239, 240
パーソンセンタードアプローチ……92, 97
ハイパフォーマー……8, 17, 57, 101, 117, 120-130, 147, 168, 330
　　──・アイデンティティ・グループ……8, 117, 120
バインド能力……108

バウンダリー（境界）……88
　　――システム……269
　　――力動……41, 197
覇気……33, 121, 124
　男根性――……105, 106, 107, 110, 116
恥……46, 50, 162, 202, 296
裸の個人（裸の自己）……17, 26, 34, 35, 36, 51, 272
働く能力と愛する能力……43, 90, 96
発達障害……17, 20, 101, 106, 114, 144, 160, 178, 196, 202, 203, 233, 266, 330
パラノイア……46, 293
パラノイド不安……20, 113, 173, 252, 255, 270
犯罪……33, 52, 78, 139, 168, 283
　　――被害者……168, 283
反射……77, 95, 111, 112, 148, 217, 218
反対パーソナリティ……141, 144
反動形成……274
反復強迫……172, 173, 219, 278, 280
ピア・グループ……33
東日本大震災……18, 29, 88, 97, 100, 139, 142, 181, 186, 189, 190, 272, 283, 285, 289, 292, 303, 310, 311, 316
引きこもり
　グループへの――……85
　妄想－分裂的――……107
非行……33, 139
ヒッグス粒子……185, 213, 216
ビデオ・フィードバック技法……94
否認……46, 52, 110, 111, 148, 150, 189, 218, 240, 265, 275, 276, 290, 306, 314
微分……64, 65, 66, 69, 103, 129, 187, 280
　　――方程式……64, 66, 103, 280
秘密……162, 164
表面の過程（プロセス）（表層の過程）……67, 137, 125
ファシリテイティング……199, 200
フィードバック
　　――サイクル……121, 198
　　――・セッション……94
　　外的――……92, 121, 150, 152, 153, 199, 265
　　内的――……92, 121, 265

フォローアップ……93, 108
複次統合療法……23, 27, 192, 193, 194, 196
不適応機制……103, 105, 107
プライマルホード→原始群
プライマルホード力動……113
フリー・グループ……34
プレエディパル水準……160
プレセラピィ……9, 114, 180, 181, 183, 184, 185, 186, 189, 191, 193, 269, 286, 289
　　――・プログラム……186, 193
プロモーション……213, 214, 217, 219, 239
分離期……113, 149, 282
分離個体化……100, 164
分裂……31, 46, 52, 106, 107, 135, 148, 150, 182, 189, 210, 212, 217, 225, 240, 257, 270
ペアリング・グループ（BaP）……303
並行集団精神療法……170
並行処方……159
ベイシックエンカウンターグループ→エンカウンターグループ
ベクトル方程式……31, 63, 64, 69, 103, 104, 107, 113, 121, 129, 130, 185, 187, 210, 211, 267, 269
防衛
　　――／適応機制……278
　　――機制……45, 107, 110, 115, 148, 152, 189, 278, 280, 293
　　高次――……107
暴力的反社会性行動化症候群→行動化
母子分離……106
補償……110, 189, 269, 285
母性グループ（mother group，母性的土壌，グループの母性機能）……48, 85, 139

ま

マージナルマン（境界人）……151, 156, 157
ミニ・グループ……33
宮本武蔵（武蔵）……6, 8, 10, 223, 225, 226, 271, 280, 281, 312, 315
ミラーパーソナリティ……141
無条件の肯定的関心……88
明確化……93, 95, 111, 144, 148, 150, 186, 278, 279

メイトリックス
　　個人の——……214
　　相互作用——……65, 266
メンタルメイトリックス……49, 162, 185
メンバー構成……92, 95, 114, 140, 141, 264, 292, 293, 294
妄想−分裂態勢（ポジション）……106, 257
モールディング→型どり
モザイクメイトリックス……94, 114, 125, 147, 149, 151, 204
　　——技法……146, 211, 213, 218, 240
模造……226, 227
モデリング……151, 226
問題解決技術……103, 105, 107, 209

や

薬物療法……180
役割を引き寄せること（role suction）……105
容器（container, コンテナ）……194, 196, 198, 241, 293
揺動的平衡……68, 126, 197, 200, 222
　　——力動……197, 222
　　——論……126
欲求……76, 105, 125, 171, 199, 211, 218, 232, 264, 269, 273, 280, 290
　　——／衝動……280
　　——ベクトルライン……273

ら

リージャス（REGISE）……83, 86, 90
リーダーシップ……34, 68, 120, 125, 162, 163, 195, 201, 204, 224, 240, 275, 292, 294, 308
　　——スタイル……292, 294
リエゾン外交……223, 224
量子力学……119, 126, 137, 210, 223, 225, 227
　　——モデル……137
練習期……106, 107
連想……20, 47, 57, 59, 60, 61, 68, 69, 70, 93, 94, 134, 148, 150, 181, 200, 216, 219, 293, 294, 296, 298

わ

「私（me）」と「私でないもの（not me）」（「私自身」と「世界」）……49
ワーキングスルー→徹底操作
ワークグループ……67, 125, 149, 303
ワークショップ……31, 32, 83, 84, 92, 145, 146, 171, 184, 186, 195, 219, 220, 285, 287, 289, 292

著者略歴

小谷英文（こたに・ひでふみ），Ph.D., CGP

学位　博士（心理学）・広島大学大学院
1948年1月　　　　広島市で生まれる
1975〜84年　　　広島大学総合科学部助手
1977〜79年　　　文部省在外研究，アデルファイ大学（ニューヨーク）高等心理学研究所　客員研究員（Visiting Professor）
　　　　　　　　　ニューヨーク大学 Post-Graduate Medical School 集団精神療法訓練コース終了
1984〜86年　　　広島大学助教授，保健管理センター心理部門主任
1986年〜　　　　国際基督教大学教養学部教育学科助教授，準教授を経て
1989〜94年　　　東京心理臨床システムズ・アプローチ研究所（TIPS）創立共同代表
1994年〜　　　　全米公認集団精神療法師（CGP）
1994年〜　　　　PAS 心理教育研究所創立　理事長
1996年〜　　　　国際基督教大学臨床心理学教授，教育学科長，大学院教育学研究科長を経て
2001〜13年　　　同大学高等臨床心理学研究所　創立所長
現職　　　　　　　国際基督教大学名誉教授，PAS 心理教育研究所理事長，国際力動的心理療法研究会（IADP）理事長，国際集団分析的心理療法協会（IOGAP）トレーナー，震災復興心理・教育臨床センター（仙台）・福島心の復興心理・教育臨床センター（郡山）オーガナイザー

■専門領域
　臨床心理学（精神分析的心理学），精神分析的組織心理学
　1. 心理療法技法：精神分析的心理療法，集団精神療法，カウンセリング，コンサルテーション
　2. 心理療法特定技法：困難患者，トラウマ・PTSD 患者，心因性慢性うつ（引きこもり）
　3. スーパーヴィジョン
　4. コーチング：組織リーダー（企業トップ，大学教授），ハイパフォーマー（プロ野球選手，アーティスト）
　5. 教育相談，学生相談

■研究テーマ
　人格変化（人は変われる　発達障害も発達する）

■資格
　全米公認集団精神療法師（CGP），日本臨床心理士資格認定協会　臨床心理士，集団分析的心理療法師（IOGAP）

■所属学会
　日本心理臨床学会（1982〜現在：学会代表認定協会委員等），日本集団精神療法学会（1984〜現

在：創設理事，常任理事，編集委員長，国際委員長歴任），日本心理学会（1873〜現在：第 31 回国際心理学会組織委員），日本精神分析学会（1973〜現在），American Group Psychotherapy Association（1980〜Present），International Association for Group Psychotherapy and Group Processes（2003〜Present：前理事，日本代表委員，教育研修委員，学会誌編集委員，科学プログラム委員，現：トラウマ／災害特別対策班メンバー），International Organization of Group Analytic Psychotherapy（2011〜Present：創立理事，Founder Member Faculty）

■主要著書

「ガイダンスとカウンセリング」（北樹出版，1993），「心の安全空間」（現代のエスプリ別冊，至文堂，2005），「ダイナミック・コーチング」（PAS 出版部，2008），「ニューサイコセラピィーグローバル社会における安全空間の創成（ICU21 世紀 COE シリーズ）」（風行社，2008），「グループセラピィの現在」（現代のエスプリ 504, 2009），「現代心理療法入門」（PAS 出版部，2011），「Creating Safe Space through Individual and Group Psychotherapy」（PAS Publication, 2013），他

集団精神療法の進歩
引きこもりからトップリーダーまで

2014年3月1日　印刷
2014年3月10日　発行

著　者……………………………小谷英文
発行者……………………………立石正信

印　刷……………………………平河工業社
製　本……………………………誠製本
発行所……………………………株式会社 金剛出版
　　　〒112-0005　東京都文京区水道1-5-16
　　　電話03-3815-6661　振替00120-6-34848
ISBN978-4-7724-1356-5　C3011　Printed in Japan　©2014

組織のストレスとコンサルテーション
対人援助サービスと職場の無意識

A・オブホルツァー，V・Z・ロバーツ編／武井麻子監訳
A5判　320頁　定価（本体4,200円＋税）

　ストレスを抱えやすい対人援助職の問題を個人の病理や脆弱性に帰さず，組織のもつ問題と捉え解決するためのコンサルテーションを例示する。
　タビストッククリニックで続けられてきた「組織コンサルテーションワークショップ」をもとに，そこで用いられた精神分析，システム理論，ビオンのグループに関する業績，グループ関係トレーニングなどのモデルから，多数の事例を参考に組織コンサルテーションの実践と研究を紹介。

新装版 再考：精神病の精神分析論

W・R・ビオン著／松木邦裕監訳／中川慎一郎訳
A5判　200頁　定価（本体4,200円＋税）

　本書は，ビオン自身がケースを提示しつつ，精神分析と精神病理論について書いた8本の論文に，自らが再び思索を深め〈Second Thoughts〉，詳しく解説を加えたものである。ビオンは，多くの精神分析理論に関する書籍を残しているものの，自分のケースを提示し，論文の形式で論考したものは，本書『再考』以外には存在しない。復刊を望む声に応えて新装版として刊行。

グループと精神科看護

武井麻子著
A5判　272頁　定価（本体3,400円＋税）

　著者の精神科病院で看護師，ソーシャルワーカーとして勤務した経験をもとにした，グループワークの技法，精神科看護の仕事についての実践的な論考集。看護師，介護福祉士，ケースワーカーの仕事とは何か？を実践現場からの帰納的考察によって実体験を交えてわかりやすく解説されている。さらに，『感情労働（Emotional Labour）』の理論と実際についても事例を挙げながら論及し，現代社会で働く人々が避けて通れない感情のコントロールと対人関係スキルの向上にふれる等，グループと精神科看護をめぐる多岐にわたった内容となっている。

力動的集団精神療法
精神科慢性疾患へのアプローチ

高橋哲郎, 野島一彦, 権 成鉉, 太田裕一編
Ａ５判　300頁　定価（本体4,200円＋税）

　Ｓ・フロイト, Ｍ・クライン, Ｗ・ビオン, Ｓ・フークス, Ｃ・ロジャーズを思想的背景とする, 統合失調症, パーソナリティ障害, 双極性障害, 慢性うつ病患者への集団精神療法の長き苦闘の実践録。力動的集団精神療法の創始者たちのキータームの解説を試みる「理論編」にひきつづき, 精神科慢性疾患と向き合いつづける臨床家たちの実践をつづった「実践編」を, いわば絶えず行き来するなかで, 本書はこれまでに類を見ない力動的集団精神療法を理解・実践するための決定的な一冊となる。

集団精神療法ハンドブック

近藤喬一, 鈴木純一編
Ａ５判　320頁　定価（本体4,800円＋税）

　集団精神療法に関するあらゆる臨床的知見を網羅した実践的マニュアル。まず, 集団精神療法の歴史的発展についての概説, そして実際にグループによる治療を行うにあたっての重大な示唆を含んだ三論文が示され, 続いて集団精神療法の代表的な技法（グループ・アナリシス, 対象関係集団精神療法, 力動的集団精神療法, サイコドラマ, 精神分析的集団精神療法, ＳＳＴ）の解説, 治療的なアプローチの実際が示されている。

新装版 セルフヘルプ・グループとサポート・グループ実施ガイド
始め方・続け方・終わり方

高松　里著
Ａ５判　174頁　定価（本体2,600円＋税）

　セルフヘルプ・グループと, サポート・グループの運営上のノウハウがつまったガイドブック。始める前の下準備から, 実際のグループ場面での主催者の心構え, やりとりのコツ, グループの参加者の増やし方, といった具体的な場面を詳述し, またあまり触れられることのなかった終わり方（解散）まで書かれ, グループが直面するあらゆる事態にも対処できる。

精神分析的心理療法を学ぶ
発達理論の観点から

G・ブランク著／馬場謙一監訳／篠原道夫，岡元彩子他訳
Ａ５判　200頁　定価（本体3,800円＋税）

　「分析家はステレオタイプであってはならない」――。その観点から，患者と共に感じ，同化し触れ合い，専門家としてあるためのスキルを簡潔に解説。自我心理学的対象関係論，発達論による治療技法をＱ＆Ａ形式で事例を交えて構成された本書は，読者が自らの実践を体系的に整理できるように編集されている。したがって入門書でありながら，臨床経験豊富な分析家にも役立つ一冊。著者ブランクの書は，本邦初の紹介である。

現代クライン派精神分析の臨床
その基礎と展開の探究

福本　修著
Ａ５判　304頁　定価（本体4,200円＋税）

　メラニー・クライン，ウィルフレッド・ビオン，ドナルド・メルツァーへと継承され，精神分析的精神療法の礎を築いた現代クライン派精神分析。その延長線上にある本書は，逆転移とエディプス状況の関係，抵抗，夢解釈，時間論を主題とすると同時に，統合失調症，精神病圏，気分障害，パーソナリティ障害，倒錯などの症例論を展開し，現代クライン派精神分析の臨床的発展をめぐる基礎考察を展開する。

心理療法家の言葉の技術［第２版］
治療的コミュニケーションをひらく

Ｐ・Ｌ・ワクテル著／杉原保史訳
Ａ５判　472頁　定価（本体5,800円＋税）

　心理療法家によってプログラミングされた言葉が，中断・停滞に陥った心理面接を劇的に好転させていく。精神分析，認知行動論，システム論，体験的アプローチに依拠しながら，リフレーミングやパラドックスや治療者の自己開示を応用し，心理面接でクライエントが陥った悪循環を覆す言葉の技術を紹介する。統合的心理療法を志向する名著の第２版，待望の刊行！

精神疾患診断のエッセンス
DSM-5 の上手な使い方

Ａ・フランセス著／大野　裕，中川敦夫，柳沢圭子訳
四六判　250頁　定価（本体3,200円＋税）

　各疾患の本質を捉えやすくするために診断典型例を挙げ，より記憶に留められるような工夫がなされている。典型症例の記述に続いて，筆者が長年にわたり行ってきた診療，若手医師への指導内容，そしてDSM-Ⅲ，DSM-Ⅲ-R，DSM-Ⅳの作成にかかわってきた経験を踏まえ，包括的な鑑別診断を示し，除外すべき状態や「各診断のコツ」も明示している。また各精神疾患に対応するISD-9-CM分類コードも示す。

ストレングスモデル［第3版］
リカバリー志向の精神保健福祉サービス

Ｃ・Ａ・ラップ，Ｒ・Ｊ・ゴスチャ著／田中英樹監訳
Ａ5判　450頁　定価（本体4,600円＋税）

　初版の刊行以来，「ストレングスモデル」は魅力的な精神保健福祉サービスとして逞しく成長してきた。大幅に増補された第3版は，実践プロジェクト全体の統合と洗練に対応して，ストレングスアセスメント，個別リカバリー計画，資源獲得それぞれについて，支援技術・実践事例とツールを使いこなすための技能の習得・教育的指導の詳細が追加され，ストレングスモデルの哲学と原則をクライエントの成果に結実させる具体的な知識と技術が整備された。

コミュニティ支援、べてる式。

向谷地生良，小林　茂編著
四六判　272頁　定価（本体2,600円＋税）

　「降りてゆく生き方」「弱さを絆に」の名の下に当事者主権を実現した当事者研究。「何の資源もない」浦河だからこその革命的活動。だからといって弱くて無力で前向きな支援者たちが何もしなければ何も生まれなかった。コミュニティ全体に浸透する「共助」の理念に貫かれた，希望へと降りてゆく共生の技法――そのすべての足跡がここに示される。

ストレス軽減ワークブック
J・S・アブラモウィッツ著／高橋祥友監訳　CBTやSST, アサーションなどの技法を活用した, 最強の"ストレスマネジメントプログラム。　3,600円

不安に悩まないためのワークブック
D・A・クラーク, A・T・ベック著／坂野雄二監訳　「不安」に上手く対処していく方法を, 認知行動療法に基づいてワークブック形式で伝授する　3,600円

SST テクニカルマスター
舳松克代監修／小山徹平編集代表　SSTの基本訓練モデルをマスターし, ワークブック形式で, さらにそれを効果的に使うことを目指した1冊。　2,800円

こころの性愛状態
D・メルツァー著／古賀靖彦, 松木邦裕監訳　人間の本質としての「性愛」に迫った, 『精神分析過程』に次ぐドナルド・メルツァー第二主著。　4,800円

まんが サイコセラピーのお話
物語：P・ペリー／絵：J・グラート／鈴木龍監修／酒井祥子, 清水めぐみ訳　密室で行われる心理療法の様子をマンガで表現した一冊。　2,400円

自殺の危険 [第3版]
高橋祥友　自殺の危険を評価するための正確な知識と自殺企図患者への面接技術の要諦を多くの症例を交えて解説した画期的な大著。改訂第3版。　5,800円

リジリエンス
G・A・ボナーノ／高橋祥友監訳　死別の過程を科学的な根拠に基づいて描き出し, 肯定的な感情, 笑い, 死後も続く絆について多くの例を挙げて解説。　2,800円

PTSD 治療ガイドライン [第2版]
E・B・フォア他編／飛鳥井望監訳　国際トラウマティック・ストレス学会の特別作業班が中心となって作成したPTSD治療ガイドライン待望の新版！　7,400円

子どもから大人への発達精神医学
本田秀夫著　乳幼児期から成人までを縦断的に捉えた「発達精神医学」の視点から, 発達障害の基本的知識と実践の考え方を示す。　3,200円

トーキング・キュア
D・テイラー著／木部則雄監訳　臨床知見から発して人類史的考察に至る精神分析の息長い射程が鮮やかに表現された, 精神分析的人間学の成果。　5,800円

新訂 統合失調症とのつきあい方
野坂達志著　セラピストでありソーシャルワーカーである著者が, 統合失調症者への面接テクニックのノウハウを公開した実践的な臨床指導書。　2,800円

開業臨床心理士の仕事場
渡辺雄三, 亀井敏彦, 小泉規実男編　いかに挫折を乗り越え, その仕事を確立したかを, 臨床心理士の心得とともにベテランの心理臨床家13人が語る。　3,800円

精神分析における境界侵犯
G・ギャバード, E・レスター著／北村婦美, 北村隆人訳　精神分析における「境界侵犯」の倫理的問題について, 多面的理解を試みた著作の翻訳。　4,000円

家族療法テキストブック
日本家族研究・家族療法学会編　家族療法全体を見はるかす, わが国初の網羅的テキスト。家族療法の歴史から, 日本における展開・実践を紹介。　5,600円

臨床心理学
最新の情報と臨床に直結した論文が満載　B5判160頁／年6回（隔月奇数月）発行／1,600円／年間購読料12,000円（増刊含む, 送料小社負担）

精神療法
わが国唯一の総合的精神療法研究誌　B5判140頁／年6回隔月偶数月発行／2,000円／年間購読料14,800円（増刊含む, 送料小社負担）

価格は税抜表示です